百病偏方新解

主编　杨　扬　焦文锦

军事医学科学出版社

·北　京·

图书在版编目(CIP)数据

百病偏方新解 / 杨扬，焦文锦主编.
—北京：军事医学科学出版社，2012.8

ISBN 978-7-5163-0043-5

Ⅰ.①百… Ⅱ.①杨…②焦… Ⅲ.①土方－汇编 Ⅳ.①R289.2

中国版本图书馆CIP数据核字(2012)第202906号

策划编辑：李　玫　　责任编辑：吕连婷
出 版 人：孙　宇
出　　版：军事医学科学出版社
地　　址：北京市海淀区太平路27号
邮　　编：100850
联系电话：发行部：(010)66931049
　　　　　编辑部：(010)66931039，66931127，66931038
传　　真：(010)63801284
网　　址：http://www.mmsp.cn
印　　装：北京宏伟双华印刷有限公司
发　　行：新华书店

开　　本：850mm×1168mm　1/32
印　　张：13.75
字　　数：368千字
版　　次：2013年1月第1版
印　　次：2013年5月第2次
定　　价：29.00元

前言

我国民间医药源远流长，是中华民族长期以来在生活实践和与疾病做斗争中积累的防病治病经验，这不仅是中医药学形成的重要来源，而且不断丰富着中医药学的内容，为保障我国各族人民健康发挥了重要作用。许多民间医药技术、方法、方药和器械在民间长期使用，对一些常见病、多发病和疑难杂症疗效独特，具有挖掘潜力和开发价值，是中医药自主创新的独特领域。近现代以来，由于人文环境和意识形态的变革，民间中医药的生存受到影响，其存在的价值受到置疑，部分特色诊疗技术等面临消亡的危险。2009年4月《国务院关于扶持和促进中医药事业发展的若干意见》指出，“一些特色诊疗技术、方法濒临失传”是具有迫切性的问题，并要求“挖掘整理民间医药知识和技术，加以总结和利用”。国家中医药管理局2010年11月首次召开全国民间医药暨民营中医医疗工作座谈会，决定对民间中医药坚持“挖掘、整理、总结、利用”的工作方针，传承保护与开发利用相结合，加强对民间中医药的收集整理。卫生部副部长王国强在国家中医药管理局2011年工作报告中，把“重视民间医药的挖掘整理、总结提高、推广利用，制定完善掌握民间医药技能人员发挥作用的相关政策措施”作为国家中医药工作的重要任务之一。《国家中医药管理局关于加强民间医药工作的意见》也进一步强调：“要加强对民间医药工作重要性和紧迫性的认识，把民间医药工作作为中医药工作的组成部分认真抓好抓实。”为此，我将家父杨逢春用毕生心血收集、整理的民间单方、偏方、验方编辑成《百病偏方新解》，以实现“求全致用，造福民众”之目的。

本书选编了民间单方、偏方、验方近2000条，内容涉及内科、外科、妇科、儿科、骨伤科、五官科等临床学科，既有常见病、多发病，又有疑难杂病。这些源于民间的单方、偏方、验方大多由来已久，为实践所证，其疗法独特，疗效显著，其中也有很多与我们生活密切相关的、并非以“药”相称的、司空见惯的食物，基本没有副作用，在目前“就医难、用药贵”的大环境下，最适合家庭使用。

本书对每一科的各种疾病的“证候”都做了简明扼要的概述，使读者对疾病的基本情况有所了解，然后对各类疾病选编若干条民间的单方、偏方、验方，每个方剂均包括“处方组成”、“用法用量”等内容，并对“功能主治”、“药性分析”、“加减”、“宜忌”等内容进行了“新解”。

本书所选民间单方、偏方、验方，通过“药性分析”从药理作用方面说明其合理性；所选中草药和食物均为平常之物，易于获取，有效地将“药疗”与“食疗”融合，充分体现了中医药“简、便、效、廉”的特色，可作为家庭日常保健和诊疗手册之用。

本书在编写过程中参考了部分教材和有关著作，从中借鉴了许多有益的内容，在此一并表示致谢；向我的姐姐杨梦月、杨燕芳，尤其是杨荷芳表示敬意；同时也向支持和帮助我的牛彦辉、欧阳斌老师深表感谢。

为了探寻民间医药收集、整理和研究的路径和方法，本人在编写民间单方、偏方、验方读本方面做了一些尝试。但由于水平有限、编写时间局促，难免会有疏漏之处，敬请各位专家、同行及读者予以批评指正。

编者

目　录

第一章　内科常见病证

第一节　肺系病证…………… 2

一、外感表证…………………… 2

二、咳嗽………………………… 4

三、哮证……………………… 10

四、喘证……………………… 13

五、肺痈……………………… 15

六、肺痨……………………… 17

七、肺痿……………………… 19

第二节　心系病证………… 21

一、心悸……………………… 21

二、胸痹……………………… 22

三、不寐……………………… 22

四、癫狂……………………… 25

五、痫证……………………… 26

第三节　脾胃系病证……… 28

一、胃痛……………………… 28

二、食积……………………… 33

三、呕吐……………………… 33

四、噎膈……………………… 37

五、呃逆……………………… 41

六、泄泻……………………… 43

七、痢疾……………………… 48

八、霍乱　…………………… 54

九、腹痛……………………… 56

十、便秘……………………… 59

第四节　肝胆系病证……… 63

一、黄疸……………………… 63

二、积聚……………………… 65

三、鼓胀……………………… 66

四、头痛……………………… 70

五、眩晕……………………… 74

六、中风……………………… 77

第五节　肾系病证………… 82

一、水肿……………………… 82

二、淋证……………………… 86

三、癃闭……………………… 93

四、阳痿……………………… 98

五、遗精……………………… 102

六、遗尿……………………… 105

第六节　气、血、津液病证…107

一、血证……………………… 107

二、痰饮……………………… 116

三、消渴…………………… 118
四、汗证…………………… 121
五、虚劳…………………… 122
第七节　肢体经络病证…… 129
一、痹证…………………… 129
二、腰痛…………………… 134
第八节　杂证……………… 138
虫证……………………… 138

第二章　外科常见病证

第一节　疮疡…………… 142
一、疖…………………… 142
二、疔疮………………… 145
三、痈、发……………… 150
四、丹毒………………… 154
五、有头疽……………… 155
六、流注、溃疡性皮肤病… 159
七、无头疽……………… 162
八、瘰疬………………… 165
九、破伤风……………… 168
十、气性坏疽…………… 169
第二节　瘿瘤…………… 171
一、项下气瘿…………… 171
二、腋下瘿瘤…………… 172
第三节　皮肤疾病……… 173
一、热疮………………… 173
二、蛇串疮……………… 173
三、疣、鸡眼及胼胝…… 174
四、黄水疮……………… 179
五、癣…………………… 180
六、疥疮………………… 189
七、接触性皮炎………… 190
八、湿疮………………… 192
九、瘾疹………………… 194
十、神经性皮炎………… 195
十一、白疕……………… 196
十二、白癜风…………… 198
十三、酒渣鼻…………… 199
十四、痤疮……………… 200
第四节　肛门直肠疾病…… 201
一、痔…………………… 201
二、肛漏………………… 205
三、脱肛………………… 207
第五节　男性前阴疾病…… 209
一、阴头生疮　………… 209
二、玉茎疮溃…………… 209
三、阴茎肿大…………… 210
四、阴囊奇痒…………… 211
第六节　性传播疾病…… 213
一、梅毒………………… 213
二、软下疳……………… 215

第七节　其他外科疾病…… 216
一、臁疮　………………… 216
二、脱骨疽……………… 217
三、狐臭………………… 218
第八节　急腹症………… 220
肠痈…………………… 220
第九节　腹外疝………… 222

第三章　妇产科常见病证

第一节　月经病………… 229
一、痛经　……………… 229
二、倒经………………… 230
三、月经前期…………… 231
四、闭经………………… 233
五、崩漏………………… 235
第二节　带下病………… 240
一、白带量多…………… 240
二、白带恶臭…………… 242
三、赤白带下…………… 242
四、黄色带下…………… 244
第三节　妊娠病………… 245
一、妊娠恶阻…………… 245
二、妊娠腹痛…………… 246
三、异位妊娠…………… 248
四、胎漏、胎动不安…… 249
五、堕胎、小产、滑胎…… 251
六、胎萎不长…………… 252
七、胎死腹中…………… 253
八、子满………………… 254
九、子肿、子晕………… 254
十、子痫………………… 256
十一、子淋……………… 256
十二、妊娠时令身热…… 258
十三、妊娠心痛………… 259
十四、妊娠下痢………… 260
十五、胎产便血………… 262
十六、妊娠腰痛………… 263
十七、产前腹痛………… 264
十八、难产……………… 265
十九、胎衣不下………… 267
第四节　产后病………… 269
一、产后血晕…………… 269
二、产后痉证…………… 272
三、产后发热…………… 272
四、产后腹痛…………… 273
五、产后恶露不尽……… 274
六、产后恶露不下……… 276
七、产后遗尿…………… 277
八、产后便秘…………… 279
九、产后二便闭止……… 280
十、产后虚汗…………… 281

十一、产后风…………………… 282
十二、产后缺乳…………………… 283
十三、产后败血冲心……………… 286
十四、产后败血冲胃……………… 287
十五、产后败血冲肺……………… 289
十六、产后抽筋肢麻……………… 290
十七、产后虚羸…………………… 291
十八、产后经、带异常…………… 292
十九、产后杂症…………………… 293
第五节　乳房疾病……………… 294
一、乳痈………………………… 294
二、乳头破裂、溃烂……………… 296
三、乳癖………………………… 297
四、乳岩………………………… 298
第六节　妇科杂病……………… 300
一、阴痒、阴肿………………… 300
二、慢性子宫炎………………… 302
三、子宫瘤……………………… 303
四、干血痨……………………… 304
五、妇女手指拘急，抽搐……… 304
六、妇人脏躁证………………… 305
七、阴挺………………………… 306

第四章　小儿科常见病证

第一节　肺系病证……………… 308
一、感冒………………………… 308
二、咳嗽………………………… 309
三、哮喘………………………… 310
第二节　脾胃系病证…………… 312
一、呕吐………………………… 312
二、泄泻………………………… 313
三、积滞………………………… 316
四、疳证………………………… 317
五、小儿流涎…………………… 318
六、腹痛、腹胀………………… 319
七、便秘………………………… 320
八、鹅口疮……………………… 321
九、口疮………………………… 322
第三节　心肝系病证…………… 324
一、惊风………………………… 324
二、痫证………………………… 325
三、夜啼………………………… 326
第四节　肾系病证……………… 328
一、水肿………………………… 328
二、遗尿………………………… 329
三、热淋………………………… 330
四、尿闭………………………… 331
第五节　时行病证……………… 332
一、麻疹　……………………… 332
二、风痧………………………… 336
三、丹痧………………………… 337
四、水痘………………………… 338

五、痄腮…………………… 339
六、顿咳…………………… 340
七、疫毒痢………………… 342
第六节　杂病……………… 345
一、汗证…………………… 345
二、维生素D缺乏性佝偻病… 345
三、五迟、五软…………… 346
四、紫癜…………………… 347
五、肠道寄生虫病………… 348
第七节　新生儿疾病……… 352
一、胎毒…………………… 352
二、脐风…………………… 354
三、小儿乳疮……………… 356
四、小儿锁肛……………… 357
五、婴儿出生假死昏睡不吃乳… 357
六、婴儿出生赤身无皮…… 358

第五章　骨伤科常见病证

第一节　金疮伤…………… 360
一、受伤初期……………… 360
二、伤口不愈……………… 361
三、伤口化脓……………… 362
第二节　跌打损伤………… 363
一、疼痛肿胀……………… 363
二、损伤出血……………… 365
第三节　汤火伤…………… 367
一、基础方………………… 367
二、起疱方………………… 369
第四节　冻伤……………… 371
一、基础方………………… 371
二、疮口溃烂方…………… 372
三、新久冻伤方…………… 373
第五节　虫兽伤…………… 374
一、通用方………………… 374
二、专用方………………… 374

第六章　五官科常见病证

第一节　眼疾……………… 379
一、胞睑疾病……………… 379
二、两眦疾病……………… 381
三、白睛疾病……………… 384
四、黑睛疾病……………… 385
五、瞳神疾病……………… 386
第二节　耳疾……………… 390
一、耳疖、耳疮…………… 390

二、耳胀、耳闭…………………… 390
三、脓耳…………………………… 391
四、耳鸣、耳聋…………………… 394
五、耵耳…………………………… 396
第三节　鼻疾……………………… 398
一、鼻疔…………………………… 398
二、鼻疳…………………………… 398
三、鼻鼽…………………………… 400
四、鼻渊…………………………… 401
五、鼻息肉………………………… 402
六、鼻衄…………………………… 403
七、鼻腔异物……………………… 406
第四节　咽喉疾…………………… 408
一、乳蛾…………………………… 408
二、喉痹…………………………… 410
三、喉瘖…………………………… 413
四、梅核气………………………… 414
第五节　牙疾……………………… 418
一、牙痛…………………………… 418
二、牙痈、牙疔…………………… 421
三、牙疳…………………………… 423
四、骨槽风………………………… 424
第六节　口舌疾…………………… 426
一、口疮…………………………… 426
二、舌肿…………………………… 427
三、重舌…………………………… 428

第一章 内科常见病证

第一节　肺系病证

一、外感表证

表证是指病在表浅的证候。多见于外感病的初期，肺卫受邪。根据临床特征，分为风寒表证和风热表证。

（一）外感风寒

外感风寒表证是风邪和寒邪结合，侵袭人体肌表而形成的疾病。

主症

恶寒较重，发热较轻，头身疼痛严重，鼻涕及痰液色白质稀，舌淡，苔薄白，脉浮紧。

治法

（1）葱白（粗大者为好）3根，淡豆豉30g，将葱白、豆豉煎汤服，取汗即愈。适用于风寒表证初期。

（2）生姜10g，葱白2根，水煎服，每日2次。适用于风寒表证咳嗽。

（3）羊肉斤许煮汁热服，须臾振颤止，汗出。适用于伤寒数日，体兢兢而振，齿相击不能成语者。

新解

（1）风寒表证以辛温解表、疏散风寒为治疗大法。

（2）葱白、淡豆豉，二者均能辛温解表，但药性较为缓和，将葱白、豆豉煎汤服，适用于风寒表证初期。

（3）生姜、葱白，均能发散风寒，而生姜兼能温肺化饮，将二者水煎服，适宜于治疗风寒表证咳嗽。

（4）羊肉性大热，具有温阳散寒之功，热服则温阳散寒力量增强，对于因阳虚寒盛所致的身体振颤、牙齿相击而不能成语者有效。

（二）外感风热

外感风热表证是风和热结合，侵袭人体肌表而形成的疾病。

主症

发热较重，恶寒较轻，鼻涕及痰液色黄质稠，咽喉干痛，目赤，舌红，苔薄黄，脉浮数。

治法

大枣12枚，乌梅10个，捣和加蜜，含咽汁效甚。用于外感风热后口干、咽痛、喜唾。

新解

（1）风热表证以辛凉解表，疏散风热为治疗大法。

（2）乌梅酸平，敛肺止咳，生津止渴，涩津止唾；大枣扶正，鼓邪外出。二者相配，祛邪，生津利咽，摄涎唾，适宜于治疗外感风热口干、咽痛、喜唾。

（三）外感兼症

主症

外感表证的基础上，挟有不同的兼症。且兼症明显，如声音嘶哑较甚，周身及头部疼痛严重等。

治法

（1）茶叶50g（炒），食盐100g（炒红），苏叶30g，水煎服。适用于各种表证伴有声音嘶哑者。

（2）葱白、姜片、茶叶、绿豆、核桃各等份，水煎服，覆衣被，取汗。适用于表证恶寒、发热、头痛严重者。

新解

（1）茶叶具有祛风解表，清利头目，止渴生津，清热解毒，去痰，益气力等功效，但不同的茶叶品种，寒热之性有别。如绿茶性寒凉，适用于风热表证；红茶性温热，适用于风热表证。食盐具有清热解毒之功；苏叶具有发散解表之性，兼能行气。因气行则津布，津液覆布则咽喉得润。三者相配，适宜于治疗表证所致的声音嘶哑等。

(2) 中医认为“通则不痛”；葱白、姜片，均通阳解表；绿豆、茶叶，均解毒；核桃补虚扶正，鼓邪外出。五药水煎服，覆衣被，取汗，有助表邪随汗而解。适用于表证恶寒，发热头痛者。

附：风寒及风热表证难辨方

治法

(1) 包谷骨一个，烧焦淬水，煨服。

(2) 鸡子1枚，冰糖50g。将鸡子打开，混合冰糖，临睡前开水冲服，取微汗。

新解

(1) 包谷骨为禾本科植物玉蜀黍的穗轴，具有健脾利湿之功。烧焦淬水，有效成份易于溶出，存性煨服，无论是风寒表证或是风热表证，均能通过健脾扶正，以鼓邪外出，对风寒表证或风热表证均有效。

(2) 鸡子、冰糖，二者药性平和，益阴养气，扶正以鼓邪外出，故对风寒及风热表证均有效。

二、咳嗽

《黄帝内经》认为咳、嗽、咳嗽，三者为同义词。金·刘河间认为：嗽谓无声而有痰，咳是有声而无痰，咳嗽是有痰而有声。现代观点并无统一定论。其发病或因外邪犯肺，或因脏腑内伤，而涉及于肺所致。

(一) 风寒咳嗽

感受风寒之邪所致的咳嗽。

主症

咳嗽声重，咯痰，痰具有色白质稀的特点，全身伴有一派风寒表证，恶寒发热，头身疼痛，舌苔白腻，脉浮紧。

治法

（1）生姜汁、蜂蜜，二者比例1∶2，煎温服，连用3天。治疗风寒咳嗽；频发不止，尤以晚上入睡前后为甚者。

（2）红糖50g，红枣50g，生姜25g，水3碗，煎服，服后汗出为度，治疗风寒咳嗽。

（3）芫荽、饴糖各15g。二者加米汤少许蒸，待饴糖化后服之。

（4）白萝卜1个，梨1个，蜂蜜50g，白胡椒7粒，麻黄少许，上药放碗内蒸熟，服之。治疗风寒咳嗽，兼见恶寒咳嗽、头痛等。

新解

（1）咳嗽的治疗原则：外感者以祛邪宣肺为主，内伤者以调理脏腑为主。

（2）晚上入睡前后咳嗽者多为肺寒所致。生姜汁性温，具有发散风寒之功；蜂蜜味甘，均具润肺止咳之效。二者相配，温肺散寒，润燥止咳，适宜于治疗感受风寒咳嗽，频发不止，尤以晚上入睡前后为甚者。

（3）红糖、红枣均性温，益气散寒；生姜性温，发散风寒，温肺化饮。三者相配，水煎热服，逼汗微出，使风寒之邪随汗而解。适宜于治疗风寒咳嗽证。

（4）芫荽辛温，发散风寒；饴糖味甘，润肺止咳；米汤补虚扶正，鼓邪外出。三者相伍，发散风寒，扶正润肺，适宜于治疗风寒咳嗽。

（5）白萝卜化痰止咳，滋阴生津；梨、蜂蜜，润肺止咳；白胡椒温散寒邪；麻黄发散风寒，宣肺止咳。五药相配，疏风散寒，宣肺止咳。适宜于治疗风寒咳嗽，症见恶寒咳嗽、头痛身痛等。

（二）风热咳嗽

感受风热之邪所致的咳嗽。

主症

咳嗽频剧，气促或咳声沙哑，喉燥咽痛，咳痰不爽，痰黏稠或稠黄，咳时汗出，常伴有鼻流黄涕、口渴、头痛、肢楚、恶风、身热等表证，舌苔薄黄，脉浮数或浮滑。

治法

（1）每日早晨喝盐开水1杯，病势不致于久延。

（2）柿饼水煎服。

（3）蒲公英100g，猪心150g，煮熟食之。

新解

（1）食盐性寒，具有解毒之功，每日早晨喝杯盐开水，可以稀释痰液，解毒消炎并防止痰涎热化，对于风热咳嗽有效。

（2）柿饼具有一定的解毒润肺作用，适宜于治疗风热咳嗽。

（3）蒲公英性寒，具有清热解毒之功；猪心能补心强心，促进血液运行，自古即有“以脏补脏”、“以心补心”之说；“血行则气行”，气血运行则有助于药效吸收，同时也使痰涎消散，痰消则咳停。二者共奏清肺消痰之功，适宜于治疗热咳。

附：寒热错杂咳嗽

风寒、风热之邪交错在一起所出现的咳嗽。具有痰色黄白相间之特点。

主症

烧姜1块含咽之。

新解

中医认为“病痰饮者当以温药和之”。烧姜药性温热，功效专于温肺化饮，温经止血，温脾止泻；含咽烧姜，化痰止咳，对于因痰饮所致的咳嗽，无论属寒属热，均为适宜。

（三）燥咳、卒咳

燥咳又名“干咳”，属于阴虚火胜所致的咳嗽。症见少痰或无痰，伴见咽喉干涩不适。卒咳又名“顿咳”、“百日咳”，是一种流行于冬季的传染病，因疫毒导致痰阻气道，上逆而成，久则伤络，甚至出现咳血，以五岁以内婴幼儿最为多见。

主症

干咳，连声作呛，喉痒，咽喉干痛，无痰或少痰，痰涎粘连成丝，不易咳出，或痰中带有血丝，口干。卒咳除了具有燥咳症状外，尚具有阵发性、痉挛性咳嗽和痉咳后伴有特殊的吸气性回声为其特征。

治法

（1）芝麻200g，白糖50g。炒食。

（2）杏仁15g去皮尖，冰糖15g，捣泥，适量，开水冲服。

（3）大梨1个，川贝末3g，冰糖末3g。梨去核，将贝母末纳入，封口，炖熟内服。

（4）梨1个去核，内纳蜂蜜，加盖固定，炖熟食用。

（5）梨1个，刺50个左右的小孔，每孔纳花椒1粒，面裹煨熟，冷却后去椒食之。

（6）糯米糖，用松明火烧焦，愈焦愈好，连焦糖尽食之，连吃三四天即愈。

（7）海蜇、冰糖伴蒸，食用即效。

新解

（1）燥咳、卒咳的治疗，当以润肺止咳为主要大法。

（2）芝麻富有油质，具有一定的滋润之性；白糖味甘色白，擅养肺阴。二者共奏滋阴润肺之功。炒食，适宜于治疗燥咳、卒咳证。

（3）杏仁为润肺止咳的第一要药；冰糖为润燥养阴的常用药。二者相须为用，捣泥，开水冲服，适宜于治疗燥咳、卒咳证。

（4）梨甘寒，富含津液，生津止渴，善治燥咳、卒咳，正如《本草纲目》云："梨……润肺，凉心，消痰降火"；川贝为润燥止咳的名贵中药；冰糖具有濡润肺脏之性。梨去核，将贝母末纳入，封口，炖熟内服。临睡前服用梨中的药汁，其他时间段食梨饮汤，治疗燥证、燥咳效果尤好，在民间常常使用，是干燥的西北地区冬季常见的一种养生小吃，俗称“热冬果”。

（5）蜂蜜润肺止咳；花椒麻痹镇咳，梨养阴生津。蜂蜜、花椒分别与梨配合使用，适宜于燥咳、卒咳之证。

（6）糯米糖、麦芽糖。其制作方法是先将水稻或小麦萌发为稻芽、麦芽，然后晒干磨成粉，按比例拌入冷糯米粥内，发酵，即成为糯米糖、麦芽糖，又名“饴糖”。二者功效相似，均具有润肺燥、止咳嗽之性能，是治疗燥咳、卒咳的有效药物。烊化食之，止咳作用效如桴鼓。

（7）《医林纂要》记载海蜇具有补心益肺，滋阴化痰，去结核，行湿邪，解渴醒酒，止嗽除烦之功。用冰糖伴蒸海蜇，共奏止咳、养阴、润肺之功，长期食用，对燥咳、卒咳有效。

（四）肾咳

肾咳，即老年咳嗽或久病肾虚所致咳嗽。老人相对而言，天癸日渐衰竭，属于肾虚之体，且老年人多病，“久病及肾”，更易出现肾虚。老年人因肾虚或体弱，感受外邪，易使肾脏受累，不能纳气而导致肺气上逆，出现咳嗽。

主症

咳嗽，腰背相引而痛，甚则咳涎。

治法

（1）榛子10g，炙甘草15g，水煎服。

（2）核桃仁25g，杏仁25g，冰糖25g，蜂蜜25g。混合捣烂，每晚卧时服15g，温开水送下。

（3）蜂蜜、核桃仁、生姜、冰糖各200g。将核桃仁压碎，生姜切片，与蜜、糖文火煎1小时，炮制成为赭石色时即可，冷后放入瓷器中，每日热水冲服3次，每次用量胡桃一大块。

（4）香油50g，羊肝100g，共炒熟。入少许盐，内服。

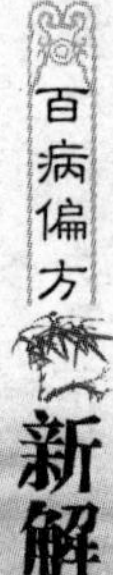

新解

（1）中医认为，榛子有明目健肾、补脾胃、益气力的功效，对肾咳、消渴、盗汗、夜尿多等肺肾不足之证颇有益处。炙甘草归十二经，止咳化痰。二者共奏补肾止咳之功，适宜于治疗肾咳。

（2）核桃仁补肾温肾；杏仁为润肺止咳第一要药；冰糖、蜂蜜，二者亦能润肺止咳。四药混合捣烂，温肾润肺以止咳嗽，适用于肾咳。

（3）冰糖、蜂蜜均能润养肺脏；配以温肾温肺，止咳宁嗽的核桃仁、生姜，适宜于治疗肾咳。口感好，疗效可靠，值得一用。

（4）羊肝性热，温散寒邪，补虚扶正；香油润肺止咳。二药共炒熟，增加温热之性；《内经》认为："咸能入肾"，故加入少量食盐，能引药入肾。三物相配，温肾而纳气止咳，适宜于肾咳。

（五）咳嗽并发症

1. 胸膈满闷

痰湿阻滞，气滞壅塞肺野，肺气不能肃降而上逆，出现咳嗽、胸膈满闷等症。

主症

咳嗽不宁，胸膈满闷，有痰。

治法

（1）荞面和鸡蛋清，和成团，搽胸部，有效。

（2）醋和水煮鲤鱼，不用盐，送饮食。

新解

（1）荞面具有消痰行水之功；鸡蛋清具有清润养肺之效，并起到赋型作用。两者相配，达到行痰湿，除满闷作用，适宜于治疗咳嗽兼有胸膈满闷。

（2）水煮鲤鱼具有健脾，利水消痰之功；醋能润养娇脏（肺脏）。醋和水煮鲤鱼，消痰利水，以宽胸快膈，适宜于治疗痰水壅滞于肺所致的咳嗽，胸膈满闷。

2. 声音嘶哑

咳嗽不宁，耗气伤津，出现门户失养，咳嗽音哑。

主症

咳嗽不宁，伴有失音，声音嘶哑。

治法

（1）鸡蛋1个，艾叶尖7个，炒食。治咳嗽失音。

（2）猪板油100g，生蜂糖100g，将油融化，去渣，再将蜂糖放入，溶化至沸，盛入瓷器内，每日用开水冲服若干，冬天药量加倍，夏天减少。治咳嗽失音。

新解

（1）鸡蛋具有润养门户之作用；艾叶尖具有理气行血之功效，正如《履巉岩本草》记载：艾叶治咽喉闭痛热壅，饮食有妨者，捣汁灌漱。二药共奏润养咽喉，行气活血之功能；和而炒食，适宜于治疗咳嗽失音。

（2）猪板油、生蜂糖，二药均具有润养肺脏及其门户咽喉的作用。二药润肺利咽，用温开水冲服，适宜于咳嗽失音者。冬天为咳嗽的多发季节，病情较重，故药量加倍；反之，夏天则药量适当减少。

三、哮证

哮证古称“喘鸣”、“哮吼”，是各种发作性痰鸣气喘病证的统称，多因“内有壅盛之气，外有非时之感，膈有胶固之痰，三者相合，闭拒气道，搏击有声，发为哮病”。常在夜间和（或）清晨发作、加剧，若咳出大量黏痰，则症状逐渐缓解。

（一）发作期

主症

初发时喉鼻作痒，喷嚏；发作见呼吸喘促，喉间有哮鸣音，咽塞胸闷，咳痰不爽，严重的可见张口抬肩，目张睛突，面色苍白，唇甲青紫，气急不能平卧。全身伴有寒证者为寒哮，伴有热证者为热哮。缓解期可常有反复发作的轻度哮喘，伴有全身一派虚弱证。

治法

（1）杏仁50g，冰糖50g，水煎服。

（2）小冬瓜（未脱花蒂的童子冬瓜）剖开，将冰糖填入，放笼内蒸，取水，饮冬瓜水，多至4个即愈。

（3）霜桑叶50g，煎汤代茶饮。

（4）鲜艾蒿200g，和水捣烂，绞汁服。

（5）将萝卜籽炒研为末，蜜丸黄豆大，每服30丸，日服2次。

新解

（1）哮证以“发时治标，平时治本”为治疗原则，具体宜做到宣降肺气，涤痰平喘，扶脾补肾。发作期者因以邪实为主，治疗重在祛痰利水，重在治标。

（2）杏仁辛苦温，润肺肃降，止咳平喘；冰糖味甘性温，补虚润肺。二药均能温肺化痰，止咳平喘，适宜于治疗哮证的急性发作。

（3）未脱花蒂的童子冬瓜，性寒，具有消痰行水作用；冰糖甘温，润养肺脏，定喘止咳。二药相配，不寒不热，性质平和，连续久服，对于发作期的哮证有辅助治疗作用。

（4）霜桑叶清肺热，兼能润肺燥。煎汤代茶饮，适宜于肺热炼津成痰，痰热壅滞于肺，肺失清肃的热哮证。

（5）中医认为鲜艾蒿温经活血，散肺寒以化痰饮。西医认为鲜艾蒿具有抗过敏作用，艾叶油能直接松弛豚鼠气管平滑肌，也能对抗乙酰胆碱、氯化钡和组胺引起的气管收缩现象，并增加肺灌流量。和水捣烂，绞汁服，适宜于治疗哮证的发作期，尤其是寒哮证。

（6）萝卜籽消痰行气消食，对于因痰因食所致哮喘，尤为适宜。

（二）缓解期

主症

属于肺气虚者：自汗怕风，气短息弱，容易感冒，每因气候变化而诱发。舌淡，苔薄白，脉细弱或虚大。

属于脾气虚者：咳逆痰多，纳少脘痞，大便溏薄，倦怠乏力，常因饮食不当而诱发。舌胖嫩，苔白腻，脉濡弱。

属于肾气虚者：短气息促，呼多吸少，动则尤甚，腰酸腿软，脑转耳鸣，劳累后哮喘易发。苔薄白，脉沉弱。

治法

（1）萝卜1个，麻雀1只，将萝卜挖空装入麻雀，用泥封固火煅，去泥，研成细面，作1次冲服，连服10~15付有效。

（2）新鲜萝卜汁400g，饴糖50g。上药共燉化，候温，每日2次，温服。

（3）黑芝麻250g，生姜200g，捣汁去渣，加白蜜200g蒸熟，冰糖200g，捣碎蒸溶与白蜜混匀，将黑芝麻炒后，摊凉，拌生姜汁，再炒，再摊凉，拌白蜜、冰糖，收贮，早晚服1茶匙。

新解

（1）对于哮证缓解期者，其临床表现以正虚为主，涉及肺、脾、肾经，治疗重在扶正补虚以治本。

（2）萝卜籽具有化痰、行气、消食之功。炒研为末，有效成分容易释放。萝卜与萝卜籽功效相似，但力量偏缓。麻雀的肉、血、脑髓、卵，古人都作药用。古人认为麻雀肉微温无毒，入肾经，有“壮阳、益精、补肾、强腰”的作用，肾强则可以纳气。二药相配，降肺气，纳肾气，以平哮喘。连续久服，对哮证有预防和治疗作用。

（3）饴糖润养肺脏，补虚定喘；新鲜萝卜汁化痰行气，养阴润肺，二药温服，适宜于哮证的缓解期。

（4）生姜温肺化痰；黑芝麻补肾；白蜜、冰糖，能润肺定喘，健脾扶虚。“脾为生痰之源”、“肺为贮痰之器”，四药相配，肺、脾、肾同调，温补结合。肺得温则痰湿可消，肾得补则摄纳有权，脾得助则痰湿不生。本方以补虚为主，适宜于哮证的缓解期。

四、喘证

喘证以呼吸急促，鼻翼扇动为特征，伴有喘息有声，甚至张口抬肩，咳嗽，咳痰，黏腻不爽，胸闷等。喘证的原因有感受风邪，痰浊壅盛，或肺肾气弱等；此类因素皆可使肺气失于宣降，呼吸不利，气机上逆而为气急喘促。若肺虚则气失所主，亦可少气不足以息而发喘；肾虚则气失纳摄，同样可以发为喘。喘证多见于急、慢性支气管炎，支气管扩张的疾患。

（一）实喘

主症

呼吸深长有余，呼出为快，气粗声高，伴有痰鸣咳嗽，脉数有力。

治法

（1）1%~2%的精制食盐水做成喷雾吸收剂，对准口鼻喷之，使患者吸入，每日数次。

（2）栀子2粒，桃仁2粒，白胡椒7粒，杏仁7粒，共研成细末，同鸡蛋调和成膏，贴在足心。药变干后及时更换，间断使用。治疗气管炎有显效。

（3）大梨、莲藕、莱菔子各250g，橘红6g，共煎膏，入白蜜500g，核桃仁200g调匀。临卧时，服1~2茶匙。

新解

（1）实喘的治疗重在祛邪利气，化痰平喘。生冷油腻者容易产生痰液，应当忌用。

（2）食盐水雾化吸入，能消炎，减少分泌，稀释痰液，有助于肺气的宣发，能够缓解喘证的发作，对实喘有辅助治疗作用。

（3）栀子、桃仁、白胡椒、杏仁四药相配具有化痰润肺，宣降肺气，活血化瘀的作用。鸡蛋作为赋型剂，调和成膏，贴在足心，引上逆之气下降，以达镇定喘息的作用，对实喘有效。

（4）大梨、莲藕，均能生津润燥；莱菔子、橘红，均能化痰降气；白蜜、核桃仁，均能润肺补肾。六药相伍，共奏化痰平喘，益肺补肾之功，并且可以鼓邪外出，故本方对实喘及虚实夹杂之喘证均有效。

（二）虚喘

主症

呼吸短促难续，深吸为快，气怯声低，少有痰鸣咳嗽，病势徐缓，时轻时重，遇劳则甚，脉象微弱或浮大中空。

治法

（1）海蜇200g，荸荠200g（无时萝卜代），共煮频服，王孟英名曰“雪羹汤”。

（2）醋150g，鸡蛋1个。醋炖鸡蛋，做1次服，连服1个月有效。治疗痰饮证。

（3）猪肉炒大蒜，尽量食之。小儿酌用。

（4）猪肺一具，白及50g，红糖200g。共煮，食肺。忌辛辣。

（5）山羊油100g，红糖150g，面粉300g。先备冷水半大盆，并将面粉文火焙熟，候用。将上羊油放锅内，加火熔为溶液，趁热再倒入冷水内，候油凝固后取出，再放锅内熔为液体，趁热再倒入冷水内，凝固后取出，如此连做三四次，再将羊油内的甘油脱除，其余留为脂肪酸，第4次溶液再加面粉、红糖和匀。每早或晚开水冲服一碗，冬季用可除根。

（6）核桃仁20个，大枣去核20个，蜂蜜100g。核桃与大枣共捣，加入蜂蜜煮之，每服3匙，黄酒冲服。治疗水气，浮肿喘满。

新解

（1）虚喘病在肺肾，而尤以肾为主，治宜培补摄纳。因为过辛伤肺，故忌辛辣。

（2）海蜇、荸荠、萝卜，共具有滋阴润燥，益肺定喘的作用。饮服，适用于咳嗽喘息属虚证或虚实夹杂证者。

（3）醋酸涩，能敛肺并摄纳上逆之气以平喘；鸡蛋补肺养阴。醋炖鸡蛋连服，对于虚喘者有显效。

（4）猪肉补益肺肾；炒大蒜辛温，宽胸通阳；共奏益肾纳气，润肺定喘之功，适宜于治疗虚喘之短气不足以息、呼吸短促难续者。

（5）猪肺“以肺补肺”；白及收涩润肺，纳气平喘；红糖温通经脉。三药相配，补、敛、行结合，有红糖而方不显滋腻，有猪肺、白及则重在补肺润肺。故本方对于虚喘有效。

（6）山羊油润肺定喘；红糖行肺经气血；面粉健脾，以杜绝生痰之源。诸药相配，温补肺脏，运行气血，适宜于虚喘证。

（7）核桃仁补肾温肺，纳气平喘，润肠通便。主治肾阳虚衰，不能纳气所致的虚喘，腰痛脚弱，小便频数等；大枣、蜂蜜安五脏诸不足，益气补中，和百药；黄酒行气温中，以防补益药滋腻太过。本方适宜于治疗肾虚气喘，水气，浮肿，短气难续等虚喘证。

五、肺痈

肺痈是指肺部发生痈疡而咳吐脓血的病证。多因风邪热毒，蕴阻于肺，热蕴血瘀，郁结成痈，久则化脓所致。可见于肺脓疡、支气管扩张等疾患。

（一）初期

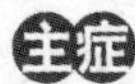

恶寒发热，咳嗽咯痰，色白黏沫，量由少到多，胸痛，咳时尤痛，呼吸不利，鼻燥咽干，苔薄，脉浮数滑。

治法

久年蒜头醋，随量啜服。治疗胸痛初期。

新解

（1）肺痈初期病机属于热壅于肺，治宜清肺散邪。

（2）久年蒜头醋，辛酸，能散邪、清肺、解毒、宽胸，适宜于治疗胸痛初期。

（二）成痈期

主症

身热转甚，烦躁气急，胸闷作痛，转侧不利，咳出腥臭脓痰，呈黄绿色。苔黄绿，脉滑数。

治法

（1）莱菔子30g，研粗末，水煎服。治疗喘促唾脓血，上气痰嗽。

（2）芥末子，日服1小勺，水送下。治疗咳则胸痛者。

新解

（1）肺痈成痈期病机属于热毒壅肺，治宜解毒排脓化瘀。

（2）莱菔子下气宽胸，祛除脓痰，适宜于治疗肺痈成痈期，症见上气、痰多、胸闷等。

（3）芥末子，即白芥子，具有温化寒痰、行气散邪之功能，善走皮里膜外及胁下。适宜于治疗肺痈成痈期，症见咳则胸痛、喘促、唾脓血等。

（三）溃脓期

主症

吐出腥臭脓痰，甚则咳吐脓血，伴有发热寒战、咳嗽胸痛、气急。

治法

（1）败酱草（苦菜）150g，川贝3粒，红枣5枚，水600ml，煎服200ml，早、中、晚3次分服。治疗胸痛，咳痰腥臭。

（2）黄豆磨成的豆浆。冷饮，每日1碗。治疗胸痛有热象者。

新解

（1）肺痈溃脓期病机属于热毒壅盛，血腐肉败，治宜解毒排脓。

（2）败酱草（苦菜）清肺散邪解毒；川贝清化热痰，滋阴润燥；红枣温补气血。三者相配，适宜于治疗肺痈胸痛，咳痰腥臭为主证的肺痈溃脓期。

（3）豆浆，功似黄豆，具有健脾益气，清热解毒之功。适宜于肺痈溃脓期，症见咳吐脓血，伴有发热寒战、咳嗽胸痛、气急。

（四）恢复期

主症

身热渐退，咳嗽减轻，咳吐脓血渐少，痰液渐清，臭味亦减，精神、饮食有所恢复。肺脏受损，出现低热虚汗、午后潮热、虚咳、口燥咽干等虚热症状。

治法

（1）梨挖空，入川贝末6g，炖或煮或蒸熟，早晚各吃1个，共用10天。治疗胸痛，脓疡已溃的恢复期。

（2）猪肺1具（去气管），青萝卜2个，水煮之，连饮其水。治疗肺痈后期肺脏虚损，气短体弱，乏力虚热。

新解

（1）肺痈恢复期病机属于气阴两虚，治宜益气养阴。

（2）梨、川贝，二药具有清热，益气养阴之功。适宜于胸痛，脓疡已溃的恢复期使用。

（3）猪肺、青萝卜，二者均能润肺化痰，益气养阴。适宜于治疗肺痈后期肺脏虚损，气短体弱，乏力虚热者。

六、肺痨

肺痨是一种具有传染性的慢性虚弱性疾患。由于劳损在肺，故名肺痨，又名“劳瘵”。主要以咳嗽、咯血、潮热、盗汗及身体逐渐消瘦等为其特征。病因属于感受痨虫，正不胜邪所致。相当于西医学的肺结核。

主症

咳嗽，咳血，潮热，自汗盗汗，肌肉消瘦，疲乏无力，饮食减少，舌红，脉细数等。

治法

（1）韭白1把，捣烂取汁，每服韭汁10滴，加糖若干，开水调服。

（2）蛋黄油连服。对于盗汗发热，咳嗽咳痰，眠差有效。

（3）鸡皮放锅内炕干，研末过筛，每天服3~6g，分服。

（4）生淮山药200g，切片煎至两碗，当茶温服之。治疗肺痨阴虚发热，喘嗽，自汗，心悸，或小便不利等一切阴分亏损证。

（5）大梨汁、生藕汁、白萝卜汁、鲜姜汁、蜂蜜、香油、飞罗面各200g，川贝母18g。将川贝研细粉和其他7味搅匀后蒸熟，做丸如红枣大小，每次3丸，日服3次（饭后服），小儿减半。如有恶心、不欲食者，减香油量。治疗肺痨喘咳咯痰血等症。

（6）治疗骨蒸劳热，倦怠，咳嗽气喘，咳痰咯血，咽干口渴，喑哑者。白果汁、秋梨汁、鲜藕汁、甘蔗汁、淮山药、霜柿饼各200g，捣如膏，生核桃200g捣如泥，蜂蜜200g。蜂蜜溶化稀释后，先将柿饼膏、核桃仁泥、山药汁加入搅匀，微微加热，融合后离火稍温，将其他四汁加入用力搅匀，收储瓷罐内。每服1～2茶匙，不拘时，开水调服，可当茶汤、点心、饮料。治疗骨蒸劳热，倦怠，咳嗽气喘，咳痰咯血，咽干口渴，喑哑者。亦能祛病养生，对老人腰膝酸软、四肢无力，小儿发育迟缓者均有效。

（7）核桃仁500g，柿霜饼500g。先将核桃仁蒸熟，再与柿霜饼同装入瓷器内蒸之，溶化为一，晾凉随意服之。治疗肺肾两虚，或咳嗽，或喘逆，或腰膝酸痛，或四肢无力，以治孺子尤佳。

新解

（1）肺痨的治疗以清肺杀虫、滋阴降火为大法。正如《医学正传》："一则杀其虫，以绝其根本；一则补其虚，以复其真元。"肺痨初期的治疗宜杀虫、补虚并施。肺痨的中、末期治疗大法，应根据"主乎阴虚"的病理特点，治疗以滋阴益气为主。若进一步发展，则会出现阴虚火旺，由肺及脾，病损及肾，气阴两虚，或阴阳双虚等证，宜结合其他兼症，辨证施治。

（2）韭白功效如同薤白，能杀虫宽胸，治疗咳嗽胸痛，心中急痛如锥刺，不得俯仰，自汗出，或痛彻背上等；白糖能滋阴补虚。韭白捣烂取汁，加滋阴的白糖若干，调服，适宜于肺痨之阴虚咳嗽初期，咳嗽咯血，潮热，自汗盗汗，肌肉消瘦，疲乏无力。

（3）蛋黄油具有安神补虚之功，故对于肺痨盗汗发热，咳嗽咳痰，睡眠差者有效。

（4）鸡皮能润养肺阴，补气，善于治疗肺痨气阴两虚，咳嗽咽痛，潮热盗汗，五心烦热，日渐消瘦等症。炕干研末，每天分服，对于结核有辅助治疗作用。

（5）山药药性甚平和，含蛋白质多，滋润脾胃之阴，收敛固涩，结核病患者可以多用、常用。适宜于治疗肺痨阴虚发热，喘嗽，自汗，心悸，或小便不利等一切阴分亏损证。

（6）大梨汁、生藕汁、白萝卜汁、鲜姜汁、香油，五药均能滋阴润肺，益气补虚；蜂蜜除了具有润肺补虚作用外，还能益气降火；飞罗面益气补虚；川贝母养阴润肺止咳，是治疗肺结核的要药。八药合用，适宜于结核气阴两虚的咳嗽、阴虚潮热、五心烦热等症。

（7）秋梨汁、鲜藕汁、甘蔗汁、淮山药、霜柿饼、蜂蜜，六药滋阴润燥，养阴止咳；白果汁、霜柿饼，二药尚能敛肺止咳；生核桃泥补肾而降泄肺气；八味药做成的膏滋，能祛病养生，对老人腰膝酸软、四肢无力和小儿发育迟缓者均有效，更适于以治疗骨蒸劳热、倦怠、咳嗽气喘、咳痰咯血、咽干口渴、喑哑者。

（8）核桃仁补肾润肺，纳气止咳；柿霜饼润肺养阴。二者配合使用，适宜于治疗肺肾两虚证；临床或见咳嗽，或见喘逆，或见腰膝酸痛，或见四肢无力等症，均可应用，以治孺子尤佳，亦是治疗肺痨的有效验方，值得一用。

七、肺痿

肺痿指肺叶枯萎，而以咳吐浊唾涎沫为主症的慢性虚弱性疾患。多由燥热重灼，久咳伤肺，或其他疾病误治重伤津液，因而肺失濡养，渐至枯萎不荣。

主症

咳嗽，吐稠黏涎沫，咳声不扬，动则气喘，口燥咽干，形体消瘦，潮热，皮毛干枯，舌红脉细数。

治法

（1）生姜250g，党参100g，大枣12枚，水3杯，煮取半杯。治肺痿咳嗽，吐涎沫，口干气短。

（2）鲜丝瓜根连藤，泡浸清水中一整日，榨汁内服。治疗肺痿咳嗽，咳则胸痛，或肺炎咳嗽胸痛。

（3）核桃肉蒸公鸡冠，加冰糖服。治疗肺虚久咳。

（4）鲫鱼1条，川贝末10g。将川贝末放入鱼腹内，加入黄酒炖煮，连鱼带汤食用；同时每天早晚可吃葡萄干十余粒，鸡蛋1个。治疗肺痿日久，咳嗽喘息，消瘦。

新解

（1）本病之病机为肺虚津气亏虚，失于润养，以致肺叶枯萎，故治疗以滋阴润肺，益气清热为大法。

（2）生姜、党参、大枣，三药温肺益脾，促使气能化津，水谷归于正化，则唾沫自止。适宜于治疗肺痿咳嗽，吐涎沫，口干气短者。

（3）《本草纲目》记载鲜丝瓜根及藤能凉血解毒，通经络，行血脉，除热利肠。“肺和大肠相表里”，大肠一通，则肺之虚火得解，津液才能上承濡润，肺之娇脏得养，则肺萎之咳嗽，胸痛，咳唾涎沫等症得以缓解。

（4）中医认为“久病及肾”。核桃肉温肾，肾为气之根，肾司摄纳。温肾可有助纳气；公鸡冠、冰糖，具有滋补阴血之功效。三药相伍，养肺补肾，纳气止咳，适宜于治疗肺虚久咳之证。

（5）鲫鱼、鸡蛋，二药均为高精蛋白，具有补虚强壮之功；葡萄干亦为补虚之佳品；川贝滋阴润肺，清热止咳；黄酒温经通络，使本方久服而无滋腻之弊。此方适宜于治疗肺痿日久，咳嗽喘息，体弱消瘦者。

第二节　心系病证

一、心悸

心悸包括惊悸和怔忡，是指患者自觉心中悸动、惊惕不安，甚则不能自主的一种病证。临床一般呈阵发性，每因情志激动或劳累过度而发作。且常与失眠、健忘、眩晕、耳鸣等症同时并见。心悸以虚证为多，心之气血不足，痰瘀阻络是本病的发病原因。惊悸常由外因诱发，常因惊而悸，虽由外因而成，初期实证为多，但日久必致内虚；怔忡以虚证为多，并无外因，经常心悸，胸闷不舒，发则悸跃不能自控，甚则心痛阵发。

主症

心跳、心慌而不能自主的自觉症状。

治法

（一）虚证

（1）每次用蛋黄油0.5~5g，装入胶囊，食后吞服，最有效，尚有伤寒肠出血，心脏衰弱，陷入危笃时，依赖本品治心悸、脉歇止等，有效。

（2）蜂蜜70~150g，连续1~2个月，心脏一般情况可以改善，血液成分渐趋正常。

新解

（1）心悸的治疗宜辨证施治，虚则补益气血，实则化痰祛瘀。

（2）蛋黄油具有补虚扶正、养心安神、敛疮生肌之功，适宜于治疗气血不足所致的心脏衰弱、心悸怔忡、脉歇止等；因能益气摄血而止血，故亦适宜于治疗肠伤寒出血等。

（3）蜂蜜味甘，能缓急、补益气血、养心安神，能改善并促进血液循环，适宜于治疗心悸、心慌等症。

（二）实证

猪心一只剖开，带血，加朱砂1g，炖汤3~4小时，适宜于治疗心血不足，心火上炎，火邪炼津成痰所致的心悸不宁等证。

新解

猪心“以心治心”；朱砂清心火，安心神。适宜于心血不足、心火炽盛所致的心失所养、心神不安等证，并且对于痰火扰心所致的心跳、心慌而不能自制者亦有效。

二、胸痹

胸痹即胸中疼痛。外感胸痛多因温热犯肺，内伤胸痛多因寒痰壅塞，水饮停聚胸胁，心阳不足，或心血瘀阻等导致阳虚阴盛所致，也可因肝气郁结，化火灼肺所致。

主症

轻者即感胸中憋闷如窒息，重者则胸中疼痛，甚则胸痛彻背，背痛彻胸，伴有短气喘息，不能安卧。

治法

韭菜2500g，捣烂榨汁，饮之。

新解

韭菜味辛，性温，归肺经，具有温中，行气，通阳，散瘀之功；气行、寒散、血行，则痰邪自消，胸痛自止。故无论是寒阻痰凝，或是气滞血瘀所致的胸痛，均为适宜。

三、不寐

不寐，亦称失眠或“不得寐”、“目不瞑”，指经常不能获得正常睡眠为特征的一种病证。轻则有寐而易醒，醒后不能再寐，或时寐时醒等；重者整夜不能入寐。其病机属于阳盛阴衰，阴阳失交。虚证多属阴血不足，神明失养所致；实证多因肝郁化火，食滞痰浊，胃腑不和引起。病位在心，与脾、肝、肾各脏功能失调有关。

主症

入寐艰难，寐而不酣，时寐时醒，醒后不能再寐，或整夜不能入寐。

治法

（1）大枣14枚，葱白7根。加水3000ml，煮成1000ml，顿服，治气血两虚所致虚烦不眠。

（2）茯神15g，鸡子黄1枚，将茯神用1杯半水煎取1杯，稍停，兑入鸡子黄1枚，搅匀备用，睡前先以温水洗足10分钟左右，然后将上液趁热服下，不久即可入眠。

（3）公猪心置锅内煮熟后，剖开一小口，将朱砂1g，添于其内，全部吃完，可连服数剂，即愈。主治心悸、失眠。

（4）龙骨、乳香各50g，炒酸枣仁100g，共为末，每次6g，温酒服。治肝血亏虚所致之不眠。

（5）鲜花生叶不拘多少，煎汤服，也治失眠。

新解

（1）不寐以补虚泻实，调整阴阳为治疗大法。虚证治宜滋阴养血、养心安神；实证治宜泻火化痰、重镇安神；虚实夹杂者，治宜攻补兼施。

（2）大枣补益气血，养心安神；葱白通阳化气，散结消食，故以助安眠。大枣得葱白，滋补而无黏腻之偏；葱白得大枣，祛邪而不伤正之弊。二药相伍，适宜于治疗气血两虚，食积内停所致的虚烦不眠。

（3）茯神、鸡子黄，二药均能清心泻火，补益气血，养心安神。睡前温水洗足，有助于精神放松，气血运行。本方法是药物治疗与摄生调护的有机结合，是治疗不寐，虚实皆用的有效方法。

（4）《随息居饮食谱》记载公猪心："补心，治恍惚，惊悸，癫痫，忧恚诸证。"朱砂具有明显的清心火、安心神作用。二者相配，共奏补益心血，安定心神之功能，对于心悸、失眠属于虚实夹杂者最为适宜。

（5）龙骨重镇安神；炒酸枣仁补肝血，养心神；乳香、温酒，行气活血，并防止枣仁、龙骨酸收凝敛太过。四药相配，镇心与养心并施，补血与活血同用。适宜于治疗肝血亏虚，心阳上越，阴不潜阳所致的不寐证。

（6）鲜花生叶具有安神作用，能够治疗失眠、多梦症，正如《民间药方大全》记载鲜花生叶治失眠。用花生叶（或花生壳）半两，红枣10粒，浮小麦3钱，煎一碗汤睡前服下，连用数天，失眠、多梦可获痊愈。服药时忌吃浓茶、咖啡、海鲜。

附：健忘

健忘是由于脑力衰弱，记忆力减退，遇事善忘的一种病证。它与天性迟钝，天资不聪者不同。本病多由心脾不足，肾精虚衰而起。由于心脾主血，肾主精髓，思虑伤脾，耗伤阴血；房劳过度，肾精亏减，脑髓失养，皆使人健忘。高年神衰，亦多患此。健忘与不寐，在临床上常相互并见，二者在病因、证治方面有一定联系。

治法

（1）核桃仁、黑芝麻、桑叶各30g，捣泥为丸，日服9g，一日2次。适宜于精髓不固所致健忘、失眠、多梦者。

（2）莲子肉去皮心，煮食。适宜于脾肾双虚所致心悸不宁。

（3）牛脑或猪脑1具，煮熟，或加川芎、当归、白芷各6g。共煎同服，黄酒为饮。适于头目眩晕、记忆力衰退、夜寐多梦者。

（4）新鲜鸡肝3具，蒸熟，蜂蜜200ml，分3日服，每日3次。

新解

（1）健忘的治疗原则一般以养心血、补肾精为主。

（2）核桃仁、黑芝麻均能补肾益髓。桑叶具有性凉润养之性，能防止核桃仁、黑芝麻药性温燥，容易伤阴之弊。三药相伍适宜于治疗精髓不固所致健忘、失眠、多梦者。

（3）莲子肉健脾益气，补肾益髓，养心安神。适于治疗心脾肾功能不足，气血精亏所致的健忘、心悸不宁。

（4）牛脑具有养血息风、生津止渴、消食化积之功效。猪脑功效与牛脑相似，只是牛脑药性偏温，猪脑药性偏凉。二者“以脑补脑”，故善治眩晕、失眠、健忘等。川芎、当归、白芷、黄酒，四药行气活血，开窍醒神，并且防止牛脑、猪脑的滋腻之性。共煎同服，扶正补虚而无滋腻之偏，行气活血而无伤阴之弊。适宜于治疗头目眩晕、记忆力衰退、夜寐多梦者。

（5）鸡肝能补益肝血，益神志。在《现代实用中药》记载道：新鲜鸡肝“适用于痿黄病，妇人产后贫血，肺结核，小儿衰弱”。蜂蜜健脾益气，滋养心肾。鸡肝蒸熟，加少量蜂蜜同食。适宜于治疗肝血不足、健忘、头晕目眩等症。

四、癫狂

癫与狂都是精神失常的疾患。癫证以沉默呆滞，语无伦次，静而多喜为特征；狂证以喧扰不宁，躁妄打骂，动而多怒为特征。二者在症状上不能截然分开，可相互转化。癫证治当疏肝理气，化痰开窍，补养心脾；狂证治当镇心祛痰，清肝泻火，安神定志。

主症

癫证表现为精神抑郁，沉默呆滞，喃喃自语，静而多喜。狂证表现为喧闹不宁，躁妄打骂，动而多怒。

治法

（1）猪心血调朱砂服。效好，但朱砂量1日少于0.9g，不宜久服。

（2）伏龙肝水煎服，一次1汤匙，1日3 次。

（3）铁粉水调少许服之。

（4）长锈的生铁，和水磨取其锈，磨至水皆红色时，煎汤服之。名曰“一味铁养汤”。

（5）团鱼一个去内脏，放油盐连骨煮熟，连汤带肉一次吃完。估计在发作前食用，3~7天。

（6）青麦苗捣汁半碗，加白糖炖热，饮之。

新解

（1）癫狂证在疾病初发时多属实证，以清热涤痰、疏肝理气、安神定志为施治原则；病久多属虚证，以健脾益气，滋阴养血作为治疗大法。

（2）猪心血滋阴养血；朱砂清心安神。二者相配，攻补兼施，无论癫证或是狂证，均能起到安神定志的作用。但应注意，使用朱砂时，剂量一日内不得超过0.9g，且不宜久服，以防蓄积中毒。

（3）伏龙肝，是指烧了柴草的炉灶内壁里的泥土，又名“灶心土”。在《本草纲目》中记载道：其能治疗心痛癫狂。对于妊娠护胎，治疗肌表诸疮均有效。因伏龙肝质重沉降，能重镇安神，故又能治疗癫狂。现临床上很难找到伏龙肝，常以赤石脂代替，功效相似。

（4）铁粉、铁锈水，均具有质重潜降，镇心安神之功，煎汤服之。潜降上亢之心阳，对于癫狂心神不宁，精神失常者有效。

（5）团鱼，别名甲鱼。其功用能滋肾养阴，重镇潜阳。烹饪后在发作前食用。潜降浮越之心阳，可预防并治疗癫狂心神不安，精神异常之发作。

（6）青麦苗理气、消痰、利湿；白糖清热养阴。二者共达行气泄火之功。炖热饮之，对于气郁化火、痰迷心窍之癫狂证有预防并治疗作用。

五、痫证

痫证是一种发作性神志异常的疾病，又名“癫痫”或“羊痫风”。本病多由七情所伤，先天失养，脑部外伤，饮食劳累诸多因素，导致脏腑失调，痰浊内阻，气机逆乱，风阳上扰所致。

主症

发作性的精神恍惚，甚则突然仆倒，昏不识人，口吐涎沫，两目上视，四肢全身抽搐，或口中如做猪羊叫声，移时苏醒。

治法

（1）黄瓜藤100g，水煎服。

（2）癫痫初起时取橄榄，咬损一头，蘸白矾末入口，嚼咽橄榄。

（3）白杨桃叶（即夹竹桃叶）18个（须用白花的，红花无

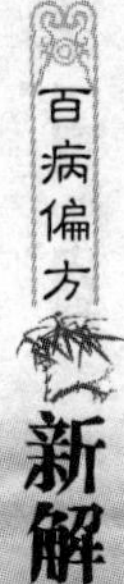

效）。将药捣烂，整个亦可，水煎数沸，成液汁约500ml。于病发作前，及时用此液1酒盅，兑开水少许令温，分3~4次服。此为1~2岁之量，每次单用两个叶，煎一次服下亦可；若年岁稍大，叶可酌增，服后无其他反应；如有痰鸣声，可另服月石少许。本方治7岁以下儿童确有良效。

（4）胡椒50g，地龙100g，黄豆2500g，加水12.5kg煎药。以干为度，弃药留豆，每服20~30粒，日服2次。

新解

（1）痫证频繁发作时，以治标为主，着重豁痰顺气，息风开窍定痫；平时以治本为重，以健脾化痰、补益肝肾、养心安神为治疗法则。

（2）《上海常用中草药》记载黄瓜藤“祛痰镇痉”。其意是黄瓜藤能息风开窍、清热豁痰，适宜于治疗癫痫证。

（3）橄榄之幼果，别称“青果”，味道极为酸涩刺激，能生津，并具有缓解咀嚼肌痉挛的作用。白矾味涩，功效相似。癫痫初起时取青果咬损一头，蘸白矾末入口，嚼咽橄榄，可以缓解癫痫发作所出现的牙关紧闭、抽搐不止的症状。

（4）西医药学认为夹竹桃具有镇静作用。药理实验表明：夹竹桃煎剂及醇提取液对实验白鼠有镇静作用，表现为自发活动减少、嗜睡，并能延长巴比妥的睡眠时间，但无抗惊厥作用，其镇静作用出现在心率变化之后。除此夹竹桃叶还能强心利尿、祛痰定喘、镇痛、散瘀止痛。治疗心脏病心力衰竭、喘息咳嗽、癫痫、跌打损伤肿痛、经闭。月石即硼砂，硼砂外用清热解毒，内服清肺化痰。加入硼砂，适宜于小儿疾病多挟痰挟滞，对于痰迷心窍的癫痫儿童确有良效。

（5）地龙涤痰息风、清肝泻火；胡椒能温脾、燥湿、行气；黄豆能健脾、祛湿行气。脾健则痰浊自消，蒙闭心窍之证必将得以改善；风熄、肝清则两目上视症减轻，四肢及全身抽搐症状亦自能缓解。

第三节　脾胃系病证

一、胃痛

胃痛，又称胃脘痛，是以上腹胃脘部近心窝处经常发生疼痛为主症的病证。胃痛发生的常见原因有寒邪客胃、脾胃虚弱、气滞血瘀、肝胃郁热等，以上原因皆可引起胃之受纳腐熟功能失常，胃失和降，而发生疼痛。

（一）寒邪客胃

外感寒邪，内客于胃，寒主收引，胃气不和则致痛。

主症

胃痛暴作，恶寒喜暖，苔薄白，脉弦紧。

治法

（1）胃痛症状较缓者，局部温熨，或服生姜红糖水即可止痛。

（2）干姜3g研细末，1次3g，水调温服。

（3）“一个乌梅三个枣，七粒胡椒一处捣，男酒女醋送下去，九种心气一时好”。

（4）乌梅3枚，砂仁2枚，同焙研末冲服。

新解

（1）寒邪客胃治宜散寒止痛。

（2）生姜、干姜、红糖、乌梅、大枣、胡椒、砂仁、酒、醋，九味药物均性温，具有温散寒邪、缓急止痛之功效；其中红糖、酒尚兼能活血化瘀；胡椒、砂仁尚兼能疏通气机；气行血散，胃腑得养则疼痛自止。乌梅、醋味酸，能敛阴柔肝。故以上方，均能兼治肝寒反胃及肝气犯胃所致的胃痛之证。注意：肝寒反胃常兼有胃脘胀闷冷痛，肝气犯胃常兼有脘痛连胁，嗳气，二者均会每因情绪而诱发。

（二）脾胃虚寒

久病伤脾，劳倦过度，饥饱失常，均能引起脾阳不足，中焦虚寒。

主症

胃痛隐隐，喜温喜按，空腹痛甚，得食痛减，泛吐清水，纳差，神疲乏力，甚则手足不温，大便溏薄，舌淡苔白，脉虚弱或沉缓。

治法

（1）大枣肉7个，胡椒49个，捣烂为丸，每次6g，一日3次，男用酒服，女用醋服。

（2）生姜20g，面粉50g，鸡蛋清2个，将生姜捣烂，与面粉、鸡蛋清混合，在胸口下部外敷。

（3）核桃仁3g捣泥，白胡椒9g为末，加入蛋清1个，焙干研末，一次冲服。

（4）乌鸡1只，胡椒10g。将乌鸡内脏去净，纳入胡椒末，固定好，锅内加水，煮熟为度，日服2次，分服。

新解

（1）脾胃虚寒所致胃痛，治宜温中健脾，缓急止痛。

（2）大枣肉补益气血；胡椒温中散寒。二药共奏温中补虚，缓急止痛之功。酒能行血散寒，因“通则不痛”，故加强了止痛之功；醋能柔养胃脐，加强缓急之效。

（3）生姜温中散寒；面粉、鸡蛋清，均扶正补虚。三药混合做成泥样，外敷在胸口下部，通过渗透吸收以制止疼痛。

（4）核桃仁性温补虚，白胡椒散寒止痛，适宜于虚寒性胃痛。《本草纲目》记载：“核桃1个，大枣1枚，去核，夹桃，纸裹煨之，生姜汤一盅，细嚼送下胃痛永久不发”。

（5）乌鸡性平、味甘，具有滋阴清热、补肝益肾、健脾等作用；胡椒散寒止痛。二者温补并用，共煮食用，适宜于治疗脾胃虚寒所致的胃脘疼痛。

（三）气滞血瘀

久病入络，肝气郁结，或寒凝经脉，血为之凝涩不行，若热入营血，血热互结，血也会为之凝结，出现气滞血瘀。

主症

胃脘疼痛，痛有定处而拒按，或痛有针刺感，食后痛甚，或见吐血变黑，舌质紫暗，脉涩。

治法

（1）胡椒7粒，黄酒冲服。治疗心膈饱满，腹中饥痛。

（2）生山楂20g，水煎服。

新解

（1）气滞血瘀所致胃痛，治宜行气活血，缓急止痛。

（2）胡椒行气，黄酒活血。二者相配，适宜于治疗气滞血瘀所致心膈饱满，胃中疼痛。

（3）生山楂具有活血化瘀之功，适宜于治疗瘀血所致的胃脘疼痛。

（四）肝胃郁热

肝气郁结，日久化热，邪热犯胃，导致胃脘灼痛。

主症

胃脘灼痛，痛势急迫，烦躁易怒，泛酸嘈杂，口干口苦，舌红苔黄，脉弦数。

治法

绿豆80粒，猪苦胆1个。将绿豆纳胆内，以胆汁被吸干为度，取出绿豆研末，每服9g，开水送服。

新解

（1）肝胃郁热型胃痛，治宜疏肝泄热和胃。

（2）绿豆、猪苦胆，均性质寒凉，具有泄热和胃之功；猪苦胆味辛刺激，兼有疏肝行气之功，又能引药入肝。二药相配，适宜于治疗肝胃郁热所致的胃脘疼痛。

（五）寒热错杂

胃痛失治误治是形成寒热错杂型胃痛的主要原因。

主症

胃脘痞硬，干噫味臭，腹中雷鸣下利，舌苔黄白相兼，脉弦数。

治法

（1）冰片2g，胡椒7粒，共研成细末，用白开水服下。胃痛有效。

（2）绿豆21粒，胡椒14粒，开水调服。

新解

（1）寒热错杂型胃痛，治宜寒热平调，和胃止痛。

（2）冰片性凉，清热解毒；胡椒性温，散寒止痛。二者均为味辛之品，具有通透之性，共达“通则不痛”之目的，适宜于寒热错杂型之胃痛。

（3）绿豆性凉，清热解毒；胡椒性温，散寒止痛。二药相伍，适宜于治疗寒热错杂型之胃痛。

附1：吞酸

吞酸，又称吐酸，即泛吐酸水。

治法

（1）核桃嚼烂，姜汤下之，立止。

（2）核桃仁18g，砂仁6g，共研末，临睡开水送下。

（3）鸡蛋壳研细末内服，每服9~12g。

新解

（1）高鼓峰《四明心法·吞酸》说：“凡为吞酸尽属肝木，曲直作酸也。”酸与肝同属，吞酸一证，虽分寒热两端，但临床以肝气犯胃为多见。

（2）核桃肉，味甘涩，气温，无毒，入肾经，质润，富含油分。润能养胃，涩能制酸，抑制胃酸分泌。姜、砂仁，温胃散寒，降逆止呕，以使胃能和降。三药相伍，收敛胃酸的同时，又能温胃降气，适宜于治疗胃气上逆，吞酸之证。

（3）鸡蛋壳主要成分为$CaCO_3$，强碱弱酸盐，显碱性，具有中和胃酸、补钙之功。临床常适用于慢性胃炎、胃-十二指肠溃疡、佝偻病等。

附2：保护胃黏膜方

保护胃黏膜是治疗并预防消化性溃疡等疾病的有效方法，通过保护胃黏膜，可减缓上腹部疼痛及烧灼不适的感觉。

（1）茶叶、白糖等量，一次可各取200~500g，水煎去渣，储存于有盖容器中，经6~12天后，色如陈酒，结面如罗皮，即可服用；如未结面，只要经7~14天即可服用。每日早晚各1次，每次各1调羹，蒸热后服。

（2）蜂蜜炖溶，每日早晨空腹服2两，日2次。

（3）生土豆连皮榨汁。每日早晨空胃服新鲜土豆汁1~2茶匙，连服14~21日。治疗期间，宜进食无刺激性的、富有营养的半流质食品。

新解

（1）保护胃黏膜即是将黏附物覆盖在溃疡面上，以阻止胃酸和胃蛋白酶侵蚀溃疡面，以达到止痛之目的。

（2）茶叶具有解毒消食、下气通便、益气、脱力劳伤等作用。茶与养阴的白糖加水共煎，去渣后储存于有盖容器中进行发酵，形成一种菌，此菌能够养胃，并具有保护胃和十二指肠黏膜的作用，值得广泛使用。市场所售的红茶，即是经过发酵烘制而成的加工品，具有很好的养胃之特性。经常饮用加糖的红茶、加牛奶的红茶，能保护胃黏膜，对溃疡有一定治疗效果。用红茶按照上法操作，即成为日常饮用的“红茶菌”。

（3）蜂蜜味甘质黏，具有生肌敛疮之功。能修复并保护受损组织，有效保护胃和十二指肠黏膜。

（4）土豆可用于治疗脾胃虚弱，消化不良，肠胃不和，脘腹作痛，大便不利等。生土豆中含有龙葵碱，龙葵碱能缓解胃肠平滑肌痉挛，减少胃液分泌。土豆连皮榨汁服用，具有保护胃及十二指肠黏膜的作用。

二、食积

食积常因脾胃运化失常，宿食、积滞停留胃脘所致。

主症

胸脘满闷或坚硬，有痞块，腹痛拒按，大便秘结，纳食减少，嗳腐吞酸，舌苔厚腻等。

治法

（1）山楂肉200g，水煎食之，并饮其汁。治食肉不消。

（2）干苋菜治食痹（即咽入食物时，胃内胸膈隐隐作痛者）。

（3）咖啡，开水冲服。治因食年糕、猪肉等不易消化食品所致的食积腹痛。

新解

（1）食积以运脾消积为治疗大法。

（2）山楂消食化积，在消食的“焦三仙”中占首位，尤其以消肉食积滞为特长。

（3）苋菜清热利湿、凉血、消食，主治赤白痢疾，二便不通，目赤咽痛，鼻衄食积等病症。食积往往因咽入食物后，胃内胸膈会出现隐隐作痛。

（4）咖啡具有抗氧化及护心、强筋骨、利腰膝、开胃促食、消脂消积、利窍除湿、活血化瘀、息风止痉等作用。故能治疗食积腹痛，尤其以进食不消化之年糕、猪肉所引起者为宜。

三、呕吐

呕吐是一个症状，由于胃失和降，气逆于上所引起的病证。任何病变，有损于胃者皆可发生呕吐。常见的病因为邪气反胃，胃虚失和，气逆而上所致。

（一）外邪侵袭

感受风、寒、暑、湿之邪，以及秽浊之气，侵犯胃腑，以致胃失和降，水谷随气而上逆，发生呕吐。

主症

突然呕吐，可伴发热恶寒，头身疼痛，胸脘满闷。

治法

荷叶9g，烧炭存性为度，研成细粉，每次9g，每日1次，服3日后显著收效。

新解

（1）外邪犯胃型的呕吐治宜疏风解表、芳香化浊。

（2）荷叶清香升散，具有消暑利湿，健脾升阳的功效，烧炭存性则增加了收摄止呕的功能。研成细粉内服，适宜于外伤暑邪所致的呕吐症。

（二）痰食内阻

痰涎聚集于胃中，当饮邪上逆之时，每能发生呕吐；宿食伤胃滞脾，而致食积不化，胃气不能下行，而致上逆呕吐。

主症

痰浊所致的呕吐物多清稀带有痰液，伴有头晕心悸；食积所致呕吐物多带有酸臭味，伴有脘腹胀满，嗳气厌食，得食吐剧，吐后反快。二者均见苔腻，脉滑。

治法

（1）莱菔子10g，研细末，开水送服。多服温开水，以手指探吐。

（2）生姜煎汤，温服。

新解

（1）痰食内阻所致呕吐治宜温化痰饮，消食化滞，和胃降逆。

（2）莱菔子入脾、胃、肺经，能消食化痰，降气，功效显著。用于饮食、痰浊停滞所致的呕吐症，对证而有效。

（3）生姜具有温肺化痰，温中止呕之功效，被赞誉为“止呕圣药”；具有温中又能消食之特性，适宜于饮食、痰浊停滞所致的呕吐症。

（三）脾胃虚寒

劳倦过度，耗伤中气，或久病中阳不振，脾虚不能承受水谷，水谷精微不能化生精血，以致寒浊中阻而引起呕吐。

主症

饮食稍有不慎即有呕吐，时作时止，倦怠乏力，口干不欲饮，四肢不温，大便溏薄。舌淡，脉弱。

治法

（1）胡椒21g，煨姜50g，水煎，分2次服。

（2）生姜、红糖各250g，共捣烂，每次9g，早晚冲服。

（3）羊乳1杯，空腹饮之。

（4）食盐1.5g，大米一撮，煨生姜9g，蜂蜜9g。将盐和米炒至黄色，待冷后，再和煨生姜放在一起煎，煎好去渍，再将蜂蜜冲入药汁中，冷后即可服，初次可少服些，以后逐渐增多。

（5）韭菜根1把，洗净捣汁如泥，榨汁1酒杯，开水冲服。

新解

（1）脾胃虚寒型呕吐治宜温中健脾，和胃降逆。

（2）胡椒、煨姜，二者均可温中散寒，促使脾胃行使运化功能，以达到和中降逆，制止呕吐的作用。

（3）生姜温中散寒，止呕；红糖温暖中焦，补虚。二药配伍，共奏降逆止呕之功。

（4）羊乳具有温中补虚之功，在《千金方》记载有：“羊乳有治人干呕作用。”空腹饮之，效果更好。

（5）盐与米同炒，能使米均匀受热，起到温中补虚的作用；煨生姜温中止呕；蜂蜜扶正补虚；四药共奏温中健脾，和胃降逆之功。

（6）韭菜根散寒温阳，振奋阳气，促进水谷运行，适宜于治疗脾胃虚寒型呕吐。

（四）胃阴不足

胃阴不足，失其润降，则引起呕吐。

主症

呕吐反复发作，时作干呕，口燥咽干，似饥而不欲食，舌红少津，脉细数。

治法

鲜蚯蚓数条，捣如泥敷贴足心，以带子包扎固定。

新解

（1）胃阴不足型呕吐治宜滋养胃阴，降逆止呕。

（2）鲜蚯蚓性凉，为“动物有情之品”，具有滋阴之功。涌泉穴是肾经的起始穴。数条蚯蚓捣如泥，敷贴于足心的涌泉穴，起到滋补肾阴的作用，以先天养后天，使胃阴得养，承载功能复职，则呕吐自止。

附：吐顽痰宿食方

痰涎宿食壅塞咽喉，妨碍呼吸，出现急症，当用涌吐药或物理刺激法（如羽毛探喉引吐法），使痰涎宿食随呕吐排出。

治法

（1）莱菔子10g，研细末，开水送服，多服温开水，以手指探吐。

（2）瓜蒂、胆矾、藜芦。实证选用1~2味，虚证用人参芦，适量水煎服。

新解

（1）吐顽痰宿食法属于催吐法（又名涌吐法）。因为催吐时，气可随痰食同泄，故涌吐法只是用来救急的一种方法，只宜暂用而不宜久用，以防损伤正气。

（2）莱菔子入脾、胃、肺经，能消食除胀，功效显著，有

“冲墙倒壁”之称。临床习用于治疗食、湿、积滞等实证。研细末，开水送服，多服温开水，同时以手指探吐。

（3）瓜蒂、胆矾、藜芦，均苦寒有毒，主入胃经，功善催吐痰涎及宿食。研末入鼻或吹喉，适宜于催吐，以治顽痰宿食。

（4）人参芦也具有催吐作用，但兼有补益之性，适宜于虚人夹有顽痰宿食而呕吐顽固者使用。

四、噎膈

噎即噎塞，指吞咽之时哽噎不顺；膈为格拒，指饮食不下，或食入即吐。所以古代有“因噎废食”的成语。噎膈一证，为胃与食管的病变，属于本虚标实之证。标实常有气郁、痰阻、血瘀等，三者每多兼杂出现，有时难以截然划分；本虚有津亏、血耗、阴损及阳等不同。本病治疗始终均应加入滋阴养血润燥之品，因为局部得以润泽则有助于吞咽。

（一）津亏热结

主症

吞咽梗涩而痛，固体食物难入，汤水可下，身体逐渐消瘦，口干咽燥，大便干结，五心烦热，舌干红，有裂纹，脉弦滑。

治法

人乳、牛乳各等份，开水冲服。

新解

（1）津亏热结型的噎膈，治宜滋养津液为主。

（2）人乳性平，味甘咸。人奶为阴血化生，营养极其丰富，且易于吸收。能补益五脏、益智填精、润燥生津、滋补营血。正如《本草经疏》记载：“乳属阴，其性凉而滋润，血虚有热，燥渴枯涸者宜之。”《本草再新》记载：“人乳，补心益智，润肺养阴，除烦止渴，止虚，劳咳嗽。”牛乳功效相同。二者配伍，共达滋阴润燥之功，适宜于治疗津亏热结型的噎膈。本方可配合于其他证型的噎膈方子中，适宜于辅助治疗各种证型的噎膈。

（二）痰气交阻

主症

吞咽梗阻，胸膈痞闷，病情随情志而变化，伴有口燥咽干，舌红苔腻，脉滑。

治法

（1）甘蔗汁700ml，生姜汁100ml，和匀，日日细咽之。

（2）韭菜1把，大梨1个，白萝卜1个，生姜200g，莲藕1节，共捣汁，牛奶为引，每日1次，3日服完。

（3）雪梨1个，去核，入丁香50粒，煨熟或蒸熟食之。

（4）柿饼拌炒面蒸熟，连服8日，少饮水。

（5）细糠，蜜丸弹子大，时时含咽其液。

新解

（1）痰气交阻型的噎膈，治宜开郁、化痰、润燥。

（2）甘蔗汁养阴生津；生姜汁温肺化痰，理气宽胸。二者和匀，日日细咽，适宜于治疗痰气交阻型的噎膈。

（3）韭菜温肾补阳；生姜散寒暖脾，行气开郁，宣化痰浊；大梨、白萝卜、莲藕汁、牛奶，养阴润燥。六药相配，开郁、化痰、润燥，适宜于痰气郁结所致的噎膈证，亦适宜于气虚阳微型的噎膈证。

（4）丁香具有行气之功，气行则痰行；雪梨滋阴润燥，对于各种证型的噎膈，均应加入滋阴润燥之品。丁香与雪梨煨熟或蒸熟食之，适宜于痰气交阻型的噎膈证。

（5）柿饼清热润燥，健脾化痰；炒面益气健脾。二者合用，适宜于治疗痰气交阻型的噎膈证。

（6）细糠，为禾本科植物稻的种皮。《别录》记载细糠："主卒噎。"汪颖《食物本草》记载："通肠，开胃，下气，磨积块。"可见早在汉代人们就开始用细糠治疗噎膈了。

（三）瘀血内结

主症

胸膈疼痛，食不得下而复吐出，水饮难进，大便艰涩，面色晦暗，形体较消瘦，肌肤枯燥，舌红少津，带有青紫，脉细涩。

治法

（1）活血化瘀药如三七、红花、当归、五灵脂，任取一味药物饮片，晾干研末，烟斗盛装点燃吸之，以开膈降逆。

（2）红皮大蒜3头，煨熟去皮，生姜500g，红糖500g，和捣，装罐内放阴凉处，每日早、午、晚，饭前空腹食50g。

（3）柿蒂9g，甘草6g，生刀豆12g，水煎服。

新解

（1）瘀血内结型的噎膈治宜滋阴养血，破结行瘀。

（2）三七、红花、当归、五灵脂，四药均属于活血化瘀药，适宜于瘀血内结型的噎膈。

（3）大蒜、生姜，味辛辣，具有行气之功；红糖具有温经活血之效。三药配合适宜于瘀血内结型的噎膈。

（4）甘草益气活血；柿蒂、生刀豆，具有行气降逆之功。三药合用，重在行气，“气行则血行”，“气行则痰消”，故本方适宜于瘀血型的噎膈证，以及痰气交阻型的噎膈证。

（四）气虚阳微

主症

长期饮食不下，面色㿠白，精神疲惫，形寒气短，泛吐清涎，面浮足肿，腹胀，舌淡苔白，脉细数。

治法

（1）细糠、人参各3g，炒石莲子3g，水煎，分2次服。

（2）雄性乌鸡1只，制如食法，加入胡荽子250g在鸡腹内，食用3只，愈。

（3）羊油去脂，和以蒜薤，空腹服之。

（4）韭菜子6~9g，研细末制成丸药，做1次量服，每日3次。

（1）气虚阳微型噎膈治宜温补脾肾。

（2）《别录》记载细糠："主卒噎。"《食物本草》记载细糠："通肠，开胃，下气，磨积块。"人参性温，补气温阳；炒石莲子清湿热，开胃进食，清心宁神，涩精止泻。三药相伍，共奏补气温阳，开胃下气，消积进食之功，适宜于气虚阳微所致的噎膈者使用。

（3）乌鸡补益气血，雄性者力量较著；胡荽子即芫荽子，辛温，能温阳散寒。二药相伍，温补脾肾，适宜于气虚阳微所致的噎膈证者使用。

（4）羊油温阳，去脂则便于吸收；蒜薤，即小蒜、薤白，辛温，温阳散寒、行气。二药相伍，温阳散寒力量增强，适宜于阳微寒盛所致的噎膈证者使用。

（5）韭菜子温肾助阳，研细末制成丸药，内服，适宜于阳气微弱所致的噎膈证者使用。

附：噎膈调护饮膳方

猪大肠1挂，煮熟切段，加香油、青黄酱、姜丝、盐等，熘炒成菜，每食用大米饭，以此做菜吃，每顿均如此，可连吃3~5挂，多饮水，忌发怒生气，忌食干硬食物。

新解

噎膈患者的调护，宜以益气养阴作为基本方法。猪大肠补益气血，润养滋阴；青黄酱是我国传统的调味酱，富含优质蛋白质，烹饪时不仅能增加猪大肠的营养价值，还可使猪大肠呈现出更加鲜美的滋味，有开胃助食的功效；香油、姜丝、食盐既能润养调味，又能遏制猪大肠滋腻之性。本方是噎膈患者的调护饮膳方之一，使用时应注意：噎膈患者宜多饮水，且忌食干硬食物，以养阴生津或保存阴液为要旨；禁忌发怒生气，以防发生化火劫伤津液之弊端。

五、呃逆

呃逆是以气逆于上，喉中呃呃连声，声短而频，令人不能自持为主证的病症。呃逆总由胃气上逆动膈而成，引起胃失和降的主要因素有寒气蕴蓄、燥热内盛、气机郁滞、气血亏虚等方面。

（一）寒气蕴蓄

主症

呃声沉缓有力，膈间及胃脘不适，得热则减，得寒则甚，食欲减退，口中不渴，舌苔白润，脉濡缓。

治法

（1）干姜100g，炙甘草50g，共为末，每服12~15g，用水煎服，分2次服。

（2）生姜1块，口内频频咀嚼。

（3）芫荽子3g，研末，开水冲服。

新解

（1）饮食不节，寒气蕴蓄于胃，胃中寒冷，肺胃之气失降，发生呃逆，治宜温中祛寒止呃。

（2）干姜、炙甘草，二者温中散寒，缓急止呃，适宜于寒气蕴蓄所致呃逆。

（3）生姜、芫荽子，均性温，温中散寒，缓急止呃，二药合用或单用均适宜于寒气蕴蓄所致呃逆。

（二）燥热内盛

主症

呃声洪亮，冲逆而出，口臭烦渴，喜冷饮，小便短赤，大便秘结，舌苔黄，脉象滑数。

治法

（1）生石膏煎汤，内服。

（2）大黄煎汤，内服，通大便。

（1）摄食辛辣炙煿、醇酒、大热之品，均会伤胃，导致胃气上冲，发生呃逆，所发出的声音洪亮高昂。

（2）生石膏，主入胃经，能清火降逆，水煎服，适宜于燥热内盛所致的呃逆。

（3）大黄煎汤，内服，釜底抽薪，通大便以泻实火，适宜于胃肠蓄积实热所致的呃逆证。

（三）气机郁滞

主症

呃逆连声，常因情志不当而诱发或加重，伴有胸胁脘腹胀闷，肠鸣矢气，脉弦。

治法

（1）柿蒂7个，烧炭存性，研末酒调服。

（2）刀豆子6g，烧炭存性，研末，开水煎服。

（3）烧酒1杯，凉开水，和服。

新解

（1）气机郁滞，胃气不降反而上逆，出现呃逆。

（2）柿蒂行气降逆，烧炭存性研末，有效成分容易释出，且温通降气之功增强；酒能活血，血行则气亦行。二味调服，适宜于气机郁滞所致的呃逆。

（3）刀豆子行气降逆，烧炭存性，研末开水煎服，有效成分容易释出，温通降气之功增强；适宜于气机郁滞所致的呃逆。

（4）烧酒温经活血，血行则气亦行，适宜于气滞血瘀所致的呃逆。

（四）正气亏虚

主症

呃声低弱无力，气不得续，面色无华，气短乏力，舌淡苔白，脉虚弱。

治法

（1）麻雀数只，煲汤或蒸熟食之。适宜于老人呃逆。

（2）仰卧乳下一指许，与乳头相对，骨间陷处。艾炷如小豆大，灸三壮。

新解

（1）重病久病，耗伤中气或损伤胃阴，均可导致胃失和降，发生呃逆。"久病及肾"，肾失摄纳，引动冲气上乘，挟胃气动膈而成呃逆。

（2）麻雀的肉、血、脑髓、卵,古人都作药用。古人认为麻雀肉微温无毒,有"壮阳、益精、补肾、强腰"的作用。肾强才可以纳气，故适宜于老人、小儿、妇人以及体弱患有呃逆证者使用。

（3）仰卧乳下一指许，与乳头相对，骨间陷处，为足阳明胃经的乳根穴，相当于第5肋间隙，乳头直下处；主治胸痛、咳嗽、气喘、呃逆、乳痈、乳少。艾灸乳根穴，起到温补胃腑作用，以达到胃主和降之目的，适宜于治疗正气亏虚型的呃逆。

六、泄泻

泄泻是指大便次数增多，粪便清稀，甚至泻出如水样。其致病因素主要与感受外邪、饮食所伤、情志失调、脾胃虚弱、肾阳虚衰有关，而以脾虚湿盛为主要原因。

（一）感受外邪

主症

感受寒湿者泄泻物清稀，甚至如水样，腹痛腹鸣，脘闷食少，或并见恶寒发热，鼻塞头痛，肢体酸痛，苔白腻，脉濡缓。

感受暑湿者泄泻腹痛，泄而急迫，或泄而不爽，粪色黄褐而臭，肛门灼热，烦热口渴，小便短黄，舌苔黄腻，脉濡滑数。

治法

（1）藿香30g，砂仁10g，水煎服，适宜于寒湿泄泻。

（2）老黄瓜条数根，在冬天置于雪水中，加生矾一小撮，封置过年，过滤取滤液，色澄清而黄，味亦不难服。内服治夏季腹痛泄泻、湿热泄泻，特效。

新解

（1）寒湿泄泻治宜发表散寒、芳香化湿；暑湿泄泻治宜发表解暑、清热利湿。

（2）藿香、砂仁，二者均辛温，共奏芳香化湿、发表散寒、和中止泻之功，适宜于治疗风寒、寒湿困脾所致的泄泻之证。

（3）老黄瓜清热利湿，解毒消肿，生津止渴。主治身热烦渴、咽喉肿痛、湿热泄泻、小便不利等病证。正所谓："利小便以实大便。"冬天置其于雪水中，增加寒凉之性，以清热祛暑；加入具有涩肠止泻的明矾，标本兼顾。涩肠与解暑并施，适宜于治疗夏季的暑湿泄泻、湿热泄泻。

（二）食滞肠胃

主症

腹痛肠鸣，泻下粪便臭如败卵，泻后痛减，伴有不消化食物，脘腹痞满，嗳腐酸臭，不思饮食，舌苔垢浊，脉滑。

治法

（1）大蒜与饭同食，每次同饭食大蒜1~2 头。能治疗急性胃肠炎泄泻。

（2）食盐6g，炒热开水冲服。

新解

（1）食滞肠胃型的泄泻，治宜消食导滞。

（2）大蒜味辛辣，能增加食欲、行气导滞；气行则湿浊祛、饮食消。

（3）食盐具有涌吐软坚、凉血解毒之功。炒热食盐用开水冲服，能使滞留于肠胃的宿食积滞排出，适宜于治疗因食滞肠胃而出现的泄泻证。

（三）肝气乘脾

主症

平时多有胸胁胀闷，嗳气食少，每因抑郁恼怒或情绪紧张之时，发生腹痛泄泻。舌淡红，脉弦。

治法

（1）老柚壳9g，细茶叶6g，生姜2片，将前二味药研细末，生姜煮水送服，忌生冷、鱼类、猪油等。治疗腹痛泻，泻下如水。

（2）红茶9g，玫瑰花9g，银花9g，甘草5g，水煎服。

新解

（1）肝气乘脾型的泄泻，治宜抑肝扶脾。

（2）老柚壳具有化痰健脾、疏肝快膈之功；细茶叶富含鞣质，能涩肠止泻、健脾消食、疏肝行气；生姜疏肝行气、温中健脾。三药共奏抑肝扶脾之功，适宜于治疗肝脾不和，木克脾土的腹痛泄泻证。忌生冷、海鲜、肥腻之品。

（3）茶叶能强心利尿，内含鞣质，故有涩肠止泻的作用；玫瑰花、银花气味芬芳，发散行气，疏肝醒脾；甘草缓急解毒。四药相配，共奏疏肝理脾之功，适宜于肝气乘脾的泄泻。本方所述的红茶是经过发酵烘制而成的加工品，具有很好的养胃之特性。经常饮用红茶、加牛奶的红茶，对溃疡也有一定治疗效果。

（四）脾胃虚弱

主症

大便时溏时泻，水谷不化，稍进油腻之物，则大便次数增多，饮食减少，脘腹胀满不舒，面色萎黄，肢倦乏力，舌淡苔白，脉细弱。

治法

（1）黄米炒粉，每用数匙，砂糖拌食。

（2）母鸡1只，炙以盐醋涂煮食之。

（3）猪肚1具，莲子去心纳入猪肚内，水煎糜烂，晒干捣为丸服。

（4）胡椒粉若干，以米汤和药末做饼，贴脐上。治疗大肠寒泻。

（5）柿饼烧灰，放地上，用碗盖住，不盖成灰无性，俟冷，研末，米汤调服6g，即愈。

（6）大蒜1个烧存性，开水送服。

（7）干石榴皮50g，研末，每次服6g，以米汤泡服。

（8）黑木耳15g，用水浸涨，露1晚，和白糖煎服。

新解

（1）脾胃虚弱型的泄泻，治宜健脾益胃。

（2）黄米味甘、性微寒，具有益阴、利肺、利大肠之功效，可治久泄所致的胃阴亏虚等证。加入红糖使本方性平和缓；加入白糖使本方侧重于滋阴。

（3）鸡能健脾养胃，补气养阴；母鸡补虚之功尤强；食盐解毒，调味；食醋养阴而涩肠止泻。盐、醋涂抹煮熟的母鸡食之，共奏健脾补气、养阴之功，使脾旺则能健运水谷，改善脾虚不能升清而水谷下泻之证。

（4）猪肚擅长治疗虚劳羸弱、泄泻、下痢、消渴、小便频数、小儿疳积，正如《别录》记载："猪肚补中益气，止渴、利。"《千金·食治》记载："猪肚断暴痢虚弱。"《日华子本草》记载："猪肚补虚损，杀痨虫，止痢。"莲子去心即莲子肉，具有健脾止泻之功，正如参苓白术散，方中重用了健脾止泻的莲子肉，使本方侧重于治疗脾虚泄泻。

（5）胡椒粉温中散寒；米汤健脾益胃。二者共奏温补中焦之功，和末做饼，贴脐上，适宜于治疗脾胃虚寒型的泄泻。

（6）柿饼中的有机酸等有助于肠胃的消化，增进食欲，同时因其味酸涩，具有涩肠止泻的功效；烧灰使收敛涩肠之功增强，放地上，用碗盖住，俟冷，取其吸收地气，增强益阴生津之特点，可防止泄泻伤阴之弊。米汤是养阴生津的佳肴。本方适宜于脾胃虚弱所致的泄泻。

（7）大蒜温中健脾，烧存性增加了涩肠止泻之功能；本方扶正治本，固涩治标，标本兼顾，补敛结合，适宜于治疗脾胃虚弱的泄泻。

（8）石榴皮为涩肠止泻的常用药；米汤养阴护胃。二者相配，补敛结合，适宜于脾胃虚弱泄泻者使用。

（9）黑木耳味甘、性平，归胃、大肠经。具有益气、润肺、补脑、涩肠、活血、强志等功效。主治气虚或血热所致腹泻、脱肛、崩漏、尿血、便血等病症。白糖养阴扶正，防止下痢伤阴之弊。黑木耳、白糖煎服，补虚涩肠止痢，适宜于脾胃虚弱型泄泻者使用。

（五）肾阳虚衰

主症

泄泻多在黎明之前，腹部作痛，肠鸣即泻，泻后则安，形寒肢冷，腰膝酸软，舌淡苔白，脉沉细。

治法

（1）猪肾1个，劈开掺入骨碎补末6~9g，煨熟食之。治疗水泻、久泻。

（2）番石榴叶适量，用开水洗净，入口嚼烂吞下。

新解

（1）肾阳虚衰型的泄泻治宜温肾健脾，固涩止泻。

（2）猪肾“以肾补肾”；骨碎补温肾阳，止泄泻。二者相配，适宜于治疗肾阳虚衰所致的水样泻。因“久病及肾”，“久病必虚”，故也适宜于久泻不止者。

（3）番石榴叶性温，收敛止泻；适宜于治疗肾阳虚衰型的泄泻。正如《南宁市药物志》记载番石榴叶：“收敛止泻。治泄泻，久痢，湿疹，创伤出血。”

七、痢疾

痢疾是以腹痛，里急后重，下痢赤白脓血为主证，多发于夏秋季。本病的发生原因多与感受时邪疫毒及饮食不洁有关。湿热、疫毒、寒湿之邪壅滞肠中，气血与之相搏结，使肠道传导失常，气血凝滞，腐败化为脓血，而下痢赤白。气机阻滞，故腹痛，里急后重。

（一）湿热痢

主症

腹痛，里急后重，下痢赤白相间，肛门灼热，小便短赤，舌苔黄腻，脉滑数。

治法

（1）金针菜（即黄花），炖冰糖服。

（2）松花蛋3个，白糖100g。先让患者断食半日，在自觉饥饿时，松花蛋剥皮蘸白糖食用。一次吃3个，经过一段时间，饥饿时再吃一次。忌饮茶。

（3）黑木耳10g，煮烂内服，治疗湿热痢及鼻衄。

（4）莱菔子500g打碎，山楂200g，红、白糖各25g，初痢加炒金银花15g，久痢加炒槐花9g，鲜椿根白皮汁1杯（或椿根皮30g代）水煎，日服2次，本方适用于湿热型痢疾，虚寒型痢疾非本方所宜。

（5）萝卜菜叶，干者，每服15~21g，水煎服，一日3次。

（6）黄瓜藤烧灰存性，香油调，敷脐上。

（7）白茄子干400g，水煎当茶服。

（8）赤痢煎玉米红须，白痢煎玉米白须，频内服。

新解

（1）湿热痢治宜清热解毒，调气行血。

（2）金针菜，即黄花，具有清热利湿，养血平肝之功。治疗大肠下血、水肿、湿热痢等；炖冰糖养阴，兼顾痢下伤阴之弊。

（3）松花蛋味辛、涩、甘、咸、性寒，入胃经；有祛大肠火毒，润喉醒酒之功，治疗湿热泻痢等；若加醋、冰糖拌食，能清热消炎、滋补敛阴；用于兼治因泻痢伤阴之证。

（4）黑木耳味甘、性平，归胃、大肠经。具有凉血涩肠，活血止血，益气润燥，补脑轻身等功效。适宜于湿热痢疾、下痢赤白、腹痛等症。

（5）莱菔子具有消食、化痰、行气之功，痰、食、气消则湿热随消；山楂、红白糖，能“酸甘化阴”，涩肠化瘀，治疗下痢伤阴之证，以及病久入络所致的下痢赤白之证。为防止湿热痢转为热毒痢，故痢之初，加入银花炭以清热解毒，凉血止血。“久痢则入络”，故配入了凉血活血通络的炒槐花、椿根白皮。本方适用于湿热型痢疾，而虚寒型痢疾非本方之所宜。

（6）萝卜菜叶具有消食理气、化痰止咳、清肺利咽、散瘀消肿的功效。气消则湿除，故适宜于治疗湿热痢。正如《滇南本草》记载：“白萝卜杆叶治脾胃不和，宿食不消，胸膈膨胀，噎膈，打呃，呕吐酸水，赤白痢疾，妇人乳结、乳肿，经闭。”《饮片新参》记载：“萝卜叶生津利气，化湿，和肠腑，治泻利，开胃。”适宜于湿热痢。

（7）黄瓜藤具有清热、利水、养阴之功，烧灰存性，增加涩肠止泻的作用。香油作为赋型剂，能润养肌肤。敷脐疗法，吸收快，疗效好，方便实用，值得一用。

（8）茄子性凉，凉血活血，清热利湿。《随息居饮食谱》描述茄子：“活血，止痛，消痈，杀虫。”白茄子力量较强，水煎当茶服，适宜于湿热痢。

（9）玉米须具有清热利湿，退黄之功。湿热容易阻碍气血运行，伤及气分则白痢，伤及血分则赤痢，玉米须煎服，适宜于治疗湿热所致的赤白痢。

（二）疫毒痢

主症

发病急骤，下痢鲜紫脓血，腹痛剧烈，里急后重较湿热痢为甚，或壮热口渴，头痛烦躁，甚则神昏痉厥，舌红绛，苔黄燥，脉滑数。

治法

（1）大蒜作为佐餐，经常食用。

（2）大蒜挖空，将烧过的旱烟渣少许，填入蒜内，煨热后食用。

（3）绿豆粉、白砂糖，水煎服。

（4）白糖、红糖各100g，绿豆芽、白萝卜、椿根白皮各200g。先将椿根白皮炒焦，再用蜂蜜同诸药水煎服。

（5）生姜连皮切成粟米大小，芽菜等量，煎服。

（6）无花果叶或果实，新鲜为好，水煎，药成去渣，加入红、白糖各少许，服之有效。

新解

（1）疫毒痢的治疗以清热凉血解毒为大法。

（2）大蒜具有清热解毒之功，烧过的旱烟渣辛苦寒，具有涩肠止泻之效。单用大蒜或大蒜配合烧过的旱烟渣使用，均适宜于疫毒所致的下痢。

（3）绿豆粉功同绿豆，具有清热解毒，凉血之功；白砂糖养阴，防止因下痢伤阴之弊。二者相配，适宜于治疗疫毒下痢。

（4）绿豆芽、椿根白皮，二者清热解毒，椿根白皮炒焦兼能涩肠止痢；白萝卜生津、行气；白糖、红糖、蜂蜜，均能养阴活血。诸药相配解毒治痢，行气活血，既能治疗下痢里急后重，又能兼治下痢伤阴之证。体现了“调气则后重自除，行血则便脓自愈”治痢大法。

（5）生姜具有发散疫毒之功；芽菜包括有香椿苗、苦苣苗、萝卜苗、豌豆苗等，均具有清热解毒凉血之效。二者配伍，适宜于治疗疫毒所致的下痢。本方实用简单，疗效可靠，值得使用。

（6）无花果叶或果实，甘，微辛，平。具有解毒消肿、行气止痛之功。新鲜者作用较好，善于治疗痔疮、肿毒、心痛、疫毒痢等。红、白糖均能养阴活血，既能治疗下痢里急后重，又能兼治下痢伤阴之证。

（三）寒湿痢

主症

痢下赤白粘冻，白多赤少，或纯为白冻，伴有腹痛，里急后重，饮食乏味，胃脘饱闷，头身重困，舌淡，苔白腻，脉濡缓。

治法

（1）石榴皮炒黄研成细末，每服5g，随证加减，红糖为引，忌生冷。

（2）葱白1把，切细和米煮食，每日1次。

（3）萝卜汁1酒杯，生姜汁半匙，蜂蜜50g，陈茶3g，开水1杯冲服，连用3剂有效。

新解

（1）寒湿痢治宜温化寒湿，振奋脾阳。

（2）石榴皮酸涩，温，小毒，温散寒邪，收敛固涩；红糖性温散寒。二者共奏温化寒湿，涩肠止痢之功。适宜于寒湿痢，可使疼痛减，下痢缓。

（3）葱白温化寒邪；米粥养阴利湿。二者共煮食用，适宜于寒湿痢者以调护使用，久用方效。

（4）萝卜汁生津利尿；生姜汁温散寒邪；蜂蜜滋阴扶正；陈茶含有鞣质，涩肠止泻。诸药合用，共奏温化寒湿，涩肠止痢之功效，适宜于寒湿痢。

（四）阴虚痢

主症

痢下赤白脓血，或下鲜血黏稠，腹痛灼热，虚坐努责，食少，心烦口干，舌红绛少苔，少津，脉细数。

治法

白芝麻50g，泡水调冰糖内服。

（1）下痢日久，必致阴虚痢。阴虚痢治宜养阴清肠。

（2）白芝麻、冰糖均具有补血滋阴之功效。适宜于治疗泄痢日久伤阴之证，久用方效。

（五）虚寒痢

主症

下痢稀薄，带有白冻，甚则滑脱不禁，或腹部隐痛，食少神疲，四肢不温，腰酸怕冷，舌淡，苔薄白，脉沉细弱。

治法

（1）鳝鱼去肠切碎，焙干研末，每次热黄酒调服9g，加红糖内服。

（2）黄鲫鱼去肠杂，切断焙黄研末，日服9g，黄糖拌，热陈酒送下。

（3）炒莲子肉为末，每服6g，白开水送服。

（4）老母鸡1只，胡椒50g，将鸡毛褪尽，取出内脏后，加入胡椒，入锅煎煮，趁热换装容器内，留一小孔，熏鼻孔，初熏时呃逆，继则腹鸣，解便，口渴欲饮。

（5）羊骨灰，水煎服，适量。

（6）红茶花15g，蜂蜜15g，水煎服。

（7）肠垢已出，用乌梅20个，水煎，分两次服。或白砂糖250g，乌梅50g，水2碗煎1碗，时时频服。

新解

（1）虚寒痢治宜温补脾肾，收敛固涩。

（2）鳝鱼、黄鲫鱼，均能健脾补虚，利小便；黄酒、黄糖、红糖，均能温散寒邪。“利小便则可实大便”，故鳝鱼焙干研末，与热黄酒、红糖调服，或黄鲫鱼去肠杂焙黄研末，与黄糖、热陈酒同服，起到温补结合、利湿止痢的作用，适宜于治疗虚寒痢，显效。

（3）莲子健脾温肾、涩肠止泻，炒莲子温补之性更强，适宜于治疗虚寒痢。正如《本草备要》记载:“莲清心除烦,开胃进食,专治噤口痢。”

(4)老母鸡、胡椒,温补脾肾,散寒燥湿,行气止痛。适宜于脾肾虚寒所致的下痢。

(5)羊骨烧炭存性温阳散寒、补虚扶正、收敛固涩,温、补、敛结合,适宜于治疗虚寒下痢。

(6)红茶花性温,收敛固涩;蜂蜜补虚扶正。二者共奏温补中焦、涩肠止泻之功,适宜于虚寒痢者使用。

(7)肠垢已出,则无敛邪之虞,故用性温味酸涩的乌梅以涩肠止泻,或配用养阴的白砂糖以补虚复旧。适宜于虚寒痢者使用。

(六)休息痢

主症

下痢时发时止,日久难愈,饮食减少,倦怠怯冷,嗜卧,临厕腹痛里急,大便夹有黏液,赤色。舌淡苔腻,脉濡软或虚软。

治法

(1)山楂,白糖或红糖。白痢用红糖100g,赤痢用白糖100g,水煎服。

(2)山楂、蜂蜜和服。治痢。

(3)豆腐醋煮,常服有效。

(4)石榴皮炒黄为末,每服6g,米粥调下,即觉思食,神妙,加入香连丸(木香、黄连)尤妙。

(5)明矾3g,开水冲两杯,内服,一剂立效。本品燥湿解毒,杀虫止痒,作为收涩止血之剂,主治寒热泻痢,久痢可用,病初慎用。

新解

(1)休息痢治宜温中清肠,佐以调气化滞,扶正与祛邪兼顾,清热与温里并用。

(2)山楂活血化瘀,消导肠中积垢;红糖、白糖、蜂蜜,均味甘,养阴扶正。诸药合用,共奏攻补兼施之功,适宜于休息痢。白痢病邪重在气分有寒，故配用性温的红糖；赤痢病邪重在血分有热，故配用性凉的白糖。

（3）豆腐补虚扶正，益气养阴，解毒；醋涩肠止泻。二者共奏补敛结合，攻补兼施之功，适宜于休息痢，常服有效。

（4）石榴皮酸涩，温，小毒，具有温散寒邪、涩肠止泻之功；米粥利湿养阴；红糖性温散寒。三者共奏温化寒湿、止痢养阴之功，加入行气燥湿、寒温并用的香连丸（木香、黄连），使中阳得复，积滞得行，则疼痛下痢症自减，休息痢之沉疴顽疾可得以缓解。

（5）明矾酸涩，寒，燥湿解毒、收敛固涩，临床常用作收涩止泻之剂，主治泻痢、久痢。遵照“暴病必实，久病必虚”的原则，因本方具有收敛之弊，故病初者慎用。

八、霍乱

霍乱是以起病急骤，猝然发作，上吐下泻，腹痛或不痛为特征的疾病。本病主要因感受暑湿、寒湿秽浊之气，或因饮食不洁所致。由于脾胃受伤，升降失司，清浊相干，气机逆乱，所以吐泻交作。

（一）寒霍乱

摄食生冷，或畏热贪凉，或感受寒湿，或中阳素虚，寒湿从内而生，或病从寒化，均会导致寒霍乱。

主症

轻者呕吐下利，初起时所下之物带有稀粪，继则下痢物多清稀，或如米泔水，不甚臭秽，四肢不温。重症吐泻不止，吐泻物均为泔水，面色苍白，眼眶凹陷，指螺皱瘪，手足逆冷，头面出汗，筋脉拘急。舌淡，苔白，脉沉细弱。

治法

（1）用带壳红高粱约250g，炒成黑色，加灶心土一块，如是小儿吐虫，加花椒7~8粒，水煎服。

（2）韭菜捣取汁，隔水蒸熟，温服极效。治疗上吐下泻。

（3）葱白20茎，大枣20个，煮取汁，顿服。治寒霍乱烦躁。

新解

（1）寒霍乱治宜散寒燥湿，芳香化浊，温阳救逆。

（2）《本草纲目》记载："红高粱甘涩，温，无毒。温中，涩肠胃，止霍乱。"《四川中药志》记载带壳红高粱："益中，利气，止泄，去客风顽痹。治霍乱、下痢及湿热小便不利。"炒成黑色，加强了止吐止泻之功。灶心土性温，温中散寒，止呕止泻。小儿吐虫，可加花椒以杀虫，或温脏安蛔。

（3）韭菜性温，温阳散寒，利湿化浊；隔水蒸熟，温性增强，温阳救逆。适宜于治疗上吐下泻。

（4）葱白温阳散寒，祛湿化浊；大枣温阳散寒，补虚安神；大枣核安神效果较好。共煮取汁，顿服，适宜于治疗寒霍乱之证。

（二）热霍乱

摄食辛辣醇酒厚味，或烈日冒暑，或感受湿热，或素体阳盛，或湿热从内而生，或病从热化，均会导致热霍乱。

主症

吐泻频作，呕吐如喷，泻下如米泔汁，臭秽难闻，头痛发热，口渴，胸闷心慌，小便短赤，腹中绞痛，甚则转筋拘挛，舌苔黄腻，脉濡数。

治法

（1）油菜籽，研细醋调，置脐上包裹。治疗霍乱吐泻腹痛。

（2）盐梅煎汤细细饮之。治疗霍乱吐痢。

新解

（1）热霍乱治宜清热化湿，辟秽泄浊。

（2）油菜茎、叶、籽均可以消肿解毒，利水化湿以辟秽泄浊。适宜于治疗热霍乱。

（3）盐梅，酸平，收涩，止呕止泻，养阴生津。适宜于治疗热霍乱吐痢暴作者，安全有效。

（三）干霍乱

俗称“绞肠痧”、“斑痧”、“乌痧胀”。多因冷气搏于肠胃，或邪恶污秽之气郁于胸腹，闭塞经隧，气滞血凝，中气拂乱所致。

主症

猝然腹中绞痛，欲吐不得吐，欲泻不得泻，烦躁闷乱，甚则面色青惨，四肢厥冷，头汗出，脉象沉伏。

治法

食盐10g，炒以热汤调服，以指探吐。治疗干霍乱。

新解

（1）干霍乱治宜辟秽泄浊，利气宣壅。

（2）食盐炒具有涌吐作用，尤其是过饱和的浓盐水涌吐作用较明显。一经吐出，不仅烦躁闷乱之症可减，同时因上窍宣畅，从而下窍也可通畅，二便自然通利。

（3）以指探吐，作用机理如同热汤送服炒食盐，适宜于治疗干霍乱。为使气机宣畅，治疗时可以配合针刺，即急刺委中穴、十指放血，活血以行气，效果更好。

九、腹痛

腹痛是以胃脘以下，耻骨毛际以上的部位发生疼痛的症状而言，本处主要讨论内科常见的腹痛，而外科、妇科疾病所致的腹痛不属于内科范围，故不在此讨论。腹痛多由寒凝、气滞、血瘀、食积所致者为最常见；中焦虚寒型腹痛亦多见。往往相互错杂，因此临床宜从实际出发，作出正确的辨证，从而进行正确的施治。

（一）寒邪内阻

主症

腹痛急暴，得温痛减，遇冷痛甚，小便清利，舌色淡，苔白腻，脉沉紧。

治法

（1）胡椒约40粒，研末同白酒送服。

（2）干姜3g研末，开水调服。

（3）炒盐9g，研末，开水冲服或食盐50~100g，炒极热，趁热用布包住，放在痛患处，频频熨烫。

（4）艾叶、莱菔子各50g，加盐9g炒热后，包在肚脐上。

新解

（1）寒邪内阻型的腹痛治宜温中散寒。

（2）胡椒温中散寒；白酒性温，能加强胡椒的散寒之力。二者相配，适宜于寒邪内阻所致的腹痛。

（3）干姜、炒盐，均能温中散寒，适宜于寒邪内阻所致的腹痛。

（4）盐炒至极热，趁热用布包住，放在痛患处，频频熨烫，是一种治疗寒邪内阻腹痛的有效方法。

（5）艾叶温经散寒止痛；莱菔子行气止痛；加盐炒热后，包在肚脐上。通过温度的作用，使腠理开阖，气血通调，达到治疗腹痛的目的。

（二）中虚脏寒

主症

腹痛绵绵，时作时止，喜热恶寒，痛时喜按，饥饿劳累时更甚，得食或休息后痛减，大便溏薄，兼有神疲气短，形寒等，舌淡苔白，脉沉细。

治法

大枣去核，文火干燥，为末，入生姜末6g，白汤送服。

新解

（1）中焦虚寒型的腹痛治宜温中补虚，和里缓急。

（2）大枣甘温，补虚缓急，文火干燥后，温性增强；生姜温中散寒。二者相配，共奏补虚散寒止痛之功。

（三）食积虫积

主症

食积腹痛见腹部胀满疼痛，拒按，恶食，嗳腐吞酸，或痛而欲泄，泄而痛缓，大便秘结，舌苔腻，脉滑实为特点。虫积腹痛以阵发性绕脐腹痛为特征，同样拒按，大便检查，虫积腹痛者，粪常规化验中能检查到虫卵。

治法

（1）生豆油1小茶匙，开水冲服。

（2）醋浸大蒜，愈陈愈好，佐食数粒。

（3）生鸡蛋3个，去黄用清，令患者仰卧，用鸡蛋清在患者前后心及胀痛处揉擦，以愈为至。治疗腹部急剧刺痛拘胀。

新解

（1）饮食积滞型的腹痛治宜消食导滞；虫积型的腹痛治宜安蛔驱虫。

（2）生豆油具有润肠通便、驱虫解毒功效，适宜于食积、虫积所致的腹痛。

（3）醋浸大蒜即糖蒜，佐粥佐酒，酸甜可口，有蒜香，但不辣，能解腻祛腥，助消化，以止疼痛，适宜于治疗食积腹痛。

（4）生鸡蛋清涂在患者前后心及胀痛处，起着润滑作用，有助于按摩使用。按摩可使聚集于一处的有形之邪，即食积、虫积得以消散，达到“通则不痛”的效果，适宜于食积或虫积所致的腹部急剧刺痛，以及拘胀者使用。

（四）气滞腹痛

主症

脘腹胀闷或痛，攻窜不定，痛引少腹，得嗳气或矢气则胀痛减，遇恼怒则加剧，苔薄，脉弦。

治法

萝卜籽250g，砂仁100g，水煎萝卜籽，滤汁浸砂仁一夜，晒干，又浸又晒，7次后为末，每服3g，米汤送服。

新解

（1）气滞型的腹痛治宜疏肝理气，以止疼痛。

（2）萝卜籽、砂仁，二者均能行气疏肝，以止疼痛。米汤味甘，亦能缓急止痛。

（五）血瘀腹痛

主症

痛势较剧，痛处不移，舌青紫，脉弦涩。

治法

（1）血余炭（头发烧炭）研细过筛，温酒调服。

（2）葱头400g，捶烂炒热，敷肚脐处。

新解

（1）血瘀型的腹痛治宜活血化瘀。

（2）血余炭（头发烧炭）活血化瘀；温酒亦具活血化瘀之功。二者调服，适宜于瘀血所致的腹痛。

（3）葱头性平，味甘、辛，有祛水下气、活血消炎等功效。热敷疗法具有扩张血管、改善局部血液循环、促进局部代谢的作用，有益于疾病的恢复。热敷本身也可缓解肌肉痉挛，促进炎症及瘀血的吸收，热敷还可使药物通过局部吸收，达到直趋病所的目的，使治疗更直接、更便捷、更有效。

十、便秘

便秘指大便秘结不通，排便时间延长，或欲大便而艰涩不畅的一种病证。本证多见于各种疾病中，致使其中往往伴见大便秘结。其发病原因有燥热内结，津液不足；情志失和，气机郁滞；以及劳倦内伤，身体衰弱，气血不足等。根据病因病机及临床所见，本病可分为热秘、气秘、虚秘、冷秘。

（一）热秘

素体阳盛，或嗜饮酒浆、嗜食辛辣，或热病津伤，或肠胃积热，均导致热秘。

主症

大便干结，面赤身热，口臭唇疮，尿赤，苔黄燥，脉滑实。

治法

（1）收集猪、羊或牛胆汁，经过灭菌消毒后，制成干燥粉末，每次0.3g，每日2次，温开水送下。

（2）生油200g，饮下即通。

（3）猪脂500g，水2000ml，煮3沸，饮汁。

新解

（1）热秘者治宜清热润肠通便。

（2）羊胆汁、猪胆汁、牛胆汁，均能清火解毒，润肠通便。适宜于热结便秘证。

（3）生油、猪脂，二者均能润肠通便，适宜于热结液涸所致的便秘。见效即止。

（二）气秘

情志失和，气机郁滞，不能宣达，通降失司，传导失常，糟粕内停，导致大便秘结。

主症

大便干结，嗳气频作，胸胁痞满，腹部胀痛，苔白腻，脉弦。

治法

韭菜叶或根，捣汁1杯，温开水略加绍兴黄酒冲服。

新解

（1）气秘者治宜顺气行滞。

（2）韭菜叶具有行气健胃、消食导滞的功效；韭菜根能补肾温中，肠得温养则有利于行气，有助于大肠的传导及通降；绍兴黄酒具有活血行气之功。诸药配伍后适宜于治疗气机郁滞性的便秘。

（三）虚秘

气血不足、下元亏损、年老体弱、病久者均会导致便秘。正气亏虚则肠失传导；津血亏虚则肠失润养；真阳一亏，津液则难以气化。以上诸多因素均会导致大便排出困难，出现大便秘结不通。

主症

气虚便秘者，大便并不干结，临厕努挣乏力，甚则汗出短气，面色㿠白，神疲气怯，舌嫩，脉虚。血虚便秘者，大便干结，面色无华，头晕心悸，舌淡，脉细涩。

治法

（1）蜂蜜煎至成饴状，捻制成小指状，俟冷纳肛门中，少顷即通。

（2）黑芝麻50g，核桃仁100g，共捣烂，每日早服1匙，温开水冲服。

（3）韭菜籽炒研为末，每服3g，每日3次，温开水送服。

新解

（1）虚秘者以补益通便为治疗原则。气虚便秘者治宜益气通便；血虚便秘者治宜养血润燥。

（2）蜂蜜具有补益气血，润肠通便之功，适宜于气血不足，无力推动的便秘，以及肠燥津亏、干涩便结所致的便秘。

（3）黑芝麻、核桃仁，二者味甘，性温，富含油脂，故均能润肠通便，补肾温阳，阳气盛则有助于津液的气化，使津足肠润，有助于通便，适宜于虚秘及冷秘。

（4）韭菜籽补肝肾、暖腰膝、助阳。适用于阳虚无力气化，津液不足所致的便秘；对于老年人因肠道蠕动无力、麻痹所致之便秘更为适宜。

（四）冷秘

阳虚体弱，年高体衰，阴寒内生，导致阳气不通，津液不行，肠道艰于传送，引起便秘。

主症

大便艰涩，面色皖白，尿清肢冷，喜热恶凉，苔白润，脉沉迟。

治法

捣烂葱白，和醋，封小腹上，灸7壮。治疗冷秘，本方兼治小便闭。

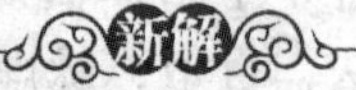

（1）冷秘者治宜温阳通便。

（2）葱白温阳散寒，有助于生化气机；醋味酸，善于引药入经脉；艾灸小腹，肠道得温，肠蠕动增强。上法散寒温阳，有助于排泄二便，适宜于寒秘证，亦兼治小便闭。

第四节 肝胆系病证

一、黄疸

黄疸是以目黄，尿短黄浊，全身皆黄为主症，并伴有胁痛，经久不愈的特点。黄疸的病机是湿浊中阻，脾胃升降功能失职，影响肝胆疏泄，以致胆液不循常道，渗入血液，溢于肌肤，而发生黄疸。黄疸分为阳黄、阴黄。阳黄多因湿热所致；阴黄多因寒湿所致。黄疸的治疗重在祛湿。

（一）阳黄

主症

身目俱黄，小便短少黄赤，黄色鲜明如橘子色。热重于湿者，或见心中懊侬，口苦而甘，大便秘结，舌苔黄腻，脉弦数。湿重于热者，或见胸脘痞满，食欲减退，恶心呕吐，腹胀，大便溏垢，舌苔厚腻而黄，脉滑濡缓。

治法

（1）玉蜀黍须煎服，干者12~15g，新鲜者50~75g，效果最好。

（2）陈萝卜叶50g煎水，加入荷包鸡蛋，每日食用。

（3）打瓜（即瓜子瓜、籽瓜）。生食瓜瓤，瓜皮（最外层硬皮）去掉，煮熟食。

（4）黄瓜藤，水煎，汁中打入荷包鸡蛋食用。

新解

（1）阳黄的病因为湿热，治疗重在清热利湿。热重于湿者，清热为主，佐以泄下，兼以利湿；湿重于热者，利湿化浊为主，兼以清热。

（2）玉蜀黍须，即玉米须，具有利尿、泄热、平肝、利胆作用。玉米须制剂能促进胆汁排泄，降低胆汁黏度，减少其胆色素含量，因而可作为利胆药，用于无并发症的慢性胆囊炎、胆汁排出障碍的胆管炎患者。适宜于湿热所致的阳黄。

（3）陈萝卜叶甘、辛、平，《本草纲目》记载："莱菔，根、叶同功，生食行气，熟食降气。"《饮片新参》记载萝卜叶："生津利气，化湿，和肠腑，开胃。"荷包鸡蛋扶正补虚，鼓邪外出。"气行则湿行"，"祛湿乃导热之上策"，湿热行，则阳黄消。

（4）打瓜，性寒，味甘，清热利尿，适宜于治疗阳黄。

（5）黄瓜藤，性寒，味甘，具有清热利尿之功。《四川中药志》记载黄瓜藤："利水、通淋、消胀。"黄瓜藤水煎服，适宜于治疗阳黄。汁中打入荷包鸡蛋食用，扶正补虚，且能鼓邪外出。

（二）阴黄

主症

身目俱黄，黄色晦暗如煤烟色者，伴有纳少脘闷，或见腹胀，大便不实，神疲畏寒，口淡不渴，舌淡苔腻，脉濡缓或沉迟。

治法

（1）细谷糠100g，鸡蛋3个，白糖15g。以谷糠煎汤去糠留水，打入荷包鸡蛋，加白糖适量食用。

（2）黑矾、生姜、大枣各100g，水泛或炼蜜为丸，一次8~16g，每日2～3次，适用于阴黄。

（3）核桃仁100g，杏仁9g，桃仁9g，大枣200g，共捣成泥。馒头2个挖空，各填黑矾50g，炕酥研末，将其与上药泥合制成丸，每次6g，每日2次，小儿酌减。

新解

（1）阴黄的治疗重在温化寒湿，健脾和胃。

（2）中医经典《黄帝内经》认为"谷气通于脾"，谷糠味甘，性平，偏于补气，具有益气健脾的功效。脾健则温运水湿，故适合于寒湿阻滞脾胃，阳气不宣，胆汁外泄所出现的阴黄之证。鸡蛋、白糖具有健脾益气、运化水湿之功，亦有助于加强谷糠的作用，适宜于阴黄之证。

（3）黑矾，味酸涩，性寒，具有燥湿补血、敛疮解毒、杀虫之功；生姜、大枣、蜂蜜，均能健脾和胃，温化寒湿。诸药配合，温性药多于寒性药，健脾祛湿，适用于治疗因寒湿所致之阴黄。

（4）核桃仁、杏仁、桃仁、大枣，四药性温，味甘，具有健脾温阳、宣发活血之功。脾胃健则湿邪祛，阳气充则寒邪除，气机宣发，血脉通畅，则有助于寒湿排出。加入温阳健脾的馒头，燥湿补虚的黑矾（详细功用见上项中的解析）。共奏化寒湿、健脾胃的作用，适宜于阴黄之证使用。

二、积聚

积聚是腹内结块，或痛或胀的病证。积和聚有不同的症状和病机：积是有形，固定不移，病有定处，病属于血分；聚是无形，聚散无常，痛无定处，病属气分。另有癥瘕，属于积聚之类的疾病，癥同积，瘕同聚，癥积为有形之症，具有坚硬不移的特点；瘕聚为无形之症，具有聚散无常的特点。临床上二者病因相同，积与聚往往同时并见，在此可同时论治。

主症

积聚是指腹内有结块，或痛或胀，按之痛甚的病证。但聚证攻窜胀痛，时聚时散，脘胁不适，便坚纳呆；积证痞块固定，胀痛不移，甚则面色黧黑，消瘦脱形，饮食大减。

治法

风化石灰250g，炒极热，入大米末50g炒热，入桂末25g略炒，入米酒和成膏，摊布上贴之。治疗癥瘕、积聚、腹胁积块。

新解

（1）积聚以理气活血，散结消痞为治疗大法。

（2）风化石灰是氢氧化钙与碳酸钙的混合物，具有赋型作用。炒热的桂末、米酒，均具有温通经络、行气活血、化痰通滞之功。炒热的大米，调养脾胃，保护正气，以防风化石灰无情之品攻伐太过，损伤正气。四药配伍能使局部痞块得以收敛，气行血活，则气聚散，肿块消。诸药混合摊于布上，贴之，适宜于治疗癥瘕、积聚、腹胁积块。

三、鼓胀

鼓胀，是据腹部膨胀如鼓而命名。以腹胀大，皮色苍黄，脉络暴露为特征。本病主要由于饮食、情志、血吸虫感染、黄疸及积聚等病诱发。病机是肝、脾、肾三脏受病，气、血、水郁积腹内，以致腹部日渐胀大，而成鼓胀。主要表现为腹部胀大，甚则腹大如鼓。病之初期腹部胀大，但按之尚软，逐渐坚硬，甚至脐心突起，四肢消瘦。根据具体表现，分为以下四种证型。

（一）气滞湿阻

主症

按之不坚，胁下胀满或疼痛，伴有纳呆，食后作胀，嗳气不舒，小便短少，舌苔白腻，脉弦。

治法

独头紫皮大蒜去皮，1岁食1个蒜，每长1岁多吃一个蒜。最多不超过20个，糯米酒、黄酒，二者比例7:3加入，以漫过大蒜为度，蒸熟服用。如在夏日，露一宿再温服，冬日趁热连酒服完，能从大便出虚气，下秽物，胁下及腹部胀满自然消失。宜忌盐与酱。

新解

（1）气滞湿阻型鼓胀治宜疏肝理气、祛湿散满。

（2）《随息居饮食谱》记载大蒜："生者辛热，熟者甘温，除寒湿，辟阴邪，下气暖中，消谷化肉，破恶血，攻冷积。治暴泻腹痛，通关格便秘，辟秽解毒，消痞杀虫。外灸痈疽，行水止衄。"可见大蒜具有行散滞气，除湿消胀之功，善于治疗气滞湿阻型鼓胀，水肿胀满者。选用独头紫皮大蒜者力量更强。糯米酒、黄酒，具有行气除湿，缓和大蒜刺激之性，用以浸泡大蒜之后再以蒸熟服用，效果更好。如在夏日，露一宿可吸收夜间天地之凉润之性，温服后不易伤胃；冬日趁热连酒服完，使酒之行气暖胃之功得以发挥，运化功能复职则大便通，矢气出；陈垢排出，则腹部胀满消除。

（二）寒湿困脾

主症

腹部胀大，按之如囊裹水，伴有眼面及下肢水肿，脘腹痞胀，得热稍舒，困倦懒动，怯寒，尿少便溏，舌苔白腻，脉缓。

治法

（1）黄牛皮50g烧炭存性，开水调服。

（2）花椒籽炒研粉，每服15g，用黄糖拌，白酒送下，服之痊愈。适宜于治疗血性腹水。

新解

（1）寒湿困脾型鼓胀治宜温中健脾，行气利水。

（2）黄牛皮烧炭存性，具有利水消肿之功，主水肿、腹水、尿少、鼓胀、痈疽疮毒。《食医心镜》记载道："黄牛皮主水气，大腹浮肿，小便涩少，黄牛皮煮熟，切于豉汁中食之。"

（3）花椒籽，又名椒目，具有明显的温中散寒、利水消肿之功。黄糖、白酒，温经散寒，健脾行水。三药配合，共奏温中健脾，行气利水之功，适宜于治疗血性腹水。

（三）湿热蕴结

主症

腹大坚满，脘腹撑急，伴有烦热口苦，渴不欲饮，小便赤涩，舌尖红，苔黄腻，脉弦数，或兼满目皮肤发黄。

治法

（1）白鸡冠花（连根）煎汤服之。

（2）陈葫芦瓢1具，将瓢打碎用糯米酒浸泡1天，捞出炒焦为末，斟酌分数次吞服，或用水煎服亦可。

新解

（1）湿热蕴结型鼓胀治宜清热利湿、攻下逐水。

（2）白鸡冠花甘凉，清热利湿、通淋、凉血止血。其根功用相似，适宜于治疗湿热蕴结型鼓胀。

（3）“利小便则可以实大便”，陈葫芦瓢甘、淡，平，有小毒，副作用即引起呕吐，具有利水消肿、止泻、引吐之功。用于重症水肿及鼓胀腹水，亦用于热痢、皮疹、肺病。糯米酒具有祛湿养胃，缓和陈葫芦瓢之毒性的作用。经糯米酒浸泡后，再炒焦陈葫芦瓢，为末使用，有效成分容易溶出，作用彰显，能更好地发挥清热利水之功效，更适宜于湿热蕴结型鼓胀者使用。

（四）肝脾血瘀

主症

腹大坚满，多胁腹刺痛，脉络怒张。伴有面色黧黑，面颈胸背有血痣，呈丝纹状，手掌赤痕，唇色紫褐，口渴，饮水不下，便黑，舌紫红，有紫斑，脉细涩。

治法

益母草30g，泽兰30g，水煎服，一日多饮。

新解

（1）肝脾血瘀型鼓胀治宜活血化瘀、行气利水。

（2）益母草、泽兰，二者均能活血化瘀，利水消肿，适宜于治疗肝脾血瘀型鼓胀，腹大坚满，肿而坚硬者。

（五）脾肾阳虚

主症

腹大但胀满不甚，早宽暮急，伴有面色萎黄或皖白，脘闷纳呆，神倦怯寒，肢冷或下肢水肿，小便短少无力，舌胖淡紫，脉沉弦无力。

治法

高粱茎的下部（离地面有气根长出的部分），煎汤，加红糖饮之。

（1）脾肾阳虚型鼓胀治宜温补脾肾、化气行水。

（2）高粱根茎甘、涩，性温，无毒，《四川中药志》记载："益中，利气，止泄，去客风顽痹。治霍乱，下痢，湿热及小便不利。" 高粱根茎，具有行气利水的作用。红糖温阳散寒、健补脾肾、脾肾健旺，则水道自利。二药配伍，共奏温补脾肾，化气行水之功，适宜于治疗脾肾阳虚型鼓胀。

（六）肝肾阴虚

主症

腹大胀满不舒。伴有青筋暴露，面色晦滞，唇紫，口燥心烦，失眠，衄血，小便短少，舌红绛少津，脉弦细数。

治法

公鸡1只，荸荠500~1000g。将公鸡杀死，洗净去掉内脏，和荸荠炖服。

新解

（1）肝肾阴虚型鼓胀治宜滋养肝肾、凉血化瘀。

（2）公鸡炖食滋阴补虚。荸荠具有清热利湿、养阴生津、化痰和血之功。二者配伍适宜于治疗肝肾阴虚型的鼓胀。

附：肝脾肿大饮膳方

治法

（1）猪膀胱30个，水泡透，用油炸焦，每日服2~3个，10~15吃完。

（2）花生仁、赤小豆各适量，水煎服。

（3）红枣、蒜头、鲜葱茎，各适量，水煎服。

新解

（1）肝脾肿大者常伴有腹水，素体弱，病程久。病机属于本虚标实，虚实互见。治以正邪兼顾，扶正与祛邪并施。用药注意做到"祛邪不伤正，扶正不敛邪"。

（2）猪膀胱，即猪尿脬，“以脏治脏”，具有补肾健脾、助气化、利小便之功效。主治小便不利，水湿停留的鼓胀等，肝脾肿大出现腹水鼓胀者宜长期服用。

（3）花生仁具有滋养补益，渗湿利水，理气之功，治疗诸血证之功能，可以延年益寿。赤小豆以利水消肿为特长，临床常用于治疗水肿。

（4）红枣温中扶阳。蒜头、鲜葱茎散寒通阳，解毒散凝。三味药均可以化气行水。此方攻补兼施，补虚不忘实，泄实不忘虚，值得肝脾肿大而出现腹水的患者长期食用。

四、头痛

头痛是临床常见的自觉症状之一，可单独出现，也可出现于多种疾病中。此处所述头痛，主要指在内科杂病范围内，以头痛为主要症状者。“风为阳邪，易侵阳位”，头为“清阳之府”，“脑为髓之海”，头窍主要依赖肝、肾、脾之津血的润养，故头痛之病因多端，但总不外乎外感和内伤两大类。

（一）外感头痛

主症

一般发病较急，病势较剧，多表现掣痛、跳痛、灼痛、胀痛、重痛，痛无休止。每因外邪致病，多属实证。

治法

白芷30g，川芎15g，甘草6g，共研细末，每日早、午、晚用茶水调服10g。

新解

（1）外感头痛治疗宜疏风散邪为主。

（2）白芷因气味辛温，疏风散寒燥湿，故适宜于风寒湿邪所致的外感头痛。又因为其气味芳香，善于走窜通窍，故其他原因引起的头痛，亦常常配入白芷以通窍止痛。自古以来白芷被誉为治疗头痛的要药。川芎味辛苦，性温，具有行气活血、祛风止痛的作用，适于多种头痛。甘草味甘，能缓急止痛。三者相配，适宜于外感风寒所致的头痛，在其他证型的头痛方剂中，亦常常配如此三药，以达到芳香醒窍，“通则不痛”的效果。但应当注意肝阳上亢所致的头痛，不宜单独使用性温的白芷和川芎，以免温燥伤阴，加重病情。

（二）内伤头痛

1. 肝阳头痛

主症

头痛而眩，心烦易怒，夜眠不宁，或兼胁痛，面红口苦，苔薄黄，脉弦有力。

治法

天麻30g，小公鸡1只，炖食。

新解

（1）肝阳上亢型的头痛，治宜平肝潜阳。

（2）天麻平肝潜阳息风，对肝阳上亢、肝风内动所致的头痛疗效较好。公鸡滋阴补虚，补阴则可以潜阳，适宜于肝阳上亢型的头痛。故天麻、小公鸡和炖食，相须为用，增强疗效。

2. 肾虚头痛

主症

头痛且空，每兼眩晕，腰痛酸软，神疲乏力，遗精带下，耳鸣少寐，舌红少苔，脉细无力。

治法

杨梅水煎服，同时为末，以少许纳入鼻内，取涕妙。

新解

（1）“脑为髓海”，其主在肾，肾虚头痛治宜滋补肾阴。

（2）杨梅，酸甘化阴，滋补肝肾，生津止渴。用于肝肾阴亏，口干，食欲不振，有“果中玛瑙”之誉。将杨梅为末，以少许纳入鼻内，刺激而取涕。意在通关开窍，“通则不痛”适宜于肾虚头痛者使用。

3．血虚头痛

主症

头痛而晕，心悸不宁，神疲乏力，面色无华，舌淡，脉细弱。

治法

紫河车1具，煮熟焙干为末，内服15~21g，适于气血不足所致的健忘失志、头痛。

新解

（1）血虚头痛治疗以养血为主。

（2）紫河车为血肉有情之品，补益气血，焙干为末内服，适于气血不足所致的健忘失志、头痛。

4．痰浊头痛

主症

头痛昏蒙，胸脘满闷，呕恶痰涎，苔白腻，脉滑或弦滑。

治法

（1）白萝卜汁适量，令患者仰卧，注上药于鼻中。

（2）莱菔子捣碎加水取汁，或用鲜白萝卜榨汁滴耳，左侧头痛滴右耳，右侧头痛滴左耳。

（3）桃花10余朵，水煎服，服后，吐顽痰。治神经性头痛。

（4）荞麦粉炒热，加醋再炒，趁热敷上，用布包紧，勿见风，冷则随换，日夜不断。愈后鼻流黄水数日，适于湿阻所致头痛。

新解

（1）痰浊头痛治疗以化痰降浊为主。

（2）白萝卜汁辛甘，性凉，入肺胃经，善于走窜，为食疗佳品，《本草纲目》中称之为“蔬中最有利者”。具有化痰行气，降气消食作用，正如《随息居饮食谱》记载白萝卜：“治痰嗽，齁喘，气鼓，头风，溺闭，及误服补剂。”能消食除胀通窍，功效显著，有“冲墙倒壁”之称。现代研究认为，白萝卜含芥子油、淀粉酶和粗纤维，具有促进消化、增强食欲、加快胃肠蠕动和止咳化痰的作用。白萝卜汁滴鼻中或滴耳中，化痰通窍，适宜于治疗痰浊头痛。

（3）桃花具有泻下通便、调理肠胃、利水消肿功效。正如《本草纲目》记载：“桃花，性走泄下降，利大肠甚快，用以治气实人病水饮肿满，积滞，大小便闭塞者，则有功无害，若久服即呕吐，耗人阴血，损伤元气。”故“以害为用”，用其副作用以涌吐痰涎，可以治疗痰浊头痛。

（4）荞麦味甘，性凉。能健脾除湿，消积降气，外用收敛止汗，西医学研究认为荞麦含有蛋白质、多种维生素，有降血脂、保护视力、软化血管、降低血糖等功效。同时，荞麦可杀菌消炎。荞麦粉炒热，加醋再炒，趁热敷上，寒性消失，温性及走窜之性增强，祛除痰湿，行气活血，以通窍止痛，适宜于治疗痰浊头痛。

5．瘀血头痛

主症

头痛经久不愈，痛处固定不移，痛如锥刺，或有头部外伤史，舌紫，脉细或细涩。

治法

（1）刀豆根15g，黄酒150ml，加水适量煎服。适于气滞血瘀、寒凝经脉性头痛。

（2）向日葵籽去壳，与母鸡炖汤饮之。治疗瘀血所致的头晕、头痛。

（3）生葱5根，生姜皮1匙，米酒糟2酒杯，混合捣匀，趁湿敷在痛处，可以止痛。适宜于气滞血瘀、寒凝经脉性头痛。

新解

（1）瘀血头痛治宜活血化瘀，即“通则不痛”。

（2）刀豆根辛温，具有行气止痛之功。治疗头痛头风、风湿腰脊痛、疝气、久痢、经闭、跌打损伤。《纲目拾遗》记载：

“刀豆根治头风痛。”黄酒具有活血散寒，通络止痛之功。二者相配，适宜于气滞血瘀、寒凝经脉性头痛。

（3）向日葵籽有良好的降脂作用，对实验性动物的急性高脂血症及慢性高胆固醇血症有预防作用。葵花子中的油剂，特别是亚油酸部分，能抑制实验性血栓形成。葵花籽油还有润泽之效。母鸡扶正，有助祛除瘀血。二者炖汤饮之，活血化瘀力量增强，适宜于治疗瘀血所致的头晕头痛。

（4）生葱、生姜皮温中行气，以促进血行；米酒糟温中消散，化瘀活血，止疼痛。尤其是伤折瘀滞疼痛，头痛，冻疮，风寒湿痹最为适宜。正如《本草纲目》记载米酒糟：“能活血行经止痛，故治伤折有功。”三药混合捣匀，趁湿敷在痛处，可活血通络。本方适宜于气滞血瘀、寒凝经脉性头痛。

附：偏头痛饮膳方

治法

白胡椒30g，鲜姜120g，黑豆10粒，大枣7枚，葱根7个，上五味药共捣烂，用纱布包紧，放鼻下闻之，同时出汗，令愈。

新解

（1）偏头痛原因主要是因为头部侧支循环发生障碍，治疗以促进血行，温养气血，通利经脉作为大法。

（2）白胡椒、鲜姜、葱根，均温经散寒，行气活络，促进血行；黑豆、大枣，均温补气血，气血充盛，则头部得养。诸药配伍，行散与温补并施，祛邪与扶正结合，顺应“通则不痛”、“荣则不痛”之医理，是治疗偏头痛的饮膳方，适宜于长期食用。

五、眩晕

眩是眼花，晕是头晕，二者常同时并见，故统称为“眩晕”。轻者闭目即止，重者如坐车船，旋转不定，不能站立，或伴有恶心、呕吐、汗出，甚则昏倒。眩晕的发病原因，不外乎风、火、痰、虚四个方面，但临床以虚证多见。各类眩晕，可单独出现，也可相互并见，宜详查病情，辨证治疗。

（一）肝阳上亢

主症

眩晕耳鸣，头痛且胀，每因烦劳或恼怒而头晕、头痛加剧，面时潮红，急躁易怒，少寐多梦，口苦，舌红，苔黄，脉弦。

治法

（1）生铁锈水200ml（用清水200ml，将两块有锈的生铁，放在水内对磨，使水变红，过滤）熬小米粥喝，如果生铁锈一时找不到，可用新菜刀两把，蘸满水放在净柜内，有二三天即可生锈，即用此锈刀放200ml清水内磨，过滤，用其熬粥亦可。

（2）未成熟柿子榨汁，每日服6g。

新解

（1）肝阳上亢型眩晕治宜平肝潜阳，滋养肝肾。

（2）生铁锈水主要成分为铁矿（氧化铁），功似磁石，质重性寒，入肾经，善于潜降，具有平肝潜阳，聪耳明目，制止眩晕的作用；小米粥既能滋阴潜阳，以止眩晕，又能顾护正气，以防矿物药无情而伤正。

（3）未成熟的柿子通过滋肝阴，通大便，以平肝阳，适宜于治疗肝阳上亢之眩晕。

（二）气血亏虚

主症

眩晕动则加剧，劳累即发，面色苍黄萎白，唇甲不华，发色不泽，心悸少寐，神疲懒言，饮食减少，舌淡，脉细弱。

治法

乌雌鸡1只，炙如食法，以生地黄500g，饴糖或蜂蜜1500ml，纳内煮熟，食肉饮汁，勿用盐，1个月1次，治疗虚损积劳，气血亏虚所致的头晕。

（1）气血亏虚型眩晕治宜补养气血、健运脾胃。

（2）鸡具有大补气血之功，乌雌鸡作用尤彰；生地黄为补血填精之要药；饴糖、蜂蜜补气健脾，“气能生血”，脾气旺盛则精血有生化之源。食盐不利于降压，故应少食慎用。本方适宜于治疗虚损积劳，气血亏虚所致的头晕。

（三）肾精不足

主症

眩晕而见精神萎靡、少寐多梦、健忘、腰膝酸软、遗精、耳鸣。

治法

猪脑1个，用冷开水洗去血，水煎，30分钟，连汤带水吃下，每日吃1～2两，连服7日，为一个疗程。

新解

（1）肾精不足型眩晕治宜益肾填髓。

（2）“脑为髓之海”、“肾主骨生髓”，猪脑“以脑补脑”，具有滋肾填精之功，适宜于治疗肾精不足型眩晕。

（四）痰浊中阻

主症

眩晕而见头重如蒙，胸闷恶心，食少多寐，苔白腻，脉濡滑。

治法

蚕豆花30g，一日量，开水泡当茶饮，须久服始效。

新解

（1）痰浊中阻型眩晕治宜燥湿祛痰、健脾和胃。

（2）蚕豆花芳香醒脾、化浊降浊、健脾消痰。正如《苏州本产药材》记载：“蚕豆花可凉血，和胃。”《上海常用中草药》记载："蚕豆花可止带，降血压。""脾为生痰之源"，脾胃调和则可以正常运化水湿，痰湿自消，带下自减。常饮蚕豆花水，对痰浊中阻型的眩晕有效。

附：高血压食疗方

（1）玉米须晒干，煮水喝。

（2）西瓜可以降压。

（3）每日吃香蕉3～5个，对于高血压伴有血管硬化、手指麻木、大便秘结者有效。

新解

（1）中药中的利水渗湿药用以降压，作用缓和，平稳可靠，使用具有利尿作用的食品，是一种有效而可靠的降压方法。

（2）玉米须，味甘、淡，性平，归肾、肝、胆经，质轻渗降，具有利尿消肿、平肝利胆的功效。玉米须明显的利尿降压功能，已被临床证实。

（3）西瓜补虚除湿，清热退黄。西瓜是消暑良品，西瓜中的配糖体也有降低血压作用。因此，高血压、肾炎者可用西瓜作食疗。

（4）香蕉性寒味甘，书籍中早有记载其营养价值，功效包括清热解毒、润肠通便、润肺止咳、降低血压和滋补等，属于优质水果，真正价廉物美。西医学认为香蕉含钾高，钾对人体的钠具有抑制作用，多吃香蕉，可降低血压，预防高血压和心血管疾病。研究显示，每天吃两根香蕉，可有效降低血压。

六、中风

中风又名卒中。因本病起病急骤，症见多端，变化迅速，与风性善行数变的特征相似，故名中风。以猝然昏倒，不省人事，伴有口眼歪斜，半身不遂，语言不利，或不经昏仆，而仅以半身不遂为主症的一种疾病。本病的发生，有轻重缓急之别，轻者仅限于血脉经络，重者常波及有关脏腑，故临床上分为中脏腑、中经络两大类。中脏腑常有神志改变，病相对较重；中经络无神志改变，病相对较轻。

（一）中脏腑

以突然昏倒，不省人事为主症。根据闭证与脱证的不同，分型不同，治法迥异。

1. 闭证

主症

突然昏倒，不省人事，伴有牙关紧闭，口噤不开，两手握固，大小便闭，肢体强痉。

治法

针刺人中穴、合谷穴（双）；十宣穴放血，以开窍醒神；同时在强痉时按压双侧颊车穴，以保护舌头。

新解

（1）中脏腑属于闭证者临床多见，治疗以泻实为主，急宜祛邪。

（2）临床验证以针灸疗法，刺激人中、合谷等穴位，十宣穴放血，治疗中风昏迷，收效快。强痉时按压双侧颊车穴，使咬肌松弛，保护舌头，以防牙齿将舌头咬伤。

2. 脱证

主症

突然昏倒，不省人事。伴有目合口张，鼻鼾息微，手撒肢冷，汗多，大小便自遗，肢体软瘫，舌软。

治法

立即用大剂量的人参30g、附子60g，配伍麦冬20g、山萸肉15g，五味子10g，水煎，顿服；或立即予以参附注射液、生脉注射液，进行静脉注射。

新解

（1）中脏腑属于脱证者在临床上相对少见，病机以阳气欲脱为主，治疗急宜扶正固脱。

（2）大剂量的人参、附子，能大补元气，温阳救逆，起死回生；麦冬、山萸肉、五味子，能大补气阴、敛汗固脱。诸药合用，共奏扶正补虚固脱之功，以促进正气渐复。

（二）中经络

中脏腑经过救治，神志清楚后，会出现半身不遂、口眼歪斜、语言不利等类似中经络的后遗症。治以养血、祛风、通络，兼以滋阴潜阳，化痰通络。宜做到抓紧时间，积极治疗，配合针灸、推拿等综合疗法，并适当活动锻炼，以提高疗效。

主症

无神志的改变，突然间身体、口眼及手足发生不适，出现半身不遂、口眼歪斜、语言不利、手足重滞、口角流涎等。

治法

1. 半身不遂

（1）蚯蚓2~4条，炒至焦黄后用开水送服。

（2）鲜鱼3～4条，大葱1500g，生姜1000g、川牛膝9g。将洗净的鱼同姜、葱同煮，每天用熬出的汤加入川牛膝9g再煎，温服，盖被取汗。切忌放盐。治半身不遂、手足麻木。

（3）木耳200g，桃仁200g，蜂蜜200g，将发后的木耳与后两味药共捣成泥，蒸熟，分4天吃完，孕妇忌服。治四肢麻木。

新解

（1）半身不遂的病机属于脉络瘀阻，致使肢体痿废而不能使用，治疗以活血通络为大法。

（2）蚯蚓俗称曲蟮，中药称地龙，性寒味咸。功能为清热平肝、通经活络、化痰利水，主治高热狂躁、惊风抽搐、风热头痛、半身不遂等。西医学研究地龙对凝血酶纤维蛋白原反应有直接的抑制作用，有促纤溶作用。炒至焦黄，用开水冲服，能治疗半身不遂。

（3）鲜鱼健脾益气，“气能行血”。大葱、生姜，二者味辛辣，亦具有行气活血之功。川牛膝活血通络，补益肝肾。四药合用，具有活血通络、濡润肢体筋脉的作用，适宜于治疗半身不遂、手足麻木。

（4）木耳具有补气养血、润肺止咳、抗凝血、运血通络的作用。桃仁活血化瘀、温经通络。蜂蜜益气健脾，促进气血的产生。诸药配伍，共奏养血通络之功，适宜于半身不遂、四肢麻木者使用。

2．口眼歪斜

（1）鲜鱼血（即活鱼杀之，流出来的血）涂口角处甚效，左歪者涂右，右歪者涂左。

（2）用鳝鱼血涂口角甚效，左歪者涂右，右歪者涂左。

（3）用肉桂研成极细末，撒在普通药膏中，贴于嘴角上，等端正后立即揭下。

新解

（1）口眼歪斜的病机属于风痰阻于络道所致，治宜祛风除痰、活血通络。

（2）鲜鱼血、鳝鱼血，均为血肉有情之品，功效相似，具有活血通络之功。主治口眼歪斜、腰膝不利。正如《本草再新》所载："鲜鱼血能治血分，理腰脚气，利关节，活脉络。"故鲜鱼血、鳝鱼血涂口角，均适宜于治疗络道瘀阻所出现的口眼歪斜。向左歪者属于右侧颜面经络不和，牵扯而致左歪，故宜涂右侧颜面；反之向右歪者宜涂左侧颜面，值得注意。

（3）肉桂味辛、甘，性热，归肾、心、脾、肝经，香辣气厚，降而兼升，能走能守，具有温肾助阳、引火归原、散寒止痛、温经通脉的功效；肾虚则精气不能上承，肾阳充足则可以气化成为精气，以润养络道，起到活血通络的作用。故研成极细末，撒在药膏中，贴于嘴角上，能治疗中风所致的口眼歪斜。

3．语言不利

大蒜2瓣去皮，捣烂涂牙龈上，治疗中风不语有效。

（1）语言不利的病机属于精血空虚，痰邪阻滞窍络所致经络失和。

（2）大蒜有明显的刺激性，能宣窍通络，行气化痰。捣烂涂牙龈上，实则在刺激龈交穴，以化痰开窍，刺激精血的生成，故对于治疗中风不语有效。

附：四肢抽搐方

（1）木耳50g，饴糖100g，水煎服，服后用杨树花萼煎水洗手。治鸡爪风。

（2）鸡蛋壳200g炒黄，研末，每次6g，每日3次，黄酒调服。治四肢发麻、抽筋。

新解

（1）四肢抽搐治宜养血活血、舒筋通络。

（2）木耳能补气养血、运血通络、润肺、抗凝血、降压、抗癌。饴糖健脾益气，而“气能活血、行血”。二药共奏养血活血，舒筋通络之功效，适宜于治疗四肢抽搐。杨树花清热解毒，健脾养胃，化湿涩肠，湿祛脾健则气血充足，筋脉得以润养，故能够治疗鸡爪风。

（3）鸡蛋壳含有90%以上的碳酸钙和少许碳酸钠等物质，碾成末内服，可治小儿软骨病。钙离子可以抗惊厥、定抽搐。黄酒温经通络，养血活血。二药相配，适宜于治疗四肢发麻、抽筋。

第五节 肾系病证

一、水肿

水肿是指体内水液潴留，泛溢肌肤，引起眼睑、四肢、腹部甚至全身浮肿，严重者还可伴有胸水、腹水等。水肿初期，大都从眼睑开始，继则延及头面、四肢以及全身。也有从下肢开始，然后漫及全身的。如病势严重，甚至会兼见胸闷腹满，气喘不能平卧等症，辨证上以阴阳为纲，分为阴水和阳水论治。阴水与阳水之间并非一成不变，在一定条件下可以相互转化。

（一）阳水

感受风邪、水湿、湿热诸邪，水肿见表、热、实证者，多按阳水论治。

1. 风水泛滥

主症

眼睑浮肿，继则四肢和全身浮肿，来势迅速，多有恶寒发热、肢痛、小便不利等，舌水滑，脉浮滑。水肿较甚者，脉可见沉。

治法

西瓜1个，大蒜7个。将西瓜顶切开，将蒜捣烂入瓜内，搅匀后，用姜片盖好固定，用水煮，食下。治水肿，头面延及四肢及腹部的水肿。

新解

（1）风水泛滥型的水肿，治宜疏散风邪，宣肺行水。

（2）西瓜味甘淡，利水消肿；大蒜、姜片，均味辛，能疏散风邪、宣肺行气，符合“气行则水行”、“气聚则水停”的医理。故诸药合用，适宜于治疗风水证，头面水肿延及四肢，以及腹部的水肿。

2. 湿热壅盛

主症

水肿，皮肤紧绷光亮，胸脘痞闷，烦热口渴，小便短赤，大便干结，苔黄腻，脉沉数或濡数。

治法

（1）木通、生地、竹叶、生甘草各10g，水煎服。主治肾炎水肿及热扰心神所致心烦。

（2）大冬瓜1个，切盖去瓤，以赤小豆填满，合盖，以纸筋泥封固，晒干，将瓜放入米糠内煨至火尽，取出切片，同赤小豆共同焙干为末，水泛如梧桐子大，每服70丸，煎冬瓜汤送下，日3次。

（3）西瓜皮400g（须连及绿色厚皮者，晒干者入药为佳，旧医习用西瓜翠衣），甘蔗30g，白茅根鲜品50g，水60ml煎至25ml，一日3次，分服。

（4）小麦芽30g，炕黄，水煎熬浓汁，去渣服。

（5）干柚子皮烧灰，放清水浸之，再用此水煮饭食。

新解

（1）湿热壅盛型的水肿，治宜分利湿热。

（2）木通、生地、竹叶，三者均性寒，能清热利湿，以消水肿。甘草，选用生品，清热解毒。“利尿乃导热之上策”，诸药合用，分利湿热，导热下行，故对于肾炎水肿及热扰心神所致心烦均有效。

（3）冬瓜、赤小豆，二者均甘，凉。均能清热利尿消肿，适宜于治疗湿热壅盛型的水肿。

（4）西瓜皮、西瓜翠衣、甘蔗、鲜茅根，四药均性寒味甘，能清热、利水、消肿、生津、止渴。具有利尿而不伤正，养阴而不恋邪的特点，适宜于治疗湿热壅盛型的水肿。

（5）小麦芽，功同大麦芽（即麦芽），味甘，性凉。具有疏肝行气、消食导滞之功。正如《药性论》记载麦芽：“消化宿食，破冷气，去心腹胀满。”水不自行，赖气以动。水肿一症是全身气化功能障碍的一种表现。本方行气，适宜于治疗气郁不疏之水肿，病属纯实无虚或虚实夹杂，脉沉而弦数者均宜之。

（6）干柚子皮味辛，性凉，具有行气通便、健胃润肺等功效。烧灰，放清水浸之，有效成分容易溶出，适宜于气郁不疏之湿热水肿。

3．水湿侵淫

主症

全身水肿，按之没指，小便短少，身体困重，胸闷纳呆，泛恶，苔白腻，脉沉缓，起病缓慢，病程较长。

治法

（1）大白菜心1碗，白糖50g。蒸熟放凉吃，一日1次。

（2）玉蜀黍须，干品，日20~25g或鲜品，日50~75g。水煎服。

新解

（1）水湿浸淫型水肿，治宜健脾化湿，温阳利水。

（2）白菜性味甘平，具有清热除烦、解渴利尿、通利肠胃的功效。大白菜心口感清脆，经常吃白菜可防止维生素C缺乏症（坏血病）。白糖能利尿养阴，蒸熟性温，适合于治疗水湿浸淫型的水肿。

（3）玉蜀黍须，即玉米须。其味甘、淡，性平。归肾、肝、胆经，质轻渗降。具有利尿消肿、平肝利胆的功效。其中利尿、降压的功能最为明显，鲜品者作用最好。临床常主治水肿、小便淋沥、黄疸、胆囊炎、胆结石、高血压病等。治疗水湿浸淫型的水肿颇为适宜。

（二）阴水

凡饮食劳倦，房劳失调，损伤正气，水肿见里、虚、寒证者，多从阴水论治。

主症

面浮身肿，以腰以下水肿尤甚，按之凹陷不起，脘腹胀满，纳呆便溏，神疲肢冷，小便短少，舌淡胖，苔白腻，脉滑或沉迟。

治法

（1）陈蚕豆煎汤服。

（2）花生1000g，蒜头（不去皮）400g，干辣椒100g，煎至极烂，将花生连汁服食，日服3次，勿放盐。

（3）鲤鱼1条，泽漆25g，茯苓15g，桑白皮15g，泽泻25g，水煎服，分4次服。

（4）鳢鱼（或鲫鱼，无者其他鱼也可代替）、冬瓜皮炖煮，肉烂为度，忌盐。本方性平不猛，适宜于治疗久病体弱患者。

（5）猪肚1具，大蒜头1500g，共煎浓汤，将汤置木桶内，坐其上，熏蒸到水冷为止。一日3次，连用3天。

（6）茶叶60g，鲤鱼1条，红、白糖各60g。鱼下锅炖汤，或加入苏子30g，槟榔60g，忌盐、生冷、油腻食物。

新解

（1）阴水多因脾阳虚衰，肾阳衰微，导致水湿不行而下聚，故治宜温运脾阳，以利水湿；温肾助阳，以化气行水。

（2）中医认为蚕豆性平，味甘。具有健脾益胃、利湿消肿、解毒的功效。适宜于脾阳虚衰，气不化水所致的下焦水湿停聚的阴水证。

（3）花生能健脾和胃，渗湿利水，理气通乳，治诸血证。蒜头、干辣椒，味辛，性温，能燥湿，行气，温中。适用于治疗脾胃虚寒，寒湿郁滞所致的水肿。三药煎至极烂，将花生连汁服食，适宜于面浮身肿，腰以下肿甚，按之凹陷不起，伴有脘腹胀满，纳呆便溏，神疲肢冷，小便短少的阴水证。

（4）泽漆、茯苓、桑白皮、泽泻，四药均能利水消肿，合用，适宜于阴水证。

（5）鲤鱼、鳢鱼等鱼类均能健脾利水；冬瓜皮亦具有利水消肿之功。鲤鱼或鳢鱼与冬瓜皮炖食，性平不猛，适宜于治疗久病体弱患者的阴水证。

（6）猪肚为动物猪的胃，具有健运脾胃，益气行水之功，善于治疗虚劳羸弱、泄泻、下痢、消渴、小便频数、小儿疳积，正如《别录》记载："猪肚补中益气。"大蒜头味辛，能温经散寒，行气开窍，"气行则水行"。共煎浓汤，将汤置木桶内，坐其上熏蒸，药效通过谷道被吸收，有利于行气利水。

（7）中医认为，茶叶上可清头目，中可消食滞，下可利小便，是天然的保健饮品。鲤鱼、红糖、白糖，均具有健脾利水之功。槟榔行气利水。苏子降泄肺气，气行、气降则均有助于水湿的运行。

二、淋证

淋证是指小便频数短涩，淋漓刺痛，欲出未尽，小腹拘急，或痛引腰腹的病证。其病机主要是湿热蕴结下焦，导致膀胱气化不利；或病久热郁伤阴；或湿遏阳气；或阴伤及气，导致脾肾两虚，膀胱气化无力，病证由实转虚，而见虚实夹杂。临床上常按以下分型论治。

（一）热淋

主症

小便灼热短涩，刺痛。伴有寒热、口苦、呕恶，或有腰痛拒按，便秘，苔黄腻，脉濡数。

治法

（1）玉米的杆或根，煎服当茶喝。

（2）鲫鱼烹饪熟后，适量，配酒食用。

（3）鸡蛋1个，大黄10g。将鸡蛋打1个小孔，装入大黄，蒸熟，临卧时服。可连服数个。

（4）绿豆芽1000g，取汁冲白糖100g服之。

（5）甘蔗去皮嚼咽之，或饮姜汁。

（6）新鲜黄花菜150g，榨汁炖后服用。

（7）白冬瓜日煮食之，至7日而愈。

（8）新鲜芹菜不拘多少，捣汁，煎1碗汁服下。

（1）热淋治宜清热利湿通淋。

（2）玉米的杆或根，具有清热利尿之功。适宜于治疗热淋。

（3）鲫鱼，具有健脾利湿之功，脾健则水湿易于祛除。酒能温经散寒，行气活血，气行则湿行，湿祛则热邪随之而祛。二者配用，适宜于热淋。

（4）鸡蛋，扶正祛邪。大黄清热祛湿。二者配用，对于热淋有辅助治疗作用。

（5）绿豆芽具有利尿通淋之功；白糖也能清热利尿。二者配合服之，适宜于治疗热淋。

（6）甘蔗，性寒、味甘，清热利尿。姜汁助阳化气，利水湿。二者配合，共奏利尿之功，适宜于治疗热淋。

（7）黄花菜，性味甘凉，有止血清热、利湿消食、明目安神等功效，亦适宜于治疗热淋。

（8）冬瓜，性寒，味甘，具有利尿通淋之功。适宜于治疗热淋。

（9）芹菜，性味甘凉，中空，具有清热利尿作用，适宜于治疗热淋。西医学认为芹菜能消除体内水钠潴留，利尿消肿。临床上以芹菜水煎服，可治疗乳糜尿。

（二）石淋

主症

尿中沉淀物内有结石，小便艰涩，或排尿时突然中断，尿道窘迫疼痛，腰腹绞痛难忍，甚至尿中带血，舌红，苔黄，脉数。

治法

（1）苜蓿捣汁煎饮。

（2）生芥菜500~1000g，水煎频饮，痛止，砂出而愈。

（3）玉蜀黍根或须，每日干品量50g或新鲜量100~200g，煎服，一日3次。

（4）蟋蟀10只，焙干研成细末，一日量，冲服。

（5）核桃肉适量，细米煮浆粥1000ml，顿服。

新解

（1）石淋治宜清热利湿、排尿通淋。

（2）苜蓿具有利尿通淋、化结石的作用，故能治疗石淋。西医之尿结石，以及因结石所致的水肿均为适宜。

（3）平时所说的芥菜一般指叶用芥菜。叶用芥菜有大叶芥菜、小叶芥菜、雪里蕻、包心芥菜等，均具有解毒消肿，化结石之功效。故生芥菜可用于治疗石淋。

（4）玉蜀黍根，即玉米根，《本草纲目》记载："玉米根主治淋沥沙石，痛不可忍，煎汤频饮。"玉米叶，味微甘，性凉，归心、肾经，具有利尿通淋之功效，主砂淋、小便涩痛。《本草纲目》记载玉米根："治淋沥沙石，痛不可忍，煎汤频饮。"

（5）蟋蟀，性温，味辛咸，有毒，功能利尿，主利水肿，治疗小便不通等症。《纲目拾遗》记载："蟋蟀性通利，治小便切。"

（6）西医学认为核桃油含有不饱和脂肪酸，能够消炎杀菌，有降低尿结石形成的作用。中医药常用核桃油治疗肾虚所致的腰痛、两脚痿弱、小便频数、遗精阳痿，以及治疗肺气虚弱或肺肾两虚所致喘咳短气、肠燥便秘、大便干涩、石淋、小便不利等。

（三）气淋

主症

肝气郁滞者，属实，症见小便涩滞、少腹满痛、脉沉弦；中气不足者，属虚，症见少腹坠胀、迫切作痛、尿有余沥、舌淡，脉虚细无力。赤淋者尿色偏红赤，白淋者尿色偏清淡

治法

（1）蒜薹帽200g，醪糟250g，共煎汤，赤淋者加白糖200g，白淋者加红糖200g，分2次服。

（2）炒茴香15g，炒盐15g。共为末，每日早、晚各服6g，黄酒冲服。

（3）小茴香根50g，洗净切片，用白酒炖，分两次服。轻者2剂，重者3~4剂，忌茶及腥物。

新解

（1）肝气郁滞者，治宜理气疏导；中气不足者，治宜补中益气。

（2）“气行则水行”。蒜薹帽性温，具有温中下气，补虚，调和脏腑的功效，故对于气淋属实或属虚者，以及虚实夹杂者均适合应用。醪糟补虚，兼能行气和血，既补虚又行气，起到了加强蒜薹帽之行气，以助运化水湿的作用。白糖性凉，红糖性热；赤淋往往伴有热象，故加白糖服；白淋往往伴有寒湿之象，故加红糖服。

（3）茴香全株，具有温中行气，补肾之功，正如《常用草药治疗手册》记载茴香：“温肾和中，行气止痛。”炒盐温中散寒，味咸入肾。白酒、黄酒温中，行气活血。肾气足则中气旺，此则先天可以养后天之理。诸药共用，既理气疏导，又补中益气，适宜于治疗气淋属于虚实夹杂者。

（四）血淋

主症

小便热涩刺痛，尿色紫红，甚则挟有血块，疼痛急满，逐渐加剧，或见心烦，舌苔黄，脉滑数。亦或日久尿反见淡红，腰酸神疲，舌淡，脉细数。

治法

（1）苦荬菜1把，酒水各半煎服。

（2）金针菜即适宜于血淋。

（3）黑豆叶1把，水4000ml，煮2000ml，顿服。

（4）生绿豆50g，铁树叶3张，捶溶，以滚水煎出味，加蜜冲服。

（5）鸡蛋壳烧灰，瞿麦研末，各15g，晨起空腹黄酒送下。

（6）莲房烧存性为末，入麝香少许，每服10g，米汤调下，日2次。

（7）棕索75g（陈旧者良），煅存性，为末，分6次服，3小时1次，酒水各半，冲服。

（8）牛角烧灰，酒调服半茶匙，一日3次，适于血淋。

新解

（1）血淋初期以实证为主，治宜清热利湿、凉血止血；后期以虚证为主，治宜滋阴清热、补虚止血。

（2）苦荬菜又名苣荬菜，性味苦、辛，平。具有止血、止痛功能。酒化瘀以止血。二药煎服，适宜于血淋之初期的实证者。

（3）金针菜即黄花菜，性味甘凉，有止血，清热利尿作用，正如《云南中草药选》记载："金针菜养血平肝，利尿消肿。"金针菜食用，适宜于血淋之初期的实证者。

（4）黑豆叶为豆科植物黑豆的叶，清热利尿，主热淋，血淋，蛇咬伤。黑豆叶煮食适宜于治疗血淋之初期的实证者。

（5）生绿豆凉血利湿解毒。铁树叶在《陆川本草》记载道："解热毒，凉血，止血。治痢疾，肠出血，尿血。"蜂蜜解毒止血滋阴。三药配伍，无论是血淋初期，还是血淋后期；无论属于血淋的实证，还是虚证，均能使用。

（6）鸡蛋壳能治小便不通，烧灰兼能收涩止血；瞿麦利尿通淋，凉血止血；黄酒性温，能化瘀，以防止血留瘀之弊。三药配伍，无论是血淋初期的实证，还是血淋后期的虚证；均能使用。

（7）莲房烧存性，具有化瘀，收涩止血之功。麝香化瘀，使血止而不留瘀。适宜于血淋后期的虚证期使用。

（8）棕索煅存性，具有收敛止血的作用；酒能化瘀，以防止血留瘀之弊。适宜于血淋后期的虚证期。

（9）牛角凉血、止血。烧灰增加收敛止血之功。酒可以预防止血而留瘀之弊。牛角烧灰，酒调服，适宜于治疗血淋，无论虚实均可使用。

（五）膏淋

主症

小便混浊如米泔水，或挟有滑腻之物，舌红苔腻，脉数。日久则反复发作，淋出如脂，形体消瘦，头昏无力，腰膝酸软，舌淡苔腻，脉细弱无力。

治法

（1）玉蜀黍心、须两样，生用或熟用均可，每次用数两，用清水3碗煎至1碗，约服数十次，即愈。

（2）甜瓜子25g，炒盐25g，共为末。每日早、晚服5g，黄酒冲服。治脓淋。

（3）羊骨烧灰研末，榆白皮各10g，煎汤适量服。

（4）羊肺1具，切片加入少许羊肉和盐、豆豉，食之。

（5）蚯蚓2条，白糖适量，捣成泥，加开水溶解，饮之，每日1次，连服3日。

新解

（1）膏淋属实证者，治宜清热利湿、分清泌浊；膏淋属虚证者，治宜健肾补虚、收敛固涩。

（2）玉蜀黍心、须，即分别为玉米芯、玉米须，均味淡，能利尿清热，分清泌浊。玉蜀黍心、须两样，生用或熟用，适宜于治疗膏淋属于实证者。

（3）甜瓜子具有化痰湿，排脓毒，散结消瘀，清肺润肠作用；炒盐味咸性温，引药入肾；黄酒能预防因收涩而留瘀之偏。诸药合用，清热利湿，分清泌浊，适宜于治疗湿热所致的膏淋实证以及脓淋。

（4）羊骨能补虚，烧灰味涩亦能收湿；《本经》记载榆白皮："味甘，平。主大小便不通，利水道，除邪气。"二者配伍既能清热利湿，分清泌浊，又能补肾固涩，无论是膏淋属实属虚，或是虚实夹杂，均为适宜。

（5）《本草纲目》记载羊肺："通肺气，利小便，行水解毒。补肺气，调水道。治肺痿咳嗽，消渴，小便不利或频数。"羊肉扶正补虚；盐引药入肾；豆豉除湿清热。诸药共用，清热利湿，分清泌浊，并能补肾固涩，适宜于膏淋，无论实证还是虚证者。尤其是膏淋属于虚实夹杂证者，最为适宜。

（6）蚯蚓，辛、甘，寒，具有清热利湿，分清泌浊之功。白糖可补虚扶正。二药配用，治疗膏淋，无论实证，还是虚证，均为适宜。

（六）劳淋

主症

小便淋漓不已，时发时止，遇劳即发，精神困疲，舌淡，脉虚弱。

治法

（1）鸡肠子做熟，酒调服。

（2）莲子20g，酒浸两宿，芽猪肚一个，纳入芽猪肚内，固定煮熟，取出晒干为末，酒煮米糊为丸，如黄豆大，每服60丸，饭前温酒服下。

（3）纯糯米糍一手掌大，临卧时温酒或温水送下。

（4）葡萄、生藕、生地黄榨汁加白糖、蜂蜜适量和匀。每服50~100ml，温服。

（5）荞麦面炒、白糖各等份，水煎，晨起空腹。每次50~100g。

（6）核桃煨熟，卧时嚼之，酒调下。

（7）红糖、白糖各25g，猪脊髓适量，共同搅匀，分2~3次服完。

新解

（1）劳淋宜以健脾益肾作为治疗大法。

（2）鸡肠子健脾益肾，除能治疗劳淋外，还能治遗尿，遗精，白浊，痔漏。正如《本经》记载鸡肠："主遗溺。"《别录》记载鸡肠："小便数不禁。"《本草纲目》记载鸡肠："止遗精，白浊，消渴。”鸡肠子做熟，用酒调服，治疗劳淋。酒可预防补益之品过于滋腻之弊。

（3）莲子滋补元气。正如《本草备要》记载莲子：“清心除烦，开胃进食，专治噤口痢、劳淋、淋浊诸证。”芽猪肚健脾益肾，适用于虚劳消瘦，脾胃虚腹泻，尿频或遗尿，小儿疳积。酒通络，又成为药引。莲子猪肚酒敷脐或内服，均适宜于劳淋。

（4）纯糯米，味甘，具有补中益气，健脾养胃，止虚汗，止劳淋之功效。正如《本草纲目》记载糯米：“暖脾胃，止虚寒泄痢，缩小便，收自汗，发痘疮。”《本经逢原》记载糯米：“益气补脾肺，且利小便。”

（5）葡萄补气血，强筋骨，利小便。正如《别录》记载葡萄：“逐水，利小便。”生藕、生地黄、白糖、蜂蜜，均健脾益气，养阴益肾，清热通淋。诸药合用，健脾益肾，利尿通淋。通中有补，补中寓通，适宜于治疗劳淋。

（6）荞麦健脾益肾养胃，清热利湿。正如《随息居饮食谱》记载：“荞麦清热消痰，行瘀化积。”白糖扶正补虚。二者结合，通补结合，利尿补虚，可治疗劳淋、膏淋。

（7）核桃性温、味甘、无毒。有健脾益肾，补血润肺，养神等功效。肾虚腰痛，两脚痿弱，小便频数，遗精阳痿，喘咳短气，肠燥便秘，劳淋，小便不利等均适宜。酒能通络活血，能预防因补益而恋邪之偏。

（8）红糖、白糖均可补虚扶正，健脾胃；猪脊髓味甘，性平，能补精髓，益肾阴，多用于肾阴不足。三药配用，适宜于治疗劳淋。

三、癃闭

癃闭是以排尿困难，甚则小便闭塞不通为主症的疾患。其中以小便不利，点滴而短少，病势较缓者称为“癃”；以小便闭塞，点滴全无，病热较急者称为“闭”。癃和闭虽有区别，但都是指排尿困难，只是轻重程度上的不同，因此多合称为癃闭。

癃闭的发生主要是肺热气壅，水道通调受阻；或因清气不升而致浊阴不降；或因膀胱湿热蕴结，或命门火衰，不能化气行水，致使膀胱气化无权。此外，因尿道阻塞或外伤引起的癃闭，临床也较多见，治法参照石淋进行。

（一）膀胱湿热

主症

小便点滴不通，或量极少而短赤灼热，小腹胀满，口苦口黏，或口渴不欲饮，或大便不畅。舌质红，苔黄腻，脉滑数。

治法

（1）柑、茶叶。将柑挖一空洞后，装进茶叶塞紧，晒干后，收存备用。水煎当茶饮，成人每次服1个，小儿减半。

（2）生金针菜（萱草）根，新鲜者100g，和冰糖炖，晨起空服。

新解

（1）膀胱湿热型的癃闭，治宜清热利湿，通利小便。

（2）柑具有清热利尿、止津醒酒之功。正如《开宝本草》所载："柑能利肠胃中热毒，止暴渴，利小便。"茶叶亦具有清热利湿之功。二者合用，清热利湿，通利小便，适宜于治疗湿热蕴积所致的癃闭。

（3）萱草性味甘凉，归肺、肝经。具有清利湿热，疏肝理气之功；正如《本草求真》中载："萱草味甘，而微凉，能清热除湿，利尿通淋，止渴消烦，开胸宽膈，令人平气和无忧郁。"冰糖利尿养阴。金针菜根和冰糖炖服，祛湿与养阴；清热与行气并用，利湿而无伤阴之癖，清热而无凝敛之虞，适宜于治疗湿热蕴积所致的癃闭。

（二）肺热壅盛

主症

小便癃闭，咽干，烦渴欲饮，呼吸急促或有咳嗽。舌苔薄黄，脉数。

治法

（1）陈海蜇120g，荸荠10个，煎汤服。即可通利。

（2）向日葵盘50~100g，水煎内服；同时用葱、蜜做的饼敷脐上。

新解

（1）肺热壅盛型的癃闭，治宜清肺热，利水道。此乃根据“上窍开则下窍自通”的理论，用开提肺气法，开上以通下，即所谓“提壶揭盖”之法治疗。

（2）海蜇具有清热、化痰、消积、润肠之功。适宜于治疗痰嗽、哮喘、痞积胀满、大便燥结、脚肿、痰核。荸荠甘，寒，清热止渴，利湿化痰，降血压。二者均具有清肺化痰，宣降湿热的作用，适宜于治疗肺热壅盛所致的癃闭。

（3）向日葵盘具有清热化痰、凉血止血之功，对于肺热壅盛所致的癃闭等有效。葱能通经温阳。蜜能作为赋型剂。三药调和敷脐上，内外同治，协同奏效，适宜于治疗肺热壅盛型癃闭。

（三）中气下陷

主症

小腹坠胀，时欲小便而不得出，或量少而不畅，精神疲乏，食欲不振，气短而语声低细。舌质淡，苔薄白，脉细弱。

治法

针刺足三里、三阴交、阴陵泉、关元、中极等穴，反复捻转提插，强刺激。也可采用少腹膀胱区按摩方法。

新解

（1）中气下陷型的癃闭，治宜升清降浊，化气利水。

（2）足三里是足阳明胃经的合穴，胃的下合穴，具有调理脾胃、补中益气、通经活络、疏风化湿、扶正祛邪之功能。三阴交为肝、脾、肾三者经脉交汇处，经常按揉此穴对肝、脾、肾有保健作用。刺激阴陵泉具有清利温热、健脾理气、益肾调经、通经活络的作用。关元是小肠募穴，足三阴、任脉之会，具有培补元气、导赤通淋的作用。刺激中极，具有益肾兴阳、通经止带功效，是主治癃闭的要穴。

（3）对于中气下陷型的癃闭采用针灸推拿法，效果良好。

（四）肝郁气滞

主症

情志抑郁，或多烦善怒，小便不通，或通而不畅，胁腹胀满，苔薄或薄黄，舌红，脉弦。

治法

（1）莴苣菜200g，捣烂成糊，敷贴肚脐上。

（2）大蒜2颗，捣烂，敷贴于小腹部。

（3）带须葱、姜各100g，食盐15g，将葱、姜捣烂炒热，敷肚脐眼，立通。

（4）葱白150g，炒热敷贴于小腹部，上遮盖塑料薄膜，其上再盖毛巾，热敷，气透即通。

新解

（1）肝郁气滞型的癃闭，治宜疏利气机，通利小便。

（2）莴苣菜性味甘寒，行气疏肝，正如《食疗本草》记载："白苣，主补筋力，利五藏，开胸膈，拥塞气，通经脉，养筋骨。"捣烂成糊，敷贴肚脐上，疏利气机，通利小便；适宜于治疗肝郁气滞的癃闭。

（3）大蒜味辛、甘，性温，能理气快膈、温中健胃、消食积、解毒杀虫。小腹部是肝经所过的部位。大蒜捣烂，敷贴于小腹部，能疏利气机，气行则湿行，适宜于治疗肝郁气滞的癃闭证。

（4）带须葱味辛，性微温，入肺、胃经，能通阳、行气、发表、解毒。生姜味辛，性微温，入肺、胃经，能温中、行气、化饮。食盐性平、味咸，入肾经，具有调味和中、催吐利水、泻热软坚、润燥通便之功效。炒热敷贴于小腹部，能行气、化湿，使气透水通，故适宜于治疗气滞水停所致的心及脘腹部胀满，小便闭塞不通的癃闭。

（五）肾气不足

主症

小便不通，或点滴不爽，排出无力，面色发白，腰膝冷痛。舌质淡，脉沉弱。

治法

（1）韭菜根取汁，和猪脂煎，细细服之，治疗小腹胀满。

（2）蟋蟀7只，风干为面，一次服下。

新解

（1）肾气不足型的癃闭，治宜温阳益气，补肾利尿。

（2）韭菜根，辛苦温，入肾经，具有温肾，散寒止痛之功效。猪脂可益气补虚、润燥解毒。二者配伍，能补脾肾，助气化，从而使水湿得行，化气生津，小便自通。韭菜根取汁，和猪脂煎，适宜于治疗肾气不足型的癃闭。

（3）蟋蟀，辛、甘、咸，温，有毒，功能利尿补肾，主肾虚小便不通等症。正如《纲目拾遗》记载："蟋蟀性通利，治小便切。"蟋蟀能补肾利尿，风干为面，食用，适宜于治疗肾气不足型的癃闭。

（六）尿道阻塞

主症

小便点滴而下，或尿如细线，甚则阻塞不通，小腹胀满疼痛。舌质紫暗，或有瘀点，脉涩。

治法

当归尾、桃仁、红花、茯苓、车前子、泽泻各15g，大黄12g，穿山甲20g。水煎服。一日1剂。

新解

（1）尿道阻塞型的癃闭，治宜行瘀散结、清利水道。

（2）《景岳全书·癃闭》说癃闭："或以败精，或以槁血，阻塞水道而不通也。”尿道阻塞不通，可致癃闭。

（3）当归尾、桃仁、红花、大黄、穿山甲，均能行瘀散结；茯苓、车前子、泽泻，均能通利水道。上方共奏消瘀散结、清利水道之功，适宜于治疗尿道阻塞型的癃闭。

（4）积极治疗淋证和水肿、尿路及尿路周边肿瘤等疾病，对防治癃闭均有重要的意义。

四、阳痿

阳痿是指青壮年男子，由于虚损、惊恐或湿热等原因，致使宗筋驰纵，而引起阴茎萎软不举，或临房举而不坚的病证。阳痿以命门火衰为主，湿热下注所致者临床少见。思虑忧郁，损伤心脾，则病及阳明冲脉，而胃为水谷气血之海，气血两虚，而成阳痿。《景岳全书·阳痿》说：“忽有惊恐，则阳道立痿，亦甚验也。”《杂病源流犀烛·前阴后阴源流》说：“又有失志之人，抑郁伤肝，肝木不能疏达，亦致阴痿不起。”《景岳全书·阳痿》说：“火衰者十居七八，火盛者，仅有之耳。”

（一）命门火衰

主症

阳痿，面色㿠白，头晕目眩，精神萎靡，腰膝酸软，舌淡苔白，脉沉细。

治法

（1）雄鸡肝3具，菟丝子250g，为末。雀卵和为丸，小豆大，每服百丸，用酒服下，一日2服。

（2）鲤鱼胆、雄鸡肝各1枚为末，雀卵和丸，小豆大，每吞1丸，一日2次。

新解

（1）阳痿属于命门火衰者，治宜补肾助阳。

（2）雄鸡肝补肝肾，正如孟诜所述：“丹雄鸡肝补肾。”《别录》记载鸡肝：“主起阴。”菟丝子补肾助阳。雀卵补肾阳，益精血，调冲任，正如《别录》记载："雀卵主下气，男子阴痿不起。"酒行气活血，有助于药效的吸收。四药合用，补肾助阳，有助于治疗属于命门火衰的阳痿。

（3）鲤鱼胆性寒味苦，入肝经，能清胆和胃。《本草经疏》："走厥阴。"雄鸡肝性味甘温,可补肝肾，善治心腹痛，安胎，助肾阳，补命门。雀卵在《别录》记载："主下气，男子阴痿不起。"《会约医镜》记载雀卵："补阳滋阴。"三药合用，有助于治疗属于命门火衰的阳痿。

（4）命门火衰的阳事不举多因房劳过度，或少年频繁手淫，或过早婚育，以致精气虚损而引起。

（二）心脾受损

主症

阳痿，精神不振，夜寐不安，面色无华，舌淡，苔腻，脉细。

治法

（1）人参9g，茶叶5g，水煎服。

（2）羊肉250g，用蒜蘸食之，3日1次。

新解

（1）阳痿属于心脾受损者，治宜补益心脾。

（2）人参、茶叶，均能养心健脾，养阴补血益气。合用，协同奏效，适宜于治疗心脾两虚，气血不足所致的阳痿。

（3）羊肉既能御风寒，又可滋补身体，常用于气血不足，虚劳羸瘦，脾胃虚冷，腹痛，少食或欲呕，肾虚阳衰，腰膝酸软，尿频，阳痿等症。

（三）恐惧伤肾

主症

阳痿，精神苦闷，胆怯多疑，心悸失眠，苔薄腻，脉弦细。

治法

（1）猪肾2个，切片，枸杞叶250g，以豉汁一碗同椒盐煮，羹食。

（2）雄猪腰子1对，甘草75g。将猪腰切片，与甘草同煎，去甘草渣，傍晚时食肉喝酒。

（3）母猪子宫、大肠，焙干研末，烧酒冲服，每次15~25g，连服5日。

新解

（1）“肾在志为恐”，阳痿属于惊恐伤肾者，治宜益肾宁神。

（2）猪肾味甘、咸，性平，略能补肾气，利水，作用缓和，李时珍《本草纲目》评价猪肾：“可作为食疗辅助之品，方药所用，借其引导而已。”《药性论》评价枸杞叶：“味甘，平。补肝益肾，生津止渴，祛风除湿，活血化瘀。”豉汁为淡豆豉加入椒、姜、盐等的加工制成品，《本草拾遗》评价豉汁：“大除烦热。”椒盐、生姜能加强温肾助阳作用。猪肾、枸杞叶、豉汁，三药配伍，共具益肾、宁心、安神之功，同椒盐一起同煮，羹食，对惊恐伤肾所致阳痿者有效。

（3）猪腰子补肾，雄猪腰子作用较强。酒味辛、甘，性温，除行气活血外，尚能和血通脉，祛寒壮肾，加强药力。甘草补心血，安心神。三药合用，益肾宁心，补虚安神，适宜于治疗惊恐伤肾所致的阳痿。

（4）猪子宫、猪大肠，均性寒，有润燥、补虚、止渴之功效。酒行气活血，有助于药效的吸收，且能去腥味。二者焙干研末，烧酒冲服，对惊恐伤肾所致阳痿者有效。

附1：缩阳

缩阳又名缩阴，亦称阳缩或阴缩。是指以阴茎、睾丸和阴囊突然内缩为主要症状的疾病。多与足厥阴经脉、督脉和肝、肾两脏关系密切。因肾阳虚衰、寒阻肝经而引发。寒性凝滞而收引，寒邪入侵肝肾经脉，气血凝滞，使外生殖器收引，出现缩阳。临床表现为阴囊退缩，睾丸上提，时发阴茎掣痛外，常伴有小腹冷痛，形寒肢冷，腰膝酸软，面色苍白，舌体胖，舌色淡，苔薄白，沉迟弦。

治法

（1）新鲜韭白一束，捣汁，煨服。

（2）白胡椒200g捣烂，冲酒服。

（3）金刚参（即仙人掌之分泌结晶）50g，煮糯米稀饭食。

（4）葱白一握，切齐两头。一头对在脐上，一头以热毛巾熨之。

（5）老姜一块，去皮烤热，塞入肛门。

新解

（1）缩阳，治宜温经散寒、补阳、理气止痛。

（2）《本草拾遗》描述新鲜韭白："温中，下气，补虚，调和腑脏，令人能食，益阳。"《方脉正宗》评价韭白："治阳虚肾冷，阳道不振，或腰膝冷疼，遗精梦泄。"韭白捣汁，煨则温阳行气作用增强，内服，适宜于治疗缩阳证。

（3）白胡椒性温热，善于温中散寒，行气止痛。酒行气活血。二者配伍，温经散寒，适宜于治疗缩阳证。

（4）金刚参，即仙人掌之分泌结晶。《贵州民间方药集》载："仙人掌为健胃滋养强壮剂。"糯米稀饭能补虚。二者相伍，共奏温经散寒、补阳、理气止痛之功，适宜于治疗缩阳证。

（5）《用药心法》记载葱白："通阳气。"《本草经疏》记载："葱，辛能发散，能解肌，能通上下阳气，故外来怫郁诸证，悉皆主之。"葱白热熨脐上，使凝滞于肝肾经脉的寒邪得以消除，气血凝滞症状得以改善，故适宜于治疗缩阳证，值得一用。

（6）老姜解表散寒，温中止呕，温肺化饮。将其去皮烤热，温热之性增强。塞入肛门，散寒与行气作用并施，则肾阳虚衰、寒凝肝经之证得以改善，缩阳症状能得以缓解。

附2：阳亢不倒

阳强是指阴茎异常勃起，茎体强硬，久而不衰，触之则痛，或伴有精流不止的一种病证。相当于西医学的阴茎异常勃起。

阳强多由于情志不舒，肝郁化火，火灼宗筋，致使筋体拘急；或湿热闭阻宗筋脉道，脉络郁阻，而致阴茎体强硬不衰；或因房事过度，精液久泄，耗损真阴，阴虚阳亢，而致阴茎体脉络瘀阻，而出现坚硬不倒。总之，阳亢不倒多与湿热、肝郁、阴虚有关。

治法

丝瓜络100g，炒干研末，分3次服。

新解

（1）阳亢不倒以清热祛湿、疏通经络、解郁、生津养阴为主要大法。

（2）丝瓜络多汁性寒，能养阴生津，疏通经络，兼能清热祛湿，能使宗筋拘急之症得以缓解，适宜于治疗阳亢不倒。正如以下典籍所载："丝瓜络，入经络，解邪热。热除则风去，络中津液不致结合而为痰，变成肿毒诸症，故云解毒耳"（《本草便读》）；"丝瓜络，凉血解毒，利水去湿"（《陆川本草》）；"丝瓜络，通经络，和血脉，化痰顺气"（《本草再新》）。

五、遗精

遗精指不因性交而出现精液自行遗泄为主要临床表现的病证，伴有头昏、耳鸣、健忘、心悸、失眠、腰酸腿软、精神萎靡等。梦中泄精者，称为梦遗，不分昼夜滑泄不禁者，称为滑精。以肾虚不能固摄，君相火旺所致者为多见；也有湿热下注，扰动精室所致遗精者，临床相对较少见。在此，主要论述阴虚火旺、肾虚不固所致遗精。

（一）阴虚火旺

主症

梦中遗精，夜寐不安，头目昏晕，心悸，精神不振，体倦无力，或兼小便短黄而有热感，舌红，脉细数。

治法

（1）莲子心1撮，研末，朱砂0.1g，每服5g，白汤下，1日2次。

（2）霜桑叶15~25 g研末，米汤吞服。

新解

（1）治疗遗精，先以清泻君、相之火为主，辅以滋阴，不宜过早收敛固涩；日久不愈者，以固涩精关之法为主。阴虚火旺型的遗精，治宜滋阴清火，安神固精。

（2）莲子心，味苦，性寒。清心安神，生津涩精。治心烦、口渴、吐血、遗精、目赤肿痛。正如《随息居饮食谱》记载莲子心："敛液止汗，清热养神，止血固精。"《温病条辨》记载："莲心，由心走肾，能使心火下通于肾，又回环上升，能使肾水上潮于心。"朱砂能够清心火，安心神。二者合用，补肾养阴，适宜于治疗阴虚火旺型的遗精。

（3）霜桑叶性寒凉，善于滋阴清火，火清则精室得安，精关得固。桑叶尚具有滋补肾阴之功，正如《本草新编》："桑叶之功，更佳于桑皮，最善补骨中之髓，添肾中之精，止身中之汗，填脑明目，活血生津。"米汤具有滋阴之功，阴足则火降。二者配伍，适宜于治疗阴虚火旺型的遗精。

（二）肾虚不藏

主症

遗精频作，甚至滑精，耳鸣腰酸。偏于肾阴虚者，头昏目眩，舌红，脉细数；偏于肾阳虚者，畏寒肢冷，面白少华，舌淡，脉沉细。

治法

（1）猪肾1枚，内纳附子末5g，煨熟，晨起空服，饮酒1杯。

（2）韭菜子30g，糯米100g，将米和韭菜子同煮粥，分2次服。

（3）韭菜子100g，研细末，用酒调服，一日3次。

（4）生核桃仁100g，一日食完，连服月余。

（5）炒韭子10g，核桃仁10g，水煎。加黄酒引，连服三日。

（6）蚕茧3个，烧灰存性，用开水1次冲服。

（7）破故纸、核桃仁各15g，共捣泥，盐水送。

新解

（1）肾虚不藏型的遗精，治宜补肾固精。偏于阴虚者滋阴为主；阴损及阳者，则宜温阳滋阴兼顾。

（2）《本草纲目》记载："猪肾性寒，不能补命门精气，方药所用，借其引导而已。"附子末煨熟，起到温肾助阳的作用。酒行气活血，促进药物的吸收。三药合用，平补阴阳，固肾涩精，适宜于治疗肾虚不藏所致的遗精。

（3）炒韭子性味辛、甘，温。归肝，肾经。具有补益肝肾、壮阳固精之功。主肾虚遗精、阳痿、腰膝酸软、尿频、尿浊、带下清稀等。糯米性凉，具有滋阴生津之功。黄酒辛温，具有行气活血功效，有助于药物的吸收。米和韭菜子同煮粥，平补肾之阴阳，适宜于肾之阴阳双虚所致遗精；韭菜子研细末，用酒调服，适宜于肾阳虚所致遗精。

（4）核桃仁，性味甘温，无毒，具有温肾助阳、健胃、补血、润肺、养神等功效。正如《本草纲目》记述核桃仁："补气养血，润燥化痰，益命门。"连服核桃仁月余，能治疗肾虚不藏型的遗精。

（5）蚕茧内含蚕蛹，蚕蛹性平味甘，具有祛风、健脾、止消渴、镇惊安神、益精助阳等功效。正如《备急千金要方》所记载："蚕蛹益精气，强男子阳道，治泄精。" 蚕茧烧灰存性，增加了固涩止遗之功，适宜于治疗肾虚不藏型的遗精。

（6）破故纸、核桃仁，均温肾助阳，固精止遗。盐水引药入肾经。三药相伍，温阳益肾，适宜于治疗肾虚不藏型的遗精。

附：精清、精竭

治法

（1）羊肾2个，切于豉汁中，以五味末，作粥食。

（2）每日早晨空腹服粥油（即粥煮熟冷却后表面浮起的汁皮）。

（3）黑芝麻、覆盆子各30g，水煎服。

新解

（1）精清、精竭的治疗均以益肾填精作为大法。

（2）羊肾辛甘温，具有温肾助阳之功。豆豉汁甘平，补肾益精，安神除烦。用五味调味剂作粥，能够治疗因肾虚遗精而导致的精清、精竭。

（3）粥油最能滋阴补精。《纲目拾遗》评价粥油："滋阴长力，肥五脏百窍，利小便通淋。"《随息居饮食谱》评价粥油："补液填精，有裨羸老。营养丰富。"《紫林单方》还介绍粥油："治精清不孕：煮米粥滚锅中面上米沫浮面者，取起加炼过食盐少许，空心服下，其精自浓。"所以，男子精少、精稀、精清而不育者，宜多食常食，不应因其平淡无奇而小视之。

（4）黑芝麻补肾，益精填髓。《本草蒙筌》评价覆盆子："治肾伤精竭流滑。"二者相配，补肾填精，适宜于治疗肾虚所致的精清、精竭症。

六、遗尿

睡眠或昏迷中不自觉地发生排尿的病证。祖国医学认为遗尿与脏腑功能发育不完善有关，如膀胱发育延迟，特别是因脾、肾、肺功能不足而引起。

主症

睡眠中将尿液排泄在床上，或清醒时将尿液排泄在衣物或其他不宜排放的地方。

治法

（1）猪膀胱1个，装满盐，阴干后再焙干研细末。每服15g，黄酒送下。

（2）盐茴香适量，炒热敷脐。

（3）熟白果每日5～7枚，连吃10天，白果有小毒，不宜久服。

（4）丁桂暖脐贴敷于神阙穴（肚脐眼），每夜1贴。

（5）补骨脂10g粉碎后炒鸡蛋，连吃10天，

新解

（1）遗尿的治疗以温肾助阳，缩尿止遗为治疗大法。

（2）猪膀胱（即猪脬，又称猪小肚）味甘、咸，性平，无毒，归膀胱经，具有缩小便、健脾统摄的功能，主治尿频、遗尿、疝气坠痛、消渴无度。食盐味咸，“咸入肾”，作为药引，可引药入肾。黄酒行气活血，有助于药效的吸收。诸药共用，补肾，缩尿，止遗，对于肾虚遗精、遗尿者有效。

（3）盐茴香味辛，性温，具有散寒温里、理气、助肾气化之功，主治中、下焦有寒以及肝肾虚寒所致的遗尿、尿频等症。

（4）白果甘苦涩平，有毒。收涩而固下焦，善治遗尿、遗精、尿频、带下等。

（5）丁桂暖脐贴主要成分为丁香和肉桂。丁香、肉桂，均能温暖下焦，促进肾及膀胱的固摄、司小便的作用。将丁桂暖脐贴敷于神阙穴（肚脐眼），可以温阳助气化，适宜于治疗遗尿。此法使用方便，容易购得，是一种简单易行，价廉物美的治疗方法。

（6）补骨脂功能补肾温脾，涩精缩尿，主治肾阳不足引起的尿频。

第六节 气、血、津液病证

一、血证

凡血液不循常道，上溢于口鼻诸窍，下出于前后二阴，或外渗于肌肤的疾患，统称“血证”。血热妄行可导致出血；脾虚不能统摄血液，会导致出血；瘀滞经脉，可导致出血；血凝过程出现异常，亦可导致出血。治疗出血可通过消除血不循经的原因，也可通过加速血液凝固过程进行止血。血证的范围相当广泛，现代医学中许多急、慢性疾病所引起的出血，均属于本病范畴。本篇仅介绍咳血、衄血、吐血、便血、尿血等内科常见的出血证。

主症

咳血是肺络损伤所引起的病证。其血经气道咳嗽而出，痰血相兼，或血中夹有泡沫。

咯血是病证名。指喉中觉有血腥，一咯即出血块或鲜血的病证。

衄血是指鼻、齿龈、耳、舌以及皮肤等不同部位不因外伤而导致的出血的病证。

吐血是指其血由胃而来，从口而出，或血随呕吐而出，夹杂有食物残渣的病证。

便血是指凡血液从肛门而下，在大便前后下血，或单纯下血的病证。

尿血是指小便中混有血液，或伴有血块夹杂而下，多无疼痛之感，或亦有微痛，但绝不会出现疼痛难忍。

（一）不同部位出血的基本方

治法

（1）生莱菔，捣汁尽量服之。适宜于血热妄行的出血证。

（2）藕节15~50g，水煎代茶。适宜于血热妄行的出血证。

（3）莲子心7个，糯米一撮，为末酒服。适宜于治疗劳心吐血，以及血热妄行的出血证。

（4）莲子肉200g，水3碗，煎1碗，内服。适宜于脾虚不能摄血的出血证。

（5）血余炭10g，醋汤服。适宜于体内无瘀滞的虚性出血证。

（6）铁树叶500g，烧灰存性，研细末，成人每次服2g，小儿减半。适宜于体内无瘀滞的虚性出血证。

（7）鲜菠菜500g，榨汁，童便半茶杯，调和诸药，临卧时送下，每晚服1次，轻者1~2付，重者3~5付。同时针刺尺泽、太冲各两穴，功效更著。适宜于治疗体内无瘀滞的虚性出血证。

（8）干姜研末，童便调服3g。适宜于寒凝经脉所致的出血证。

（9）韭菜汁、童便等份，合为1杯，冲服山茶花细粉。适宜于瘀血所致的出血证。也可配合冲服少许五金粉。

（10）韭菜根榨汁，每次半小杯，童便半杯温服，1日2~3次。适宜于寒凝经脉、瘀血所致的出血证。

新解

（1）血证的治疗要审因论治，根据不同的出血原因确定止血方案，实证出血以祛邪为主，分别予以凉血止血、温经止血、化瘀止血；虚性的出血分别予以健脾益气以统摄血液，配伍炒炭存性的药物以收涩止血。

（2）生莱菔性凉，消积，化痰热，下气宽中，解毒。治食积胀满、痰嗽失音、吐血、衄血、消渴、痢疾、偏头痛。正如《四声本草》所载："凡人饮食过度，生嚼咽之便消，亦主肺嗽吐血。"生莱菔，捣汁尽量服之。适宜于血热妄行的出血证。

（3）藕节性凉，凉血，化瘀，止血。适宜于血热妄行的出血证。正如《本草纲目》记载藕节："能止咳血，唾血，血淋，溺血，下血，血痢，血崩。"

（4）莲子心具有清热固精、安神强心、止血涩精之效。《随息居饮食谱》记载莲子心："敛液止汗，清热养神，止血固精。”糯米具有补中益气、健脾养胃、止虚汗之功效。适宜于治疗血热妄行所致的出血。

（5）莲子肉性凉，《本草纲目》记载莲子肉：“交心肾，厚肠胃，固精气，强筋骨，补虚损，利耳目，除寒湿，止脾泄久痢，赤白浊，女人带下崩中诸血病。”本方适宜于治疗脾虚不能摄血所致的体内各种出血证。

（6）血余炭能收敛止血，正如《名医别录》所载血余炭：“主咳嗽，五淋，大小便不通，小儿惊痫。止血，鼻衄烧之吹内立已。”醋，药用多选用米醋，其味酸苦，性温，无毒，可散瘀解毒，米醋又是收敛气血的要药。本方适宜于治疗一切体内无瘀滞的虚性出血证。

（7）铁树叶为收敛药，有止血之功。

（8）鲜菠菜养血止血，润燥。童便味咸，性寒，能滋阴降火、凉血散瘀。针刺尺泽能清宣肺气，泻火降逆。而太冲穴为人体足厥阴肝经上的重要穴道之一，属于肝经腧穴、原穴。原穴往往调控着该经的总体气血。两穴相配，止血功效更著。二方均适宜于治疗体内无瘀滞的各种出血。

（9）干姜具有温经止血之功。正如《本经》记载干姜：“主胸满咳逆上气，温中，止血，出汗，逐风湿痹，肠澼下痢。生者尤良。”童便散瘀，尿中提取的尿激酶，具有溶栓的作用。干姜研末，童便调服，适宜于寒凝经脉所致的出血证。对于因瘀血而导致的出血亦有显著疗效。

（10）《仙拈集》记载：“韭菜汁主治诸血。童便滋阴降火，凉血散瘀，治疗咳嗽、吐血、鼻衄等。”《本草纲目》曰：“山茶花其叶类茶，又可作饮，故得名。”山茶花辛、苦，寒。功能收敛凉血，止血，用于吐血、衄血、便血、血崩，外用治烧烫伤、创伤出血。韭菜汁、童便冲服山茶花，适宜于瘀血所致的出血证。五金指金、银、铜、铁、锡而言，今常用作为金属或铜铁等制品的统称，能重镇降逆，引上逆之血液下行。

（11）韭菜根，味甘、辛、酸，性热。具有温中、行气、散瘀之功。治疗寒凝、血瘀所致的体内外各种出血。正如《分类草药性》所载："治风热，消食积，明目清昏，补遗精，止鼻血，清虚火，搽疳疮，熏喉蚁痒。"童便能化瘀止血。

（二）不同部位的出血

1. 衄血

治法

（1）玉蜀黍须、冰糖各100g，混合，顿服。

（2）蚕豆花10g，煎去渣，溶化适量冰糖，1日2~3次温服。

（3）韭菜根洗净切碎，捣汁半小杯，冲入等量热童便，1日2~3次温服。

（4）嫩荷叶7张，擂水服之，甚佳。

新解

（1）衄血是指鼻、齿龈、耳、舌以及皮肤等处不因外伤而出血的病证。由于出血部位的不同，所以有鼻衄、齿衄、耳衄、舌衄、肌衄等名称。多由于各经火旺，血脉不得安宁所致，治以清热泻火为主。

（2）玉蜀黍须即玉米须，能加速血液的凝固过程，提高血小板数目，能够抗溶血，所以可以作为止血药兼利尿药，应用于急性溶血性贫血，还可以用于膀胱及尿路结石。冰糖滋润养阴，润养肺部燥热。二者合用，利尿导热，养阴生津，适宜于治疗体内无瘀滞的各种衄血，尤其是上部的出血。

（3）蚕豆花体轻走上，具有凉血止血之功。可治咳血、鼻衄、血痢、带下、高血压病。正如《现代实用中药》记载："蚕豆花可治吐血，咯血。"《苏州本产药材》记载："蚕豆花可凉血，和胃。"《安徽药材》记载："蚕豆花可治鼻出血。"冰糖润燥泻火。二者合用，适宜于治疗血热妄行所致的各种衄血，尤其是上部的出血为好。

（4）韭菜根治吐血、唾血、呕血、衄血、淋血、尿血及一切血证。正如《本草纲目》记载韭菜根："功用与韭叶相同。"《方脉正宗》记载："韭菜十斤，捣汁，生地黄五斤(切碎)浸韭菜汁内，烈日下晒干，以生地黄黑烂，韭菜汁干为度。入石臼内，捣数千下，如烂膏无渣者，为丸，弹子大。每早晚各服二丸，白萝卜煎汤化下。”热童便化瘀止血。二者合用，适宜于治疗瘀滞所致的各部位的衄血。

（5）嫩荷叶质地轻，清香升散，具有消暑利湿、健脾升阳、散瘀止血的功效，用于暑热烦渴、暑湿泄泻、脾虚泄泻、血热吐衄、便血崩漏。荷叶炭具有收涩化瘀止血之功。用于多种出血症及产后血晕，尤其是上部的出血为好。擂水，即打出泡沫的水，具有滋阴清热功效，故服之，滋阴止血作用更强，效力更佳。

2．咳血、咯血

治法

（1）大柿饼1个，切片去核，川贝10g。加水100ml炖煮30分钟，取服，3~4次为1个疗程。治疗咯血。

（2）柿饼3个，研末，米汤调服。

（3）鲜梨去核留皮1个，鲜藕去节500g，鲜荷叶（冬春季节时选干品亦可）去蒂1张，柿饼去蒂1个，大枣去核10个，鲜白茅根去心50g，用水煎，代茶饮之。治疗咯血、痰中带血。

（4）甘草霜3g，蜂蜜15g，调服。治疗肺炎、喉炎出血者。

新解

（1）咯血是病证名。指喉中觉有血腥，一咯即出血块或鲜血。咳血是指痰中带血丝者。多因阴虚火旺或肺有燥热所致，治宜滋阴降火。咯血治同咳血。

（2）大柿饼润肺清胃、涩肠止血，用于治疗吐血、咯血、血淋、肠风、痔漏、痢疾。川贝润肺止咳、化痰平喘、清热。米汤健脾养胃。三药经配伍，适宜于治疗血热妄行所致的肺胃出血，以及由此而引发的咯血、咳血。

（3）鲜梨、鲜藕、鲜荷叶、柿饼、鲜白茅根，五药均具有清肺胃之热，养阴生津的作用。大枣健脾，加强脾能统摄血液的作用。诸药配伍，适宜于治疗肺胃因热而导致的出血，以及脾虚不能统摄血液出现的咯血、咳血、痰中带血等。

（4）甘草霜、蜂蜜，二者健脾益肺，润燥利咽，止血。调服，适宜于治疗肺炎、喉炎导致的咽部充血、咯血、咳血等。

3．吐血、呕血

治法

（1）干姜6~9g，烧存性，米汤调服。

（2）羊血蒸熟，拌醋食。

（3）油菜根500g，蜂蜜200g，将菜蒸熟，蜂蜜拌而服之。

（4）柿饼7个，红糖500g。柿饼焙干为末，和红糖，早晨空腹服。

（5）椿根皮200g，白糖250g，梨汁250g，生姜12g，共一处蒸之。去椿根皮，每日3～4次服之。

新解

（1）吐血、呕血，均多因胃中积热，或肝郁化火，乘逆于胃，胃络受损所致，或脾胃受损，气不摄血所致。吐血、便血常常并见。治疗以降逆清火，凉血止血，益气摄血为大法。

（2）干姜烧存性，温经止血。米汤滋补脾胃。二药和用，适宜于治疗中焦脾胃虚寒所引起的不能统摄血液的病证。

（3）羊血具有止血，祛瘀的功效。主治吐血、鼻血、肠风痔血、妇女崩漏、产后血晕。正如《随息居饮食谱》所载羊血："生饮止诸血，解诸毒。熟食但止血，患肠风痔血者宜之。"食醋能收敛止血。二者相配，适宜于治疗瘀滞所致的胃部出血，见吐血、呕血者。

（4）油菜根善于治疗风热肿毒、吐血、痢腹痛、妇女乳腺炎等。正如《四川中药志》所载油菜根治疗吐血："用油菜一窝(全株)，熬水服。"蜂蜜益气摄血。二者相配，适宜于治疗胃中积热，气虚不能摄血所致的出血。

（5）柿饼润肺、涩肠、止血。临床常用于治疗吐血、咯血、血淋、肠风、痔漏、痢疾。红糖化瘀止血。二者相配，止血而不留瘀，化瘀而不伤正。适宜于治疗胃部出血所致的吐血、呕血。

（6）椿根皮具有收涩止血之功；白糖、梨汁、生姜，共具有止呕之功；白糖、梨汁尚能凉血止血。四药共蒸食用，适宜于治疗呕血、吐血。

4．尿血

治法

（1）萵苣菜，捣敷脐上。

（2）豆豉1撮，煎汤服之奇效。

（3）莲藕500g，红糖200g，切片拌匀，食之。

（4）活鲫鱼1条，五倍子末填满鱼腹，泥固煅存性，为末，酒服6g，一日2次。

（5）霜后大丝瓜，烧存性为末，空心酒服10g。

（6）臭椿根白皮、黄豆芽、红糖各200g，水煎，红糖为引。

（7）荸荠捣汁大半盅，白或黄酒半盅温服。

（8）红姑娘7个，柿蒂7个，藕节7个，甘草7斤，水煎温服，忌辛辣。

新解

（1）尿血多因热蓄于肾与膀胱所致，或心肝之火下移膀胱，损伤膀胱脉络所致。临床治疗以清热泻火、滋阴止血、补益脾肾作为主要大法。

（2）萵苣菜，凉血止血，利尿。适宜于治疗尿血，血淋。

（3）《珍珠囊》记载豆豉："去心中懊憹，伤寒头痛，烦躁，善于治疗心火下移膀胱，脉络损伤所致的尿血有效。"

（4）莲藕，味甘，性寒，入心、脾、胃经，具有生津止呕、凉血散瘀、补脾开胃、利尿的功效，主治热病烦渴、吐血、衄血、尿血、热淋等。红糖性温，化瘀止血。二者配伍，药性不寒不热，既能止血而不留瘀，又能化瘀而不伤正，适宜于治疗尿血。

（5）鲫鱼味甘，性平，入脾、胃、大肠经，具有健脾、开胃益气、利尿通乳、除湿之功效。活鲫鱼者利尿作用尤佳。五倍子煅存性，收涩止血作用较强。酒可防止血留瘀之弊。活鲫鱼与煅五倍子为末，酒服，共奏止血利尿之功，适宜于治疗尿血。

（6）丝瓜有清凉、利尿、活血、通经、解毒之效。经霜后的大丝瓜效果强，烧存性为末，则增加了收敛止血的作用。酒化瘀而不伤正。共奏止血利尿之功，适宜于治疗尿血症。

（7）臭椿根白皮具有收敛止血之功能。黄豆芽具有清热利尿、消肿除痹之功效。红糖化瘀通络。三药配伍，止血不留瘀，化瘀不伤正，适宜于治疗尿血症。

（8）荸荠清热止渴，利尿化痰，降血压。用于热病伤津烦渴、咽喉肿痛、口腔炎、湿热黄疸，高血压病，以及小便不利，痔疮出血等。白酒或黄酒，均能化瘀止血。诸药配伍使用，适宜于治疗尿血症。

（9）红姑娘学名为酸浆、锦灯笼，清热解毒，凉血止血。柿蒂苦涩，收涩止血。藕节凉血收敛止血。诸药共配，适宜于治疗各种出血。

5．便血

治法

（1）黄牛角塞1个，煅末，煮豉汁，服10g，1日3次。

（2）橄榄核烧存性为末，空心酒服10g。

（3）鲜梨1个，鲜椿树根皮2条，如筷子大小长短，将椿根皮、梨切碎榨汁，酌兑，温开水做1次量服。

（4）生姜、椿根白皮、绿豆芽各50g，先将椿根白皮研成细面，再把姜、豆芽和起，轧之，后用纱布包好，挤汁，每日服2次，每次1酒杯。

（5）黑糖、椿根皮各50g，将椿根皮微炒，用水1碗煎至半碗，滤出后，投入红糖，做1次服。

（6）炒椿根皮、生槐角、生蜂蜜各200g，加水4碗熬成2碗，分2次服。

（7）血余炭、鸡冠花、侧柏叶各500g，为末，卧时，酒6g，温冲服。

（1）便血多因脾虚不能统摄，或湿热蕴结，下注大肠，损伤阴络所致。治疗以补脾益气、清热化湿为基本原则。

（2）黄牛角塞具有止血、止痢之功。适宜于治疗便血、衄血、妇女崩漏、带下、赤白痢、水泻。正如《药性论》所载："黄牛角腮灰，能止妇人血崩不止、赤白带下，止冷痢、泻血。"黄牛角塞煅末止血力量增强。豉汁凉血止血。二者共奏清利湿热、凉血止血的作用。

（3）橄榄核解毒敛疮，止血利气，善于治疗肠风下血久不瘥者。烧存性为末，止血作用增强。酒服促进血液循环，有助于药效的吸收。

（4）鲜梨凉血止血。鲜椿树根皮，清热燥湿，收涩止血。正如《分类草药性》记载鲜椿树根皮："治下血，吐血。"二药合用，燥湿止血，适宜于治疗湿热蕴结，下注大肠，阴络受损的便血。

（5）《分类草药性》记载："椿根白皮治下血，吐血。"《本草纲目》记载绿豆芽："解酒毒、热毒，利三焦。"生姜温脾胃，化水饮。三药合用，共奏清热祛湿、收涩止血之功，适宜于治疗湿热蕴结，下注大肠，损伤阴络的便血。

（6）黑糖入脾胃经，散寒化瘀，补脾益气，止血。配伍收涩止血的椿根皮，适宜于治疗脾虚所致的血液失于统摄的便血。

（7）生槐角味苦，性寒。归肝、大肠经，具有清热泻火、凉血止血功能。临床用于肠热便血、痔肿出血、肝热头痛、眩晕目赤。炒椿根皮清热祛湿，收涩止血。生蜂蜜补脾益气。诸药合用，清、补、敛并用，适宜于治疗便血症。

（8）血余炭收涩止血，活血化瘀。《本草纲目》记载："鸡冠花收涩，止血，止痢。主治痔漏下血，赤白上痢，崩中，赤白带下。"《别录》记载侧柏叶："主吐血、衄血、痢血、崩中赤白。轻身益气，令人耐寒暑，去湿痹，生肌。"酒化瘀，以防止血留瘀之偏。诸药合用，适宜于治疗湿热蕴结，下注大肠，损伤阴络所致的便血。

二、痰饮

痰饮是痰与饮的合称，是脏腑病变过程中渗出并积存于体内的病理产物，可阻碍气血运行，而成为继发的致病因素。痰与饮都是津液代谢障碍所形成的病理产物。一般将较稠浊的称为痰，较清稀的称为饮。

痰不仅是指咳吐出来有形可见的痰液，还包括瘰疬、痰核和停滞在脏腑经络等组织中的痰液，临床上可通过其所表现的证候来确定，这种痰称为“无形之痰”。

饮，即水液停留于人体局部者，因其所停留的部位及症状不同而有不同的名称。如《金匮要略》即有“痰饮”、“悬饮”、“溢饮”、“支饮”等区分。

（一）痰饮

主症

痰饮即水饮留于肠胃。见形体消瘦，胸脘胀满，纳呆呕吐，胃中振水音或肠鸣漉漉，便溏或背部寒冷，头昏目眩，心悸气短，舌苔白润，脉弦滑。

治法

生大黄3g，花椒籽6g，葶苈子6g，水煎服，1日1次，连服，水饮消则药停。

新解

（1）痰饮证治以攻下逐饮。

（2）生大黄能泻热通便；花椒籽（即椒目）能够利尿；葶苈子利水消肿。诸药合用，通便与利尿并用，使留置于肠胃的水饮从前后二阴分消，适宜于治疗痰饮留于肠胃的痰饮证。

（二）悬饮

主症

水湿停聚于两胁之处，胸胁胀满，咳唾、转侧、呼吸均会引起疼痛，肋间饱满，气短吸促，舌苔白润，脉弦滑。

治法

葶苈子6～10g，大枣6~10枚。水煎服。

新解

（1）悬饮证治宜逐水化饮。

（2）葶苈子苦寒，利水消肿，作用猛烈；大枣固护正气，防止葶苈子过于苦寒伤胃。二者配伍，攻补得当，适宜于治疗水湿停聚于两胁之处的悬饮证。

（三）溢饮

主症

水饮停于四肢肌肤。见四肢沉重，或关节疼痛，甚则肢体浮肿，口不渴或兼有咳喘，痰多挟有白沫，舌苔白润，脉弦紧。

治法

陈皮、生姜皮、茯苓皮、桑白皮、大腹皮，任选以上药物数味，酌量，水煎服。

新解

（1）溢饮证治宜温散化饮。

（2）陈皮、生姜皮、茯苓皮、桑白皮、大腹皮，“以皮治皮”，共奏利水行气、温散化饮之功，适宜于治疗水饮停于四肢肌肤的溢饮证。

（四）支饮

主症

饮停胸膈。见咳喘胸满，甚则不能平卧，痰呈白沫状且量多。久咳则面目浮肿。遇寒即发，初期兼有恶寒发热、头痛等表证，舌苔白腻，脉弦紧。

治法

干姜6g，细辛6g，半夏10g，茯苓10g，五味子6g，炙甘草6g。水煎服，1日1剂。

（1）支饮证治宜温散化饮。

（2）干姜、细辛、半夏，三药温肺化饮；五味子收敛肺气，并能防止正气过于耗散；茯苓利水渗湿，配合炙甘草以健脾利水化饮。诸药共奏温散化饮之功效，适宜于治疗水饮停于胸膈的支饮证。

三、消渴

消渴指以多饮、多食、多尿及消瘦、疲乏、尿甜为主要特征的综合病证。多因脏腑燥热，阴虚火旺所致。若做化验检查，其主要特征为高血糖及高尿糖。主要病变部位在肺、胃、肾，基本病机为阴津亏耗，燥热偏盛。治疗一般以滋阴、润燥、降火为主。

（一）上消（肺热津伤）

主症

烦渴多饮，口干舌燥，尿频量多，舌质红，少津，苔薄黄，脉洪数。

治法

（1）红皮白心萝卜，捣碎榨取汁，每日服100~150ml，早晚各服1次，7日为1个疗程，连用3~4天。

（2）梨汁似蜜样熬成，瓶装，用水调服。

（3）牛羊乳如茶饮。

（4）冬瓜榨汁饮之，或饭后吃3~5次，良。

（5）籽瓜剖开取清水饮之，或烧熟绞汁饮之。

新解

（1）上消病机属于肺热津伤，治宜清热润肺，生津止渴。

（2）萝卜味甘、辛，性凉，入肺、胃、大肠经，具有清热生津、润肺、消食化滞、开胃健脾、顺气化痰的功效。适宜于治疗肺热津伤的上消证。

（3）梨汁味甘、性凉，入肺、胃经。具有清热生津、润肺之功。适宜于治疗肺热津伤的上消证。

（4）《本草经疏》记载：“牛乳乃牛之血液所化，其味甘，其气微寒无毒。”甘寒能养血脉，滋润五脏，故主补虚羸，止渴。补虚损，益肺胃，生津润肠；治虚弱劳损，反胃噎膈，消渴，便秘。《别录》记载：“牛乳补虚羸，止渴下气。”《食疗本草》记述：“羊奶亦主消渴、治虚痨、益精气、补肺、肾气、和小肠。和脂作羹，补肾虚，利大肠。”生活中牛乳如茶饮，适宜于治疗肺热津伤的上消证。

（5）籽瓜色白，性寒味甘，入肺经。具有清热润肺，生津止渴之功。适宜于治疗肺热津伤的上消证。

（二）中消（胃热炽盛）

主症

多食易饥，形体消瘦，大便干结，舌苔黄干，脉滑数。

治法

（1）绿豆煮汁煎做粥食。

（2）每日取柳白皮120g，煎汤服。

（3）糯米草去其两端，以中节者烧灰存性，每日5g，开水泡服代茶喝。

（4）芹菜500g，榨汁煮沸后服。

新解

（1）中消病机属于胃热炽盛，治宜清胃泻火，养阴保津。

（2）绿豆甘、寒，归心、胃经。功效清热解毒、消暑、利水。热毒除则阴津得保。平素煮汁煎做粥食，对胃热炽盛所致的中消证有保健及治疗作用。

（3）柳白皮，即柳树枝皮、根皮，味苦，性寒，无毒。能清胃泻火，以达养阴保津之目的。典籍所载其善于治疗风湿骨痛、风肿瘙痒、黄疸、淋浊、中消、乳痈、牙痛、汤火烫伤。

（4）糯米草辛、涩、凉，入胃经，健脾消食，清热解毒，接骨生肌。适宜于胃中热毒炽盛所致的中消证。去糯米草其两端，以中节者烧灰存性，增加了涩津养阴之功。适宜于治疗胃热炽盛所致的中消证。

（5）芹菜汁有降血糖作用。正如《卫生通讯》所载芹菜：“清胃涤热，通利血脉，利口齿润喉，明目通鼻，醒脑健胃，润肺止咳。”适宜于治疗中消证。

（三）下消（肾虚精亏）

主症

尿频量多，混浊如脂膏，尿甜，口干，头晕，腰腿酸痛，舌质红少津，脉细数。

治法

（1）陈小米炊饭，干食之，良。

（2）山药120g，以水浓煎服，名曰“一味薯蓣汤”。

（3）玉蜀黍须，每日煮水，代茶饮之。忌食动物的内脏。

新解

（1）下消病机属于肾虚精亏，治宜滋阴益肾，或温阳滋肾固涩。

（2）小米味甘，性稍偏凉，具有健脾和中、益肾气、补肾精、清虚热、利小便、治烦渴的功效，是治疗胃热所致中消，以及肾阴亏虚所致下消的康复良品。

（3）山药甘寒，入肾、脾经，为气阴双补之品，滋肺、胃、肾之阴，健脾气，可用于消渴证（糖尿病）和高血压病。可单用大剂量煎服，无论上消、中消、下消证均适宜。

（4）玉蜀黍须，即玉米须，味甘涩，性寒凉，具有利尿、泄热、平肝、利胆之功。善于泄热固肾精，适宜于下消证。正如《现代实用中药》记载玉米须：“玉蜀黍须为利尿药，对肾脏病、浮肿性疾患、糖尿病等有效。又为胆囊炎、胆石、肝炎性黄疸等的有效药。”

四、汗证

汗证是阴阳失调，营卫不和，腠理开阖不利而引起汗液外泄的病证。根据临床表现，最常见的有自汗、盗汗。现代医学中的植物神经紊乱、结核病、风湿热、甲状腺功能亢进所致的异常出汗等，均可参考本证辨证施治。

（一）自汗

主症

自汗指白天动则出汗，时时汗出，动辄益甚者。

治法

（1）经霜的桑叶20片，用开水200ml煮，沸5分钟，温服。适宜于热淫于内，内热久积型的汗出、发热。

（2）浮小麦、红枣同煮食。适宜于病久体虚，肺气不足，卫气不固型的汗出、畏寒、面色㿠白。

（3）猪肝500g，切片焙干为末，以米汤为丸，梧桐子大，50丸，空腹服下。善治脾胃气虚，食即汗出。

新解

（1）自汗病因有虚有实，虚证多因气阴两虚导致，实证多因热淫于内所致，虚实夹杂者多因营卫不和引发，治疗宜益肺补气以治本，固表止汗以治标。

（2）经霜的桑叶具有清热生津之功，桑叶煎服，适宜于治疗热淫于内，内热久积型的汗出、发热。《开宝本草》评价霜桑叶："霜桑叶煮汤，淋漓手足，去风痹殊胜。"《得配本草》评价霜桑叶："甘，寒。入手足阳明经。清西方之燥，泻东方之实。去风热，利关节，疏肝，止汗。"

（3）浮小麦止汗敛阴，为止汗的专药；红枣补气养血。二者同煮食，治疗肺气不足，皮毛不固，虚汗外出等。

（4）猪肝补肝明目，养血益气。米汤益气健脾，养阴生津。二者相配，适宜于治疗脾胃气虚，气不摄汗所致的食即汗出的自汗证。

（二）盗汗

主症

盗汗指夜间睡眠中出汗，醒来汗止。

治法

（1）韭菜根50根左右，水煎，一次服。

（2）凤凰衣（即鸡蛋壳内薄皮）7~10个，荔枝7枚，红枣5枚，煎服。

新解

（1）盗汗多因阴虚导致，治宜滋阴生津以治本，固表止汗以治标。

（2）韭菜根温中健脾行气，脾气健旺，则化生气血津液。《本草纲目》记载韭菜根："功用与韭叶相同。"民间常用韭菜治疗身体虚弱、阴血亏虚、肺结核盗汗等。

（3）凤凰衣（即鸡蛋壳内薄皮）养阴清肺。红枣为补益气血佳品。凤凰衣配大枣，共奏补益阴血、固脱止汗之功。荔枝行气，以防补益太过而产生滋腻及壅滞之偏。

五、虚劳

虚劳又称虚损、虚痨。是由多种原因所致的脏腑阴阳气血严重亏损，久虚不复的多种慢性衰弱病证的总称。许多慢性疾病过程出现各种虚损证候、各种重病后期等，可参考本证辨证论治。

虚劳证候虽繁，但总不离乎五脏，而五脏之伤，又不外乎阴阳气血。因此，虚劳的辨证，以阴阳气血为纲，五脏虚候为目，则提纲挈领，鉴别自易。

（一）气虚虚劳

主症

面色萎黄，气短懒言，语声低微，体倦乏力，动则汗出，易感冒，腹胀，纳差，便溏，舌质淡胖，苔薄白，脉虚大无力。

治法

（1）全猪胃去净脂肪切碎，焙干研末冲服，每次15g，1日3次，或加入煅牡蛎、白术、苦参等药制成，食用。

（2）山楂炒焦，黄酒500g，用酒煎焦山楂至半碗，饭前服。

新解

（1）血虚虚劳者治宜益气。

（2）猪肚为猪的胃，猪肚中含多种维生素，铜、铁元素含量甚多，具有治虚劳羸弱的功效。正如《别录》记载全猪胃："补中益气，止渴、利。"《日华子本草》记载全猪胃："补虚损，杀劳虫，止痢。"煅牡蛎、白术，二药健脾益气，善于治疗虚汗。苦参味苦，能健胃燥湿，顺应脾喜燥恶湿之特点。诸药配伍，对于虚劳者有效。

（3）山楂炒焦，健胃消食。黄酒促进血液循环。二者水煎，饭前服，促进食欲，有助于食物的有效吸收，可作为治疗脾胃气虚所致虚劳的辅助疗法使用。

（二）血虚虚劳

主症

面色、唇甲淡白，头晕眼花，心悸心慌，形体消瘦，肌肤粗糙，月经量少或闭经，舌质淡，脉细弱。

治法

（1）猪腔血半碗，红糖150g，以血冲红糖，内服。

（2）鸭血（鸡血效差）蒸熟，加入制首乌、黄酒2~3茶匙，食之。能补血，治疗面色苍白。

（3）生铁炒红，熟盐3g，煎服。

新解

（1）血虚虚劳者治宜养血。

（2）猪血富含铁，对贫血而面色苍白者有改善作用，是排毒养颜的理想食物。《千金·食治》记载猪血："主卒下血不止，清酒和炒服之，则补血。"红糖既能温经活血，又能帮助猪血药效的有效吸收。

（3）鸭血以取鲜血者为好，性味咸凉，有补血、清热解毒之功效。适宜于失血血虚证，蒸熟食用，"以血补血"。加入补血药物制首乌，补血作用更强。黄酒能够祛除血腥，亦能促进药效的有效吸收，更能防止补药过腻之偏。本方补血，善于治疗面色苍白、唇甲色淡、头晕眼花、心悸心慌等血虚虚劳证。

（4）生铁炒红与熟盐煎服，起到补充铁元素的作用，能辅助治疗贫血。铁质大多存在于人体的肝脏、脾脏、骨髓及红细胞中，因此血虚虚劳者对于铁的需求量也会特别高。儿童及幼儿的铁摄取量不足，可以影响大脑的发育。

（三）阴虚虚劳

主症

两颧潮红，唇红口干，午后低热，手足烦热，失眠遗精，盗汗，舌质红，苔少，脉细数。

治法

（1）黑芝麻500g，红糖500g。芝麻炒焦，入红糖拌匀，随时吃。

（2）猪脑1个，用冷开水洗去血，水煎30分钟，连汤带脑吃下，每日吃1个，连服7日，为1个疗程。

新解

（1）阴虚虚劳者治宜滋阴。

（2）黑芝麻属于补阴药，具有补肝肾之阴、益精血、润肠燥的作用。用于头晕眼花，耳鸣耳聋，须发早白，病后脱发，肠燥便秘，两颧潮红，唇红口干，午后低热，手足烦热等症。红糖温经活血，有助于药效的吸收。

（3）猪脑属于补阴药，味甘，性寒，善于治疗头痛眩晕、失眠、手足皲裂、冻疮等。猪脑炖食，适宜于治疗阴虚虚劳。

（四）阳虚虚劳

主症

面色苍白，畏寒肢冷，自汗，喜卧懒动，口淡吐清涎，舌质淡，舌体胖嫩，苔白润，脉沉细。

治法

（1）核桃肉200g，食醋5g，研末为丸，每服15g。

（2）黑豆1斤炒焦研末，热酒淋之，去豆饮酒甚效。

新解

（1）阳虚虚劳者治宜补阳。

（2）核桃肉性温，味甘，无毒，属于补肾阳药物，兼能润肺养肾。善于治疗肾阳虚所致的畏寒肢冷、自汗、喜卧懒动、口淡吐清涎、腰膝冷痛。食醋酸甘化阴，以求达到“阴中求阳”的目的。

（3）黑豆，性味甘、平，无毒，属于温补肾阳的药物。有活血利水、祛风解毒、滋养补虚、乌发的功能。正如《本草纲目》所说：“黑豆入肾功多，故能治水、消胀、下气、制风热而活血解毒。”热酒温肾，活血，促进药效的吸收。二药相配，适宜于治疗肾阳不足的虚劳证。

（五）诸多虚劳

临床上虚劳往往是错综复杂，相互并见的。大抵病程较短者，多伤及气血，或见气虚，或见血虚，或见气血两虚；病程较长或病情较重者，多伤及阴阳，或见阴虚，或见阳虚，或见阴阳两虚。同理，病情较重者会累及多脏，治疗更为困难。在临床辨证时，抓住主要矛盾然后进行治疗。

1. 气阴两虚虚劳

主症

气短懒言，语声低微，体倦乏力，动则汗出，易感冒，两颧潮红，唇红口干，午后低热，手足烦热，脉细弱。

治法

（1）黄牛乳饮用。适宜于一切虚劳之证，尤其适宜于气阴两虚型的虚劳。

（2）生山药100g，生薏仁100g，柿霜饼24g。前两味药捣成粗渣，煮之烂熟，将柿霜饼切碎调入融化，随意服之。适宜于脾肺气阴两虚，饮食懒进，虚热劳嗽等虚劳之证。

新解

（1）气阴两虚虚劳者治宜益气滋阴。

（2）《本草经疏》记载："牛乳乃牛之血液所化，其味甘，其气微寒无毒。甘寒能养血脉，滋润五脏，故主补虚羸，止渴。补虚损，益肺胃，生津润肠。治虚弱劳损，反胃噎膈，消渴，便秘。"《别录》记载："牛乳补虚羸，止渴下气。"黄牛乳饮用，适宜于气阴两虚型的虚劳。

（3）生山药、生薏仁，均能健脾益气，养阴生津。柿霜饼具有清热、润燥、化痰之功，治疗肺热燥咳、咽干喉痛、口舌生疮、吐血、咯血、消渴。三药共奏益气生津之功，适宜于治疗脾肺气阴两虚、饮食难进、虚热劳嗽等虚劳之证。

2．气血两虚虚劳

主症

气短懒言，语声低微，体倦乏力，动则汗出，易感冒，面色、唇甲淡白，头晕眼花，心悸心慌，脉虚弱无力。

治法

（1）黑豆炒熟研末，红枣煮熟，去皮核，共捣为丸。每服9~12g，盐汤送下。适宜于治疗脾肾两虚，气血阴阳不足所致的虚劳证。

（2）豆腐500g，红糖100g，加水1大碗，煎煮10分钟，2小时内分1~3次服完，若再有稍吐时，再吃1~2付即愈。

新解

（1）气血两虚虚劳者治宜益气养血。

（2）黑豆，性味甘、平、无毒。有滋养健脾、补虚乌发、健脾固肾、活血利水、祛风解毒的功能。炒熟研末，有效成分容易溶出，温补之力增强。红枣补益气血，健脾安神，煮熟去皮核，则用药较纯，药力充足。盐汤作为引经药，引药入肾。共奏补益扶正、脾肾同治之功，适宜于治疗脾肾两虚，气血不足所致的虚劳证。

（3）豆腐益气宽中、调养脾胃、生津润肺，兼能清热解毒。红糖入肝、脾，功能润心肺、和中助脾、缓肝气、解酒毒，补血、破瘀。脾胃健旺，则气血有生化之源。豆腐、红糖二者配伍，共奏补益脾胃，益气养血之功，适宜于治疗气血两虚型的虚劳。

3. 气血阴阳俱虚虚劳

主症

精神萎顿、两颧潮红、目光游离等。

治法

（1）雄性乌鸡1只，加五味子适量，同煮至极烂，食用。适宜于因积劳成疾或大病之后的虚损证，肢体沉困疼痛，盗汗，少气喘啜，或小腹拘急，心悸，多卧少起，渐至瘦消，五脏气竭者。

（2）雌性乌鸡1只，以生地500g，饴糖500g，纳入腹内固定，煮熟，食肉饮汁，勿用盐，1日1次。

（3）黑糖120g，黑豆120g，黑矾30g（此丸叫三黑萎黄丸）。将后两药研极细粉，黑糖入锅炼制成滴水成珠状，将药粉加入搅匀为丸，每次3g，1日2次。

新解

（1）气血阴阳俱虚虚劳者治宜气血阴阳并补。

（2）乌鸡性平，味甘，具有滋阴清热，补肝益肾，健脾益气，补虚治羸等作用。雄性乌鸡属于“阴中之阳药”，滋阴中又能益气温阳。五味子五味俱全，入五脏，益气生津，健脾补肾，敛肺定喘，固表止汗，涩肠止泻，养心安神。二者同食，气血阴阳并补，适宜于治疗因积劳成疾或大病之后的虚损，肢体沉困酸痛，盗汗少气喘息，或小腹拘急，心悸，多卧少起，渐至瘦消，五脏气竭者。

（3）乌鸡性平，味甘，具有平补阴阳、益肝肾、健脾气之功能。雌性乌鸡属于“阴中之阴药”，补益扶正中重在补血益阴。生地亦具有补血滋阴，益精填髓之功，是补血养阴的要药。饴糖健脾益气，补虚缓急。诸药同用，气血阴阳并补，适宜于治疗病久而致肝、脾、肾俱虚，气血阴阳不足的虚劳证。

（4）黑糖，性温味甘，入脾，具有补中益气、和中消食、健脾暖胃、止痛行血、活血散寒的效用。黑豆，性味甘，平，无毒，归肾经，有活血利水、祛风清热解毒、养血之功，善补肾之阴阳，能生发乌发。正如《本草纲目》所载：“豆入肾功多，故能治水、消胀、下气、制风热而活血解毒。”黑矾，名硫酸亚铁，含铁、硫等微量元素。黑糖、黑豆、黑矾，三药组成的三黑萎黄丸具有气血阴阳并补之功效，适宜于治疗气血阴阳俱虚型的虚劳证。

第七节　肢体经络病证

一、痹证

痹证是因风、寒、湿、热等外邪侵袭人体，闭阻经络而导致气血运行不畅的病证。主要表现为肌肉、筋骨、关节等部位的酸痛或麻木、重着、屈伸不利，甚或关节肿大灼热等。临床上具有渐进性或反复发作的特点。

痹证的发生，与体质的盛衰以及气候条件、生活环境有关。痹证初起，不难获愈，晚期病程缠绵。痹证一般多以正气虚衰为内因，风寒湿热之邪为外因。

痹为闭阻不通之意，故治则以宣通为主，气血流通，营卫复常，则痹证可逐渐痊愈。除内服药物治疗外，针灸、熏洗等疗法，亦均有一定效果，临床宜多途径综合治疗。

（一）风寒湿痹

主症

肌肉关节疼痛酸麻，或伴有肿胀，遇阴雨寒冷天气则疼痛加剧，得热则痛减，口淡不欲饮或喜热饮，舌质淡苔白腻，脉弦紧。

治法

（1）老葱头捣烂炒热，布包熨患处，冷则易之，再熨再换，数次肿痛即止。治疗虚怯者肢体患肿块，或痛或不痛，或风袭经络肢体作痛，或四肢筋挛骨痛，又治流注，及妇人乳吹、乳痛及便毒初期等。

（2）葱头500g，生姜500g，将葱姜打烂榨汁，用上等醋煮沸，后将葱姜汁和之，熬成膏，摊于厚布上，敷于关节酸痛处，有热感，能祛寒湿，通利血脉。治疗关节疼痛发冷。

（3）鲜姜汁500g，水胶120g，和熬成稀膏，摊布上贴患处，每日1换。凡风寒肢体疼痛，或因受寒肌肉麻木不仁，贴之皆可治愈。即使因风寒，而筋骨疼痛，或肌肉麻木者，贴之也可治愈。唯有热肿痛者，则断不可用。若证因受风而得者，以细辛研末掺于膏药中，其效当更捷。

（4）食盐500g，小茴香120g。共放砂锅内炒热，取出一半用布包熨痛处，凉了再换另一半。换下来的再炒热，如此循环炒熨数日，炒熨过的食盐、小茴香以后仍可应用，每日可做两次。治疗关节疼痛。

（5）鲜松毛（即毛松叶）2500g捣碎，米醋250g。在摊开的松毛上拌上醋，裹在腿上，布包，热敷，令汗出。治风寒腿痛。

新解

（1）风寒湿痹痛治宜祛风散寒、除湿通络。

（2）老葱头即洋葱，味甘、微辛，性温，入肝、脾、胃、肺经，具有发散风寒、温中通阳、润肠、理气和胃、健脾消食、提神健体、散瘀解毒的功效。主治外感风寒表证，症见鼻塞头痛、恶寒发热；或风寒湿痹证，症见四肢筋挛骨痛，活动受限；或寒凝经脉所致肢体患处肿痛、流注等疾病。

（3）葱头具有发散风寒，温经通阳，散瘀等功效。生姜具有疏散风寒，治疗风寒湿痹的作用。上等醋、葱、姜汁煮沸熬膏，摊于厚布上制成硬膏药，敷于关节酸痛处，具有祛风散寒，温经祛湿，通利血脉的作用。适宜于治疗关节疼痛发冷者。

（4）鲜姜汁作用同生姜，性味辛温，具有祛风祛湿、散寒温经之功。水胶即木匠用以粘木头的胶，起到赋型成膏的作用，将水胶与姜葱醋熬成的膏药摊布上贴患处，治疗风寒湿痹证确有奇效。对于感受风寒肢体疼痛，肌肉麻木不仁，筋骨疼痛者，贴之效果好。因生姜性热，故风湿热痹证不宜。细辛辛温，善于温散寒邪，止痛作用也较为明显，故加入膏药中，其效更捷。

（5）小茴香性味辛温，温经散寒止痛作用明显。用食盐炒茴香，均匀受热而又不易炒炭成灰，布包熨痛处，驱散局部风寒湿邪，使肢体经脉气血通畅，治疗风寒湿痹证关节疼痛效果好。此法方便简单，容易操作，值得一用。

（6）鲜松毛，别名猪鬃松叶、山松须，松针，气微香，味微苦涩，性温，归心经、脾经。功能祛风燥湿、活血、安神、杀虫止痒。主治风寒湿痹证、脚气、湿疮、癣、风疹瘙痒、跌打损伤、神经衰弱等。正如《本草纲目》所载松毛："祛风痛脚痹，杀米虫。"《本草汇言》所载："松毛，去风湿，疗癣癞恶疮立效也。"米醋作为药引，引药入经络。松毛拌醋，裹腿上，布包固定热敷，发挥祛风散寒除湿的作用。适宜于治疗风寒湿痹证所致的四肢关节疼痛。

（二）风湿热痹

主症

关节疼痛，局部灼热红肿，得冷稍舒，痛不可触，可病及一个或多个关节，多兼有发热、恶风、口渴、烦闷不安，苔黄腻，脉滑数。

治法

（1）盐1500g。用大锅盛水，入盐，煎至半量，澄清，温洗3~5次。治风痹如虫行，及一切风湿热痹。

（2）鲜松毛（即毛松叶）30g，鲜柳树根15g，金银花15g，水煎服，每日早、晚各1次。治风湿性关节炎红肿热痛者。

新解

（1）风湿热痹证治宜清热通络、祛风除湿。

（2）食盐，味咸，性寒，入胃、肾、大肠、小肠经，具有清热解毒、凉血润燥、滋肾通便、消炎杀虫等功能。用食盐水外洗患肢后，腠理开泄，四肢经脉的风湿热邪得以发散，故对于风湿热痹证有一定的辅助治疗作用；对于肢体如虫行，疼痛无固定点的风痹，症见游走性疼痛者亦有效。

（3）鲜松毛，即松针，又名毛松叶，《本草纲目》所载松毛："祛风痛脚痹。"《本草汇言》所载："松毛，去风湿，疗癣癞恶疮立效也。"鲜柳树根能祛风利湿、消肿止痛，而且其祛风、消肿、止痛作用较佳。金银花能清热解毒。以上三药合用，共奏清热通络、祛风除湿之功。适宜于治疗风湿热痹证，症见关节红肿热痛者。

（三）痰瘀痹阻

主症

痹证日久，关节肿大，甚至强直畸形，屈伸不利，舌质紫暗，苔白腻，脉细涩。

治法

（1）桑树枝、槐树枝、杨树枝、柳树枝、松树枝各9g，水煎服，治疗风湿关节炎，忌风寒。

（2）蘑菇500g，黄酒50ml，白酒50ml，花椒1g。将花椒熬水冲入黄、白酒内混合，和入蘑菇蒸熟，晒干研粉，每日早、晚服，每次9g，一日2次，治手足麻木，腰腿疼痛。忌生冷。

（3）陈醋、白酒各250g，白布1尺。将白布分成两条，各叠四层，醋湿透白布，轻放在关节上，准备就绪后，布上倒适量白酒，点燃，当皮肤感到热烫时立即扑灭火，并用镊子夹起白布离开皮肤。注意灵活控制温度，以免烫伤，反复数次，连用数天。治疗关节疼痛。

新解

（1）痰瘀痹阻型痹证治宜化痰祛瘀、搜风通络。

（2）桑树枝祛风除湿清热，通利经脉气血。槐树枝祛风除湿、通利关节，正如《唐本草》所载槐枝酒，即以槐嫩枝，煮汁酿酒饮，疗大风痿痹。《本草拾遗》记载柳树枝：祛风、利尿、止痛、消肿，治风湿痹痛、淋病、白浊、小便不通、风肿、疔疮、丹毒等。杨树枝、松树枝亦均能祛风除湿、通利关节经脉。“五枝”合用，“以枝走肢”，共奏通利四肢经脉，促使气血流通之功。适宜于治疗痰瘀痹阻型的风湿关节痹证。

（3）蘑菇，味甘，性微寒，补脾益气、润燥化痰。黄酒、白酒均能活血化瘀、温通经脉。花椒祛风燥湿散寒，正如《药性论》所载花椒，可治恶风及遍身四肢顽痹。《神农本草经》所载花椒，主风邪气、温中、除寒痹、坚齿发、明目。四药合用，共奏化痰祛瘀、搜风通络之功，适宜于治疗痰瘀痹阻型痹证，症见手足麻木、腰腿疼痛者。

（4）陈醋能化痰软坚，白酒能活血祛瘀，点燃醋酒湿透的白布，灵活控制温度，作用于肌肤上，起到化痰祛瘀、搜风通络的作用，适宜于治疗痰瘀痹阻型的风湿关节痹证。长期反复操作，可显效。

（四）久痹正虚

主症

骨节疼痛，时轻时重，腰膝酸软，形瘦无力，舌质淡，脉沉细无力。

治法

（1）黄豆煎服。治疗筋脉拘挛、膝痛湿痹。

（2）羊胫骨酒浸服之。治疗筋骨挛痛。

（3）黑豆适量，蒸融，布包做枕，用之。取其物理疗法，适于落枕、颈椎病，症见头颈直硬，不能转侧以及头颈强直者。

新解

（1）久痹正虚型痹证治宜养血益气，培补肝肾。

（2）黄豆味甘，性平，入脾、肾经，能健脾，培补肝肾，养血益气，利湿解毒。水煎服，能治疗正虚久痹，筋脉拘挛，骨节疼痛，时轻时重，腰膝酸软者。

（3）羊胫骨，性味甘温，归肝肾经；能“以骨补骨”，养血益气，培补肝肾。酒能温通经脉，活血化瘀，促进局部血循，有助于药效的吸收。羊胫骨酒浸服之，适宜于治疗正虚久痹，筋骨挛痛者。

（4）黑豆性平，味甘，归脾、肝、肾经，能培补肝肾、养血滋阴、益气利湿、除热解毒，适宜于治疗正虚久痹。黑豆适量，蒸融，布包做枕，取其物理之性，起到局部按摩刺激作用，适宜于治疗落枕、颈椎病等症见头颈直硬，不能转侧者。此法内外兼治，途径多样，值得推广。

二、腰痛

腰痛是指以腰部疼痛为主要症状的一种病证，可表现在腰部的一侧或两侧疼痛。因“腰为肾之府”，故腰痛与肾关系最为密切。现代医学的肾脏疾患、风湿病、类风湿病、腰部肌肉及骨骼的劳损，甚至外伤等，以腰痛为著时，均可参考腰痛进行辨证施治。

肾虚为本病发生的主要关键，风寒水湿，常通过肾气虚而起作用。劳力扭伤所致的腰痛，常与瘀血有关，临床上并不少见。

（一）寒湿腰痛

主症

腰部冷痛重浊，转侧不利，逐渐加重，虽静卧也不稍减，甚或加重，遇阴雨天疼痛加剧，舌苔白腻，脉沉或迟缓。

治法

（1）鲜松针120~150g，放在500g米酒里浸泡，经14天后服用，每次服1小杯。

（2）小茴香、猪腰子，炒小茴香研末后纳入劈开的猪腰子内，煨熟，用少许盐、清酒调服送下，空腹使用。

新解

（1）寒湿腰痛治宜散寒祛湿，温经通络。

（2）鲜松针苦、涩，温，具有祛风散寒、芳香祛湿、温经活血等功能，适宜于治疗风湿关节痛、寒湿腰痛等。米酒散寒祛湿，温经通络。二者相伍，相互为用，协同奏效，共奏散寒止痛，温经活血之功，适宜于治疗寒湿腰痛。

（3）小茴香性温，散寒祛湿，温经通络。猪腰子、食盐，二者引药入肾。清酒活血通络，温经散寒。诸药相配，共奏温化寒湿、通络止痛的功效，适宜于治疗寒湿腰痛。

（二）湿热腰痛

主症

腰部疼痛，痛处伴有热感，热天或雨天疼痛加剧，活动后或可减轻。常伴有小便短赤，苔黄腻，脉濡数。

治法

丝瓜籽炒焦，研末酒服3~6g，也可用酒泡丝瓜籽渣敷腰部。

新解

（1）湿热腰痛治宜清热利湿、舒筋止痛。

（2）丝瓜籽性寒味甘，具有清热利湿之功，正如姚可成《食物本草》记载丝瓜籽："主大水，面目四肢浮肿，下水，令人吐。"炒焦研末，有效成分容易煎出。酒能舒筋活络，行气活血。二者相伍，共奏清热利湿，舒筋止痛之功，适宜于湿热腰痛。以渣敷腰部，促进局部血液循环，清热祛湿，适宜于治疗湿热腰痛。

（三）肾虚腰痛

主症

腰痛酸软，喜按喜揉，膝部无力，遇劳更甚，卧则减轻，常反复发作。偏阳虚者则少腹拘急，面色㿠白，手足不温，舌淡，脉沉细。偏阴虚者，则心烦失眠，口燥咽干，面色潮红，手足心热，舌红，脉弦细数。

治法

（1）核桃肉60g，捣碎，并以热黄酒，另加红糖调饮。适宜于治疗肾阳虚所致的腰痛。

（2）羊腰子1具煮熟，捣碎，和蒜泥食，酒送。适宜于治疗肾阳虚所致的腰痛。

（3）生羊腰子1枚，切片，以椒盐淹去腥水，入杜仲末9g，荷叶包煨食之，酒下。适宜于治疗肾阳虚所致的腰痛较重者使用。

（4）生栗子贮袋内，悬挂阴干，每日食10余个，其次吃猪肾粥助之，久必强肾。适宜于治疗肾之阴阳双虚之腰痛。

（5）青盐6g，猪腰子1~2个，杜仲9g，补骨脂15g，将杜仲、补骨脂炒黄研末，猪腰烧熟，蘸药末与盐食用。适宜于治疗肾之阴阳双虚之腰痛。

新解

（1）腰痛偏阳虚者，治宜补肾助阳；腰痛偏阴虚者，治宜补肾滋阴。

（2）核桃肉补肾助阳。热黄酒、红糖，温经止痛。三药相配，温肾阳，止腰痛。适宜于治疗肾阳虚所致的腰痛。

（3）羊腰子味辛、甘，性热，补肾气、温肾阳、益精髓，治疗肾阳虚损，症见腰脊疼痛、足膝痿弱、耳聋阳痿、尿频遗溺等。正如《本草纲目》记载羊腰子："《千金》、《外台》，深师诸方治肾虚劳损。"大蒜、酒，均能温经活血。合用，适宜于治疗肾阳虚之腰痛。

（4）羊腰味辛，甘，性热，补肾气，温肾阳。杜仲为温补肾阳的要药。荷叶清香醒脾，抑制补益药物的滋腻之性。酒能舒筋活络，行气活血。诸药配伍，温阳补肾，舒筋活络，适宜于治疗肾阳虚腰痛较重者。

（5）栗子味甘，性温，无毒，具有益气补脾、厚肠胃、补肾强筋、活血止血之功能，适宜于肾阳虚腰痛者。猪肾性味甘凉，重在滋肾阴，适宜于肾阴虚腰痛者。栗子粥，平补肾之阴阳，阴中求阳，长期使用，必能强肾，适宜于肾之阴阳双虚之腰痛者使用。

（6）青盐，咸，寒，凉血，明目，引药入肾。猪腰子滋肾阴。杜仲、补骨脂，二药温肾阳。诸药相配，阴阳并补，故适宜于治疗肾之阴阳双虚之腰痛。

（四）瘀血腰痛

主症

腰痛如刺，痛有定处，轻则俯仰不便，重则因痛剧而不能转侧，痛处拒按，舌质紫暗，或有瘀斑，脉涩。部分患者有外伤史。

治法

（1）黑豆适量，水拌炒热，布裹熨之。善治猝然腰痛。

（2）青皮阴干为末，盐酒调服9g。治疗闪挫腰痛。

新解

（1）瘀血腰痛治宜活血化瘀、理气止痛。

（2）黑豆不仅补肾，尚能活血，正如《本草纲目》所说："黑豆入肾功多，故能治水、消胀、下气，制风热而活血解毒。"水拌炒热黑豆，布裹熨腰部，发挥温经通络、活血止痛的功效，适宜于治疗因急性腰扭伤而出现的猝然腰痛。

（3）青皮疏肝破气，"气行则血行"。酒活血化瘀。盐引药入肾。青皮阴干为末，盐酒调服，达到行气活血之目的，适宜于治疗闪挫腰痛。

第八节　杂证

虫证

虫证是指寄生于人体的各种虫类引起的证候。多发生于儿童以及卫生习惯不良的人群。肠道寄生虫以蛔虫为主，其次还有钩虫、蛲虫、绦虫。虫类喜扭结成团，阻塞肠道，甚至会钻入胆道，发生急腹症。诸虫的寄生、产生病证与脾胃虚弱、脏腑不实互为因果。

（一）蛔虫证、钩虫证

主症

腹中时痛时止，甚则腹中剧痛，胃中嘈杂，嗜食，面黄肌瘦，或鼻孔作痒，睡中磨牙，唇黏膜上有粟粒状小点，面部有白色虫斑，大便泄泻或便秘。

治法

（1）使君子，炒黄，嚼食，数量粒数为周岁的1.5倍，最大量不超过20粒。如8岁小儿宜食用12枚中等大小的使君子，对蛔虫证、钩虫证有驱杀作用。

（2）石榴根皮100g，猪蹄1个，煮食。

新解

（1）蛔虫证、钩虫证治宜驱虫、杀虫。

（2）使君子，味甘，性平，是治疗蛔虫和钩虫的首选药物，炒黄即可嚼食，使用方法简单方便，效果可靠。但注意不宜多食，否则会导致膈肌痉挛，引起呃逆症的发生。

（3）石榴根皮有小毒，能够杀虫，善于治疗蛔虫证、钩虫证。猪蹄味甘、咸，性平，作用较多，其中具有补脾胃、充脏腑的功能，能补虚强壮，从病因上杜绝虫类的寄生，体现了中医“正气存之，邪不可干”之理论特点。

（二）蛔厥证

主症

突然间腹痛剧烈发作，甚至因疼痛剧烈而出现休克。

治法

（1）花椒3g，为末，开水冲服。

（2）食醋1碗，顿服。

新解

（1）遵循“虫得酸则静，得辛则伏，得苦则下”以及“急则治其标”的理论，蛔厥发生时，治疗应以安蛔止痛为首要。

（2）花椒味辛辣，性温，故能温经通脉，安蛔，同时花椒还具有麻醉止痛的作用。

（3）食醋味酸，顿服，使虫得酸则安静，以制止肠道寄生虫因不适而乱窜所引起的剧烈腹痛。

（三）蛲虫证

主症

肛门发痒，夜间尤甚，睡眠不安，痒时可在肛门周围见到细小蠕动的白色小虫，久病也能引起腹部隐隐作痛，纳减，消瘦等。

治法

（1）百部、龙胆紫，各适量。将百部研成极细粉，过筛，用龙胆紫将百部粉调成膏状，挤入肛门内。

（2）生山楂、蜂蜜，各适量。生山楂研细粉，用蜂蜜将山楂粉调成膏，搓成梭状，冷却成形后，塞入肛门。

新解

（1）蛲虫证治以杀虫止痒。

（2）百部能杀虫，并能润燥、止痒。龙胆紫能使蛲虫表面脱水干燥而致死亡，以致杀灭蛲虫。二药相配，杀虫止痒，协同作用，提高疗效。

（3）生山楂味酸，蜂蜜味甘，虫子喜食甘酸，诱其钻入酸甘的山楂蜜丸中，同大便一并排出，用以诱杀蛲虫。

（四）绦虫证

主症

腹部隐痛，或腹胀不适，肛门作痒，粪便中、内裤及衣被上可发现绦虫体节，日久则出现面色萎黄，形体消瘦，头晕乏力，失眠，舌淡，脉细。

治法

南瓜子60g，槟榔15g。生嚼南瓜子，水煎槟榔内服，连续使用。

新解

（1）绦虫证治宜驱绦、杀绦。

（2）槟榔、南瓜子，二者均是治疗绦虫的首选类药物，适宜于治疗绦虫证。

第二章 外科常见病证

第一节 疮疡

疮疡是各种致病因素侵袭人体后引起的体表化脓性疾病。疮疡有广义和狭义之分。广义的疮疡泛指一切体表浅显疾病的总称。狭义的疮疡泛指因感染引起的体表化脓性疾患，如痈、疽、疔、疖等，在此主要涉及狭义的疮疡。

一、疖

疖是一种生于肌肤浅表的急性化脓性疾病。依据局部表现的不同，按照形状可分为有头疖和无头疖。因夏季炎热，感受暑毒，复经搔抓，破伤染毒而成；或体内湿热，蕴蒸肌肤而成。按照病因分为暑疖、多发性疖病。西医学“毛囊炎”、“疖病”，均可按照中医“疖”进行治疗。

（一）有头疖

病程中有脓头出现。范围小，病情浅。可发生于任何人和任何部位。病程约1周。

1．单发性疖病

主症

局部初起有一个粟粒大脓头的炎性肿块，红、肿、热、痛，2~3日肿块增大，疼痛加剧，肿块范围在3cm左右，逐渐形成脓肿，肿块变软，疼痛逐渐减轻，中央一脓头破溃，脓出后逐渐愈合。

治法

（1）蜂蜜涂擦疖子。

（2）蚂蚱剥皮贴之，收毒即愈。

新解

（1）疖肿的治疗以清热解毒为本。单发性者以局部治疗为主，多发性者据全身症状辨证论治。

（2）蜂蜜能清热解毒，消肿止痛，外用涂擦。适宜于有头疽。

（3）蚂蚱甘辛，性温，善于走窜，能健脾以鼓邪外出，通络散结，解毒消肿。剥皮外贴，能祛除疖肿毒性，促使疖肿愈合。

2．多发性疖病

属于有头疖。多见于青年、壮年以及中年人。好发于颈、背、臀部，亦可发于身体其他各处，散在发生。多见于糖尿病并发症中。

主症

疖肿在全身各处散发，此愈彼起，反复发作，缠绵难愈，愈后易发。

治法

（1）芭蕉根汁1小酒盅，饮之，可预防疮疖连生不断者。

（2）石灰25g，鸡蛋壳5个。石灰放鸡蛋壳内，烧存性，麻油调敷。

新解

（1）芭蕉根具有清热解毒、生津止渴、利尿之功，除治疗内科热病外，还能治疗外科痈肿、疔疮、疖肿、丹毒。

（2）石灰具有腐蚀之性，能促使多发性疖的溃破，逼脓液外出；石灰放鸡蛋壳内烧灰，增加了收涩敛疮之性。将石灰放鸡蛋壳内，烧存性，用麻油调敷，适用于疖病脓成熟期以及脓出之后的疮口难以敛合期。

（二）无头疖

无头疖，病程中无脓头出现。见于暑疖、蝼蛄疖。

暑疖属于夏、秋季节发生的疖肿。蝼蛄疖属于儿童头皮部无头疖的并发症。患处初为多发性的小疖，头皮下脓腔相连，破后像蝼蛄串穴，故名“蝼蛄疖”。因其外形如“虫善”（指蚯蚓）之拱头，故俗称“虫善”、“拱头”。多由心火热毒或胎毒内发所致。

主症

肿势小，根坚硬，常一处未愈，他处又发。暑疖兼见皮肤潮红，结块无头，红肿疼痛，3~5日肿块液化变软，切开脓出后，2~3日收口自愈。蝼蛄疖兼见疖肿相联，尤如蝼蛄串穴状之特点。

治法

（1）鸡腿1付（黄色的），连肉带骨焙干研末，香油调搽。已破者生肌，未破者病势消散。

（2）陈石灰、百草霜各等份，共研细末，香油调搽。

新解

（1）鸡腿补益，扶助正气，鼓邪外出，焙干研末，香油调搽，收敛生肌。有助于无头疽疮口未切开时病邪的消散，也适用于无头疽疮口切开后疮口的敛合。

（2）陈石灰具有腐蚀之性，促使其皮表的溃破，逼脓外出；百草霜生肌敛疮；香油具有润养肌肤，促使新鲜肉芽生成之作用。三者搭配，推陈而出新，促使切开的疮口早日愈合。

附：肿结不散方

疖肿是指肌表或内部组织中出现的圆形小突起，日久不能消散者。

主症

吴茱萸、小蒜等分，合捣敷之。治恶核肿结不肯消散者。

治法

用吴茱萸、小蒜（又名薤白），二味药能治疗恶核肿结不散，始见于《补缺肘后方》。吴茱萸、薤白，均味辛性温，有一定的刺激性，能温散凝滞，行气散结，防止脓毒凝敛，适宜于治疗疖肿不散。正如《千金·食治》记载小蒜：“叶主心烦，解诸毒，小儿丹疹。”《食疗本草》记载：“小蒜去诸虫毒，丁肿，毒疮。”

二、疔疮

疔疮是一种发病迅速而且危险性较大的急性感染性疾病。以其形小、根深、坚硬而得名。本病多发生于颜面和手足等处，如处理不当，发于颜面的疔疮易引起“走黄”，可危及生命；发于手足的疔疮可以损筋伤骨而影响手足的功能。

（一）颜面部疔疮

指发生于颜面部的急性化脓性疾病。由于发生的部位不同而名称各异，有眉心疔（疔疮生于眉心）、眉棱疔（疔疮生于眉棱）、人中疔（疔疮生于人中穴处）、虎须疔（疔疮生于人中两旁）、马咀疔（疔疮生于唇上）、锁口疔（疔疮生于口角）、颧疔（疔疮生于颧部）等不同名称。如治疗不当，可能有“走黄”的危险。病因为嗜食辛辣厚味，或毒邪蕴结，以致气血凝滞而成。

主症

1. 初起：颜面皮肤突起粟粒状脓头，发麻发痒，焮热肿痛，形小根深，坚硬，如“钉丁”之状。重者出现全身恶寒发热。

2. 成脓期：5~7天肿势增大，红肿明显，疼痛加剧。7~10天肿势局限，顶高根软，全身高热，口干心烦，大便干结，小便短赤。

3. 溃后期：脓头溃破，脓栓（疔根）随脓外出，肿消痛止，身热渐退，疮口渐愈。

治法

（1）柚子、红糖同捣，敷患处。适宜于疔疮的初期、中期。

（2）生蜘蛛3只，去头足，捶烂敷。适用于治疗疔毒疮疡初期、中期。

（3）雄鸡冠血搽之即愈。适用于治疗疔毒疮疡各期。

（1）初起、成脓期的疔疮治疗分别以解毒消肿、排脓作为大法。溃后期的治疗大法是敛疮生肌。

（2）柚子果肉性寒，味甘、酸，具有清热化痰、燥湿散结作用。西医学认为柚子含黄柏酮、黄柏内酯等，具有消炎镇痛、利湿散结等功效。红糖能行气活血。二药配伍，清热解毒，消肿散结，适用于疔毒疮疡初、中期，局部红肿疼痛。

（3）生蜘蛛“以毒攻毒”，有解毒、消肿的功能。生蜘蛛去头、足，作用较安全。古籍记载蜘蛛主治为疔疮，瘰病结核，疮疡，蜈蚣、蜂、蝎螫伤，口噤，中风口斜、小儿惊风，疳积，阳痿等。生蜘蛛捶烂敷，适用于疔毒疮疡初、中期，局部红肿疼痛者使用。

（4）《本草纲目》记载鸡冠血：“热血服之，主小儿下血及惊风，解丹毒，安神定志。……冠血兼理血分气分，无血可生，血多可破，气弱可补，气逆可舒，补中益肾，利水通经。”雄鸡冠血作用强，以其搽之，能清热解毒，可使疔疮的红肿疼痛症状得以缓解，适用于疔毒疮疡各期使用。

（二）手足部疔疮

本病是发生于手足部的急性化脓性疾病。发病率高，手部多于足部。由于发生部位的不同而名称各异，如治疗不当，可损筋，伤骨，引起残废，甚至有“走黄”的危险。本病多因外伤感染邪毒，引起经络阻塞、气血凝滞而成。

主症

1. 蛇眼疔（甲沟炎）：又名“沿甲”，是指发生于指甲旁边的疔疮。患灶处初觉奇痒，并觉微痛，逐渐疼痛明显，沿指甲部分的皮肉慢慢红肿起来，溃烂，溢出淡黄色脓浆。全身伴有发热。

2. 蛇头疔（脓性指头炎）：又名“螺纹疔”，是指发生于指头的疔疮。局部及全身症状同前，只是并发部位不同。失治则出现缺血性坏死，可引起指骨骨髓炎。

3．蛇腹疔（急性化脓性腱鞘炎）：发生于手掌腱鞘的疔疮。患指疼痛难忍，均匀肿胀，患指弯曲，被动的轻微伸直均可引起剧烈疼痛。全身伴有发热症状。失治误治则腱鞘坏死，失去功能。

4．托盘疔（手掌深部间隙感染）：手掌中央隆起，明显肿胀，疼痛，压痛明显，活动受限，被动活动引起剧痛。

治法

（1）取生虾皮，用口细嚼如泥状，敷于溃烂处，即可迅速痊愈。

（2）花椒、食盐等份，醋和，敷之良。适宜于治疗托盘疔初期和成脓期。

（3）嚼烂黑豆或黄豆敷之。适宜于疔疮各期。

（4）鸡蛋1个，白矾5g，研末。将鸡蛋打开一小孔，纳入白矾细末，用细棒搅匀，令患者指（趾）头伸入鸡蛋孔内，用纸封固，再用火烤燎鸡蛋以热为度。初烤时，指尚觉痛，时间稍长，痛即渐轻，重者可连续做二三次，甚效。适宜于手足部疔疮各期。

（5）猪苦胆汁，白矾少许研粉，用纱布做一如手指大的小帽，内撒以上药粉，戴患指上，即愈。适宜于手足部疔疮各期。

新解

（1）手指解剖有其特殊性，采用局部及时切开引流或减压，以免引起指骨坏死或肌腱受损，影响患指功能。

（2）虾皮味甘、咸、性温；具有补肾壮阳，理气开胃之功效。嚼其成泥后外敷，能温阳益气，鼓邪外出，促使恶指毒邪透发，疾病向愈。

（3）花椒辛温能发汗、开腠理，敷之则外邪从皮肤而出。食盐清火、凉血、解毒、软坚、杀虫、止痒。《本草备要》记载醋："散瘀，解毒。"《本草再新》记载醋："生用可以消诸毒，行湿气。” 花椒、食盐、醋，三者相和，共奏泄火解毒，祛湿排脓，止痛消肿之功。外敷，适宜于治疗托盘疔初期和成脓期。

（4）黑豆、黄豆均能养血补虚、利水解毒。但黑豆兼能益精，而黄豆兼能健脾。嚼融二豆外敷，能扶助正气，祛湿排毒，对疔疮各期均有效。

（5）鸡蛋性味甘、平，归脾、胃经，可养血补虚、滋阴润燥、鼓邪外出；白矾能收敛固涩。患肢浸入白矾蛋液中，对于手足部疔疮之溃破前期能逼邪外出，对于手足部疔疮之溃后期能加速疮口的敛合。

（6）胆汁苦，寒，清热解毒，利湿，通便；白矾能收敛固涩。苦胆、明矾外敷，对于手足疔疮初期能清热解毒，疔疮中期能祛湿排脓，疔疮后期能敛疮生肌。

（三）红丝疔

发生于四肢，有红丝向上蔓延走窜，故名。相当于西医的急性淋巴管炎。

主症

浅部红丝疔：有“红丝”向心端延伸，质硬，有压痛。

深部红丝疔：无“红丝”出现，但局部肿胀压痛。

二者均伴有附近所属淋巴结肿大、疼痛，全身恶寒发热，乏力等表现。

治法

（1）初期在红丝末梢尽处，用消毒针刺破，放出毒血，如显红点，继续刺之，即可痊愈。

（2）蚯蚓10条洗净，红、白糖各15g，共捣烂，搽。

新解

（1）红丝疔是一种非化脓性急性炎症性疾病。治疗以中西医结合消炎、解毒为原则。若局部早期予以砭镰法，则取效快捷。

（2）蚯蚓具有清热解毒、通络散结之功效。红、白糖活血养阴，诸药共捣，外搽，适用于红丝疔有红丝向上蔓延走窜者。

附：疔疮通用方

（1）葱白加蜜捣融，将疔刺破敷之。若日行5里，其根自出。

（2）葱白7茎，白矾3块。共捣细分7块，每服1块，用热黄酒送下，服后盖被，再进葱汤1碗，待汗出如淋漓状为止。

（3）猪胆10个，生姜200g，五谷虫5个。取猪胆、生姜汁做成膏后，另外将五谷虫用水洗净研磨密贮。临用时，取少许放入膏药中，贴于疔疮。

（4）醋汤洗之，神效。

（5）菊花叶、童便适量。菊花叶捣汁，冲以童便服下。若疔疮疾病严重时，选用菊花根，服法同。

（6）生黄豆嚼烂敷之即效。

（7）红饭豆研末，调鸡蛋清搽。

（8）荔枝肉、白梅各3个，捣作饼，贴在疮上，疔疮根即出也。

新解

（1）葱白发表，通阳，解毒，杀虫。正如《本草纲目》记载："葱，所治之证，多属太阴、阳明，皆取其发散通气之功。通气故能解毒及理血病。"白蜜解毒，敛疮生肌。诸药配合，适宜于治疗各种痈肿疮毒。若配合长距离行走，则能促使气血良好运行，有助于药效很好地吸收。

（2）白矾为收涩之品，能收湿敛疮，解毒消肿；黄酒能活血化瘀。葱白、白矾、黄酒配合，可作为疔疮的辅助治疗方法之一。

（3）猪胆解毒润燥。五谷虫咸，寒，也能清热解毒，合猪胆汁贴于疔疮处，能消肿止痛。生姜温经散邪，杀菌解毒，消肿止痛。三药配合，适宜于治疗疔疮。

（4）醋为收涩之品，能收湿敛疮，解毒消肿，适宜于治疗疔疮。

（5）菊花叶内服疏风清热，凉血解毒；外用拔毒退肿。10岁以下的童尿叫童便，其味咸，性寒，能滋阴降火、凉血散瘀。二者合用，协同奏效，适宜于治疗疔疮。

（6）生黄豆解毒；红饭豆味甘，性平，能健脾利湿、散血、解毒。研末单敷或蛋清调敷，能解毒消肿，治疗疔疮，疗效可靠。

（7）《本草衍义补遗》记载荔枝肉："消瘤赘赤肿。"《泉州本草》记载荔枝肉能治瘰疬溃烂。荔肉敷患处，止外伤出血，并防止疮口感染溃烂，使疮口得以迅速愈合。白梅软坚散结，解毒消肿，涩肠止泻，收敛止血，生津止渴。《易简方》记载："白梅治痈疽已溃未溃皆可用，盐白梅烧存性，为末，入轻粉少许，香油调涂四围。"

三、痈、发

痈是一种发生于皮肉之间的急性化脓性疾病。生于脏腑者谓之"内痈"，发生于体表者谓之"外痈"。内痈如乳痈、肠痈等，分别在妇科的乳房疾病、外科的急腹症中予以介绍。在此只论述外痈。外痈有"颈痈"、"腋痈"、"胯腹痈"、"脐痈"、"委中痈"等，只是发生部位不同，但因性质、症状、治疗相仿，故合而叙之。

"痈之大者名发"，说明"发"病变范围较"痈"为大。长于脑后者，名脑后发（又名"砍头疮"）。长于背部者，名发背等。名称虽异，但性质、症状及治疗亦均相似。

（一）初期

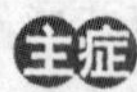

痈者局部光软无头，表皮焮红，结肿灼热疼痛，日后逐渐扩大，变得高肿坚硬，或伴有恶寒发热、头痛泛恶、乏力等。发者见皮肤疏松的部位，突然色红，局部肿起，蔓延成片，灼热疼痛。

治法

以下治法中（1）~（7）方适于治疗各种“痈”之初期，（8）方适于治疗各种“发”之初期。

（1）葱白打汁敷之，日4~5次。

（2）胡须烧灰存性，服之。

（3）伏龙肝以蒜和作泥，涂布上，贴之，干后再易。

（4）烧鲫鱼作灰，醋和敷之，一切肿痈之皆愈，已瘥为限，至良。

（5）醋磨浓墨涂四围，中以猪胆汁涂之，干后又涂，一夜即消。

（6）葱头250g，发热加生盐，不发热加好酒，捶溶后敷患处，一夜即消。

（7）绿豆粉团(不炒)，以凉水调敷患处，三日换1次，轻者七八日，重者半月可愈。

（8）鸡蛋1个，倾入碗内搅匀，入芒硝10g，蒸服，用好酒送之。凡发证之初期，二、三日内，照方服1付，即行消散；如毒势旺者，连服3付，无不尽消，皮色不变者勿服。此法治疗各种“发”，尚治肠痈、脏毒、鱼口等证。

新解

（1）痈和发之初起的治疗在于清热解毒，消肿散结。

（2）葱白通阳。正如《本草纲目》记载：“葱，所治之症，多属太阴、阳明，皆取其发散通气之功。通气故能解毒及理血病。气者，血之帅也，气通则血活矣。”葱白打汁敷，治疗痈之初起，取其发散通阳，行气活血之功，用以消散凝敛之毒邪。

（3）胡须烧灰存性功同血余炭。用以治疗痈之初起，取其化瘀生新的作用。《医学衷中参西录》：“血余者，发也，不煅则其质不化，故必煅为炭然后入药。其性能化瘀血、生新血有似三七。血余能化瘀血、生新血，使血管流通最有斯效。”

（4）《别录》记载伏龙肝：“主妇人崩中，吐血，止咳逆，止血，消痈肿毒气。”以蒜和作泥，加强解毒消痈的作用。

（5）鲫鱼具有健脾养胃，补脾利湿的作用。作灰（意指炒炭存性），以醋和敷，增加了解毒收湿之功，适宜于肿痈初期使用。

（6）醋磨浓墨，消肿软坚收敛；猪胆汁清热解毒，共涂之，取其消肿解毒，敛疮溃坚之功。适宜于肿痈初期使用。

（7）葱头具有散瘀解毒的功效；生盐具有解毒软坚作用；酒能够解毒活血。三药相配，消肿止痛，适用于痈肿初起。

（8）《日用本草》记载绿豆粉："解诸热，益气，解酒食诸毒。治发背、痈疽、疮肿及汤火伤灼。"《本草经疏》记载："绿豆粉所禀气味与绿豆同，故能解诸热及酒食毒、汤火伤灼也。发背、痈疽、疮肿，皆热毒所致。"

（9）鸡蛋补益，鼓邪外出；芒硝消肿散结；酒活血化瘀；三者相配相须为用，有助于肿痈的消散，适宜于治疗"痈"及"发"之初起。

（10）痈和发疾病初起宜忌食辛辣，以及鸡、鱼、香椿、榆皮等发物。

（二）成脓期

主症

痈和发均会在大约病发7天时出现局部肿势高突症状，疼痛剧烈，痛如鸡啄。全身持续发热不退，便秘溲赤。肿块局部按之中软应指者，此时为脓已成。

治法

桑木杈锯3块，每块3寸，白石灰150g。先将桑木杈烧成炭，同石灰装在茶壶内，用开水沏满，晾至温度适宜时，以细苇茎1根插接壶嘴上，徐徐滴洗疮口，冲净腐质，再用化腐生肌散（系中成药，市面有售）外贴，即愈。

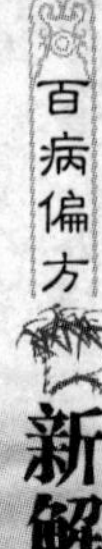

新解

（1）痈和发成脓后治疗在于排脓，在无菌条件下用针刺破成熟的痈是治疗痈脓不出之妙法。

（2）《本草纲目》载："桑柴灰辛寒有小毒，蒸淋取汁为煎与石灰等分，同灭痣疵黑子，蚀恶肉，……敷金疮，止血生肌。” 此法作用强烈，治疗痈、发成脓期有效。

（三）溃后期

主症

痈、发者疮口溃破，脓出黄白稠厚，或夹有紫色血块。若排脓通畅，则局部肿消痛止，全身症状也随之消失，约10天即收口而愈。发者病情较重，疮口局部红肿热痛；3~5天后，皮肤溃烂或不烂，色褐，烂后有脓及血水，有的伴有大块腐肉脱落，以致疮口深坠而形成空腔，收口甚慢，伴有发热等全身症状。

治法

黄连25g，蚕豆荚20个。黄连去须，酒洗，晾干；蚕豆荚烧黑存性。共研细末，用香油熬开，晾冷，将药末调成稀糊，用时，以鸡翎蘸，涂患处。

新解

（1）溃后期治疗以扶正生肌为大法，促使疮口早日愈合。

（2）“诸病疡疮皆属于心”，黄连入苦寒，入心经，泻火解毒，善治疮疡。蚕豆荚烧黑存性能收涩敛疮生肌，适宜于治疗痈、发之溃后期。《上海常用中草药》记载：“蚕豆荚烧黑存性能治疗天疱疮、水火烫伤。具体方法是，蚕豆荚壳炒炭研细，用麻油调敷。”

附：消炎退肿膏

消炎退肿膏是治疗外痈的通用方。

组成：生姜、土豆。

制法：用生姜和土豆捣如泥（二者比例1：2），膏药做的偏干加开水或蜂蜜，膏药做的偏稀加面粉，调如糨糊状为度，摊布上，厚度2~3cm。

功效：引炎性渗出物外出，诸痛立减。

主治：痄腮、痈疽肿痛、跌打肿痛、冻疮，以及各种炎症，如急性关节炎关节红肿疼痛、耳下腺炎颈部及颌下红肿疼痛、急性肋膜炎（胁肋痛）、睾丸炎、乳腺炎、卵巢炎、输卵管炎（下腹痛）等。

用法：外敷，每日早晚换药两次。

方解：《本草拾遗》记载土豆有很好的呵护、保养、修复肌肤的功效；生姜汁能够解毒。二者相配，攻补兼施，解毒消肿止痛，是治疗外痈的良方。

使用注意：本药稍有刺激性，如觉灼痛，先涂上麻油后，再贴药。

四、丹毒

丹毒是以皮肤突然发红，色如涂丹为主要表现的急性感染性疾病。其病因以火毒为主，也可由风湿热诸邪化火，或胎毒所致。发于颜面者，又称“抱头火丹”或“大头瘟”；发于下肢者，称为“流火”；发生于新生儿或小儿臀部的丹毒，称“赤游丹”或“游火”。

主症

丹毒初期：均出现局部的红肿热痛，全身高热，头痛骨楚等症。

丹毒中期：红斑边缘隆起，界限清楚，烧灼疼痛明显，或有水疱，肿势向四周扩散。

丹毒后期：中央红色消退，转为棕黄色，最终脱屑而愈。

治法

（1）鲜芸苔菜（即油菜）不拘多少，捣汁抹患处。

（2）油菜籽、麻油，二者各适量。油菜籽研末，调麻油涂患处，一次可见效，3～4次一般可痊愈。

（3）鲫鱼和菰根煮羹食之，2~3顿即瘥耳。

（4）局部消毒。用消毒后的三棱针或七星针快速浅刺，以放血泄毒。

（1）油菜味辛、性温、无毒，入肝、肺、脾经，油菜茎、叶、籽均可以消肿解毒。适宜于治疗痈肿丹毒，方便有效，使用安全。

（2）鲫鱼健脾利湿。菰根即茭白根，具有清热解毒的作用，正如《别录》记载茭白："甘，大寒。清热解毒。"《广济方》记载用菰根治毒蛇啮："菰蒋草根灰，取以封之。"此方药食两用，值得广泛推广。

（3）中医通过放血泄毒的手段，选用砭镰法治疗丹毒，疗效甚优。适用于毒邪壅盛，疼痛剧烈，体质尚可者，可灵活使用。

五、有头疽

有头疽是发生于肌肉间的急性化脓性疾患。因发病的部位不同，故名称各异。位于哑门穴处的有头疽俗称"对口疽"（又名"对口"），生于背部的有头疽称为"搭背"（又名"发背疽"、"搭手"），还有"脑疽"、"偏口疽"、"膻中疽"、"少腹疽"等，诸如此类，只是部位不同，但性质、症状相似，故治疗也相仿。

本病以形高而肿，色红，焮痛，溃后脓出者为顺证；形低内陷，色泽不红，初起痒痛，或兼见恶心，昏眩，谵语，溃烂多脓血者为重证、险证。

（一）对口

"对口"又称"对口恶疮"、"截头疮"，对口疽是指生长在项后的疮疡，临床常伴有颈项肿痛、不能俯仰等。

1. 初期

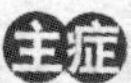

如粟粒大，肿块逐渐向四周扩散，脓头增多，色红灼热，红肿疼痛，恶寒发热。

治法

（1）白菊花、食盐。视患部大小确定剂量，共捣烂，贴患处。

（2）韭菜、蚯蚓，捣烂，和匀，敷患处。

（1）消散法适用于有头疽之初期。

（2）有头疽多发生于体虚之人，病程较长，病情较重，处理不当易出现危候。尤其是对口疽易合并“内陷”，出现神昏谵语、气促等严重的全身症状。

（3）《纲目拾遗》记载白菊花：“治疔肿，喉疔，喉癣。”食盐具有清火凉血、解毒软坚、杀虫止痒之功。二者相伍，使火毒清，肿痛消，故能促使有头疽的消散。

（4）韭菜辛温发散，具有活血散瘀、理气降逆、温肾壮阳作用，单用即适宜于有头疽；蚯蚓即地龙，具有清热、通络、利尿的功效，能搜剔毒邪，逼邪外出。韭菜、地龙共捣外敷，作用增强，能促使毒邪外散，以防毒邪凝敛，适宜于治疗有头疽之初期。

2. 溃脓期

主症

疮面渐渐腐烂，形成蜂窝，肿块大于10cm，伴有高热便秘。如脓液畅泄，腐肉脱落，则病情趋愈。

治法

（1）苦菜打汁1盏，入姜汁1勺和酒服之，再以渣敷患处。

（2）用酱园内的盐卤调和面粉，成膏，涂敷患处。

（3）白胡椒研细末，以药末掺在腐肉上，腐肉极易脱落。

新解

（1）祛腐法适用于有头疽之溃脓期。

（2）苦菜别名苦荬，能清热解毒、消痈排脓、祛瘀止痛。《名医别录》记载苦菜：“入滋阴药中宜生用，入补脾肺药宜炒黄用。”生用则清热解毒、消痈排脓之功彰显。姜汁温散，以防毒邪凝敛。二者共奏解毒消痈、祛腐排脓之功，适用于治疗有头疽之溃脓期。

（3）盐卤即制盐后，残留于盐池内的母液。盐卤具有解毒、蚀疮作用。调和面粉成膏，涂敷患处发挥解毒消肿、祛腐生肌之功，有促使有头疽之疔肿溃破的作用。

（4）胡椒辛热发散，温经通脉，且作用比较强，能透发脓毒邪气，促使腐肉脱落，应证了中医“火郁者发之”的理论观点。

3．收口期

主症

脓腐渐尽，新肉始长，逐渐愈合。

治法

（1）骨头炙酥。患处及周围先用隔蒜灸，后以骨头焙灰为末，调茶油抹上。

（2）生山药200g，鲫鱼1条（约200g重的），捣烂，敷患处。

（3）茄蒂5个，焙，研为细末，香油调搽。

（4）茄蒂焙干为末，好热酒送下，每服15g，立愈。

新解

（1）收敛补益法适用于有头疽之收口期。

（2）骨头甘、温、无毒，炙酥后功似龙骨，具有敛疮生肌之功，适宜于治疗痈疽不收。外用方法简单方便，易于吸收奏效。

（3）山药、鲫鱼，二者均能益气滋阴，扶正补虚，促使疮口敛合。适宜于有头疽之收口期使用。

（4）茄子、茄蒂，均甘、涩、寒，具有润皮毛，长肌肉之功效，所以对于有头疽之收口期，尤为适宜。

（二）搭背

搭背又名“搭手”，是指疽生于脊柱两侧（膀胱经部位）者，患者恰可以手触及之，故名。有上、中、下之分。上搭手指生于近肺俞穴者；中搭手指生于近膏肓穴者；下搭手指生于近腰窝旁肓门穴者。搭背往往伴有脊背部肿痛，难于仰卧。

1．初期

主症

如粟粒大，肿块逐渐向四周扩散，脓头增多，色红灼热，红肿疼痛，恶寒发热。

治法

（1）大蒜1500g，猪肉100g，共煮熟，连吃3日，外用烧熟捣烂，敷于患处。

（2）黄连25g，研末，豆腐汁5碗，熬膏，摊布上，贴患处。

新解

（1）大蒜行气消积，杀虫解毒，消散痈肿疮疡。猪肉具有补肾养血，滋阴润燥之功效。二者相配，攻补兼施，表里同治，方便实用，适宜于治疗搭背初期。

（2）黄连，泻火解毒，是治疗痈肿疔疮之要药；豆腐汁清热解毒，并可作为黄连的赋型剂使用。二者合用，熬膏贴患处，适用于搭背的初期。

2．溃脓期

主症

疮面渐渐腐烂，形成蜂窝，肿块大于10cm，伴有高热便秘。如脓液畅泄，腐肉脱落，病情趋愈。

治法

（1）山蜂子窝1个，内灌满蜜蜂，用桃木将山蜂子窝烧成焦炭，再研成细末，将药用香油调和，敷患处，每天换1次。

（2）猪苦胆1个，香墨10g，生姜100g，葱根7节，长约2cm，用连须之处，乌梅7粒，血余炭5g。共捣如泥，量疮之大小摊布贴之，4日一换，约两贴即可。若脓汁过多可每日取下膏药，清疮消毒，再用膏药贴之。

新解

（1）山蜂子窝具有祛风定痉、解毒疗疮、散肿定痛、兴阳起痹等作用。本品烧成焦炭，再研成细末，与香油调和，适量外敷患处，能“以毒攻毒”，祛毒消肿，止痛，适用于搭背的初期和溃脓期使用。

（2）猪苦胆清热、润燥、解毒。香墨止血消肿。生姜、葱根发汗解表，散寒通阳，解毒散凝。乌梅、血余炭收敛生肌。六药合用，作用于初期能消肿解毒，作用于成脓期能通阳排脓。

3．收口期

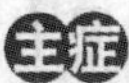

脓腐渐尽，新肉始长，逐渐愈合。

治法

（1）用皮胶若干，醋200g。皮胶先入水炖熟，再入醋熬成膏，摊布上，贴患处。

（2）百草霜若干，陈高粱根10个，冰片10g。将高粱根铡碎，炒黑，再与百草霜、冰片共为细末，撒患处。

新解

（1）皮胶是用动物皮熬成的黏性物质，黏性良好。醋散瘀、止血、解毒、杀虫。皮胶加醋熬膏外敷，适用于有头疽之收口期，症见脓腐渐尽，新肉始长，逐渐愈合者。

（2）百草霜为杂草被燃烧之后的烟灰，能敛疮，消肿。《玉楸药解》记载百草霜："敛营止血，清热消瘀。"陈高粱根能利小便，祛湿排脓。冰片通利诸窍，外散郁火，消肿止痛，防腐。用于初期能消肿止痛；用于溃脓期能祛湿排脓；用于后期能促使疮口敛合。三药配伍对于搭背各期均可使用。

六、流注、溃疡性皮肤病

（一）流注

流注是一种发生于肌肉深部组织的急性化脓性疾患。是由于某一处病灶的毒邪随血脉流注他处而形成的多发性、转移性溃疡。本病好发于四肢、躯干肌肉丰厚的深部、血流缓慢的低处部位，如腰、大腿后部、髂窝、臀部等。多继发于疮疡或创伤之后，色白、漫肿、疼痛，此处未愈，他处又起。相当于西医的多发性、转移性肌肉深部溃疡。

主症

初期：四肢近端或躯干部某处肌肉疼痛、漫肿、皮色不变或微红，2天后肿胀焮热，疼痛明显，可触及肿块，伴有全身炎性症状。

成脓期：肿块增大，疼痛加重，痛如鸡啄，约2周中央变软，有波动感，痛剧。全身热甚，高热持续不退，口渴欲饮。

溃后期：黄色脓液流出，肿痛渐消，身热渐退，食欲增加，元气自复，2周后脓尽疮口愈合。若出现神昏谵语，胸胁疼痛，咳嗽痰血等症，则是邪传脏腑所引起的内脏器官转移性脓肿。

治法

绿豆粉团(不炒)，干姜炭末。二者等量，以温水调敷患处，3日换1次，轻者7~8日，重者半月可愈。

新解

（1）脓肿有在浅部与深部之分。深部者多为转移性，病情较重，宜警惕。有合并症者用中西医结合方法治疗效果好。

（2）脓肿形成应立即切开排脓，以防毒素吸收，引起严重后果。

（3）生绿豆粉清热解毒，凉血通络；干姜炭温散脓液，祛瘀通滞，敛疮生肌。绿豆、干姜均为常用的药食两用之品，一寒一热相伍，内清外散结合，既无寒凉凝敛之弊，亦无温热伤正之虞，配伍巧妙，适宜于治疗毒邪郁结之流注，对于流注不同的时期均可使用。但要持续服用，才可效力彰显。

(二) 溃疡性皮肤病

皮肤或黏膜表面组织的局限性缺损。可由感染、外伤、结节或肿瘤的破溃等所致，常合并慢性感染，可能经久不愈。

主症

皮肤或黏膜表面溃烂，其表面常覆盖有脓液、坏死组织或痂皮，愈后遗有瘢痕。

治法

（1）鲜荔枝。将此药包敷患处，经数日即愈。

（2）牛肉、花椒、香油各200g。将牛肉、花椒共为肉泥，分作7丸，用香油炸熟，将丸子吃尽，再将香油一并饮下，接饮白开水，并覆被出汗。

（3）绿豆粉芡500g，炒灰黑色，蜂蜜15g，薄荷水5g，醋1大酒盅。以上药品和在一起，搅匀，即成黑膏，黏如胶质，摊在油蜡纸上，当中留空，贴于患处。贴后可见其效，有脓的浓汁可以被拔出，无脓的收回，肿消痛止。不用药布缠，一贴可用3~5天。

新解

（1）《泉州本草》记载荔枝治疗瘰疬溃烂，荔肉敷患处，止外伤出血，并防止疮口感染溃烂，使缺损的皮肤得以迅速愈合。荔枝晒干研末（浸童便晒更佳）备用。荔枝补益气血，取末掺患处，适宜于治疗皮肤或黏膜表面溃疡。

（2）牛肉、香油，二者均具有补益作用，促使新肉的长成。花椒辛辣发汗，使用目的在于疮毒随汗而解，鼓邪以托毒外出。

（3）蜂蜜、醋，二者均能收敛生肌；绿豆粉芡炒黑亦兼有收涩敛疮之性；薄荷水辛凉宣散解毒。《本草经疏》记载："绿豆粉所禀气味与绿豆同，故能解诸热及酒食毒、汤火伤灼也。发背、痈疽、疮肿，皆热毒所致，甘寒解阳明之热，则毒气不至犯胃而呕恶，肠胃清凉，而诸肿散矣。"

附：坏疮生蛆

治皮肉溃烂后疮面生出虫蛆。

治法

（1）蟋蟀25g。将蟋蟀捣饼敷上。

（2）蚂蚱。将蚂蚱新瓦焙黄存性，研末装瓶，封口勿泄气，撒于患处，其蛆自落，水收，肉干，其痂自愈。

新解

（1）蟋蟀性味辛、咸，性温，有毒。具有利尿、破血、解毒、杀虫之功。可用于治疗疮疡肿痛及坏疮生蛆。

（2）蚂蚱味甘、辛，性温。善于走窜搜剔，能通络，健脾，鼓邪外出。焙黄存性，能祛瘀生新，可治疗皮肉溃烂后疮面生出虫蛆等恶疮者。

七、无头疽

无头疽是属于一种初期无头，发于骨骼及关节间的脓疡。具有漫肿，皮色不变，疼痛彻骨，难消、难溃、难敛的特点。易伤筋骨，易造成关节畸形。

流注也属于无头疽，但疾病的性质有其特殊性，故已单独列出并论治。

（一）附骨疽

附骨疽又名“贴骨疽”，是一种病邪较深，附着于骨骼的化脓性疾病。好发于儿童，多因疔疮、疖肿之邪毒繁殖，经血循环侵入骨骼，使筋脉被阻，气血不和，血凝毒聚而成。

成脓：3~4周后，身热持续不退，色红胖肿，骨胀明显。

溃后：溃后脓水淋漓，不易收口，可成窦道，若转变为慢性则损伤筋骨，出现死骨，并发湿疹、脓疱，色素沉着，疮口凹陷。

1．未成脓

主症

四肢长骨疼痛彻骨，不能活动，皮肤微红微热，局部胖肿，附筋着骨，推之不移。

治法

（1）葫芦10个，煨熟去壳，槐花50g，研末捣匀，热酒调服。

（2）骨头烧烟，日熏之。

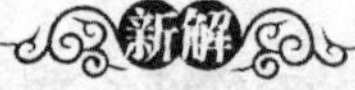

（1）附骨疽早期诊断、及时治疗极为重要，若迁延为慢性，将造成肢体残废。

（2）附骨疽治疗始终以清热化湿为原则，初期佐以行瘀通络。

（3）葫芦清热利湿，槐花凉血和营，热酒行瘀通络。葫芦、槐花、热酒调服，用于痈肿未成脓者，则热清、肿消、痛止，效果好。

（4）骨头烧烟能促进血液运行，行瘀通络，祛除湿邪，烧烟熏局部治疗痈肿，适用于痈肿之未成脓期。

2. 已成脓

治法

（1）连毛大葱白250g，蒜500g，米醋1500g，将葱、蒜捣碎，入醋，熬膏，贴患处。

（2）鲫鱼1条，去肠入食盐，令满扎定，以水一盏，煮至干焦为末，猪油调搽，少痛，勿怪。

（3）骨头煅，研末，取重5g，加冰片2g，真麻油调涂。

新解

（1）无头疽成脓后宜及早切开引流，药物治疗宜清热化湿，佐以和营托毒，补益气血。

（2）葱白、蒜、米醋均有解毒消炎作用，其中葱、蒜尚能行瘀通络，化湿祛脓。三药合用，适宜于附骨疽成脓者。

（3）鲫鱼健脾祛湿，托毒排脓。鲫鱼烧焦增加了敛疮生肌之效。食盐能解毒消痈肿。鲫鱼加食盐烧焦，共奏托毒敛疮、补益气血之功。治疗痈肿脓已成者效果较好。

（4）骨头煅收湿敛疮；冰片芳香通达，清热解毒；麻油润养肌肤。三者相配，共奏清热化湿，行瘀通络，托毒外达的作用；使用于痈肿已成脓者效果好。

（二）瘭疽

瘭疽是指疽发于手指端和足趾端者。《外科大成》：“瘭疽……初如红色，次变黑色，小者如粟如豆，大者如梅如李，肿痛应手，腐筋烂骨，脓如小豆汁。”多有外伤感染，毒入肌肤、筋脉所致，或有脏腑火毒凝结而成。痈肿生于足、手背，累累如赤豆，疼痛不可忍，病程发展分为三期。

1．初期

主症

四肢长骨疼痛彻骨，不能活动，皮肤微红微热，局部胖肿，附筋着骨，推之不移。

治法

猪胆涂之。适宜于瘰疽初期。

新解

（1）瘰疽初期治疗重在清热解毒，祛湿消肿，止痛。

（2）猪胆清热解毒燥湿，对瘰疽肿痛，可缓解局部红热胖肿、疼痛的症状。

2．成脓期

主症

3~4周后，身热持续不退，色红胖肿，骨胀明显。

治法

小麦面粉（即白面）和麻油敷疮上。适宜于瘰疽成脓期。

新解

（1）毒甚者，切开祛腐，邪盛正虚；病情恶化不能逆转者，则截肢。

（2）小麦养心益肾，除热，止渴；主治脏躁、烦热、消渴、泄痢、痈肿、外伤出血及烫伤等。麻油护肤养肤，消肿散结，并同时作为赋型剂。白面和麻油敷疮上，起到清热消肿，排脓解毒的作用，可缓解痈肿疼痛症状。

3．溃后期

主症

溃后脓水淋漓，不易收口，可成窦道，若转变为慢性则损伤筋骨，出现死骨，并发湿疹、脓疱，色素沉着，疮口凹陷。

治法

鲫鱼长3~4寸者，乱发炭约1鸡子大，猪油1000ml，同煎膏涂之。适宜于瘰疽溃后期。

新解

鲫鱼味甘，性微温。能补脾开胃，利水除湿。《药性论》记载乱发："能消瘀血。"《唐本草》记载乱发炭："疗转胞，小便不通，赤白利，哽噎，鼻衄，痈肿，狐尿刺，疔肿，骨疽，杂疮。"鲫鱼、乱发、猪油，同煎膏涂之，可散结消肿，缓解疼痛肿胀。

八、瘰疬

瘰疬即颌下结核，又名"老鼠疮"。硬核在颌下、颈项两侧、耳之前后、腋部，连及生长，呈串珠状，结块粘连，推之不移，有化脓趋势。溃后脓汁清稀，其中夹有豆腐渣样物质，此愈彼起，久不收口，可形成窦道或瘘管。相当于西医学淋巴结结核、慢性淋巴结炎。

1．未溃期

主症

初期：淋巴结肿大如豆粒，或渐增大如杏核，或数枚连生，皮色不变，按之坚硬，推之能动，不热不痛，全身症状多不明显。

成脓期：脓块逐渐增大，皮核粘连，甚至核之间融合成块，推之不移，渐感疼痛，皮色转为暗红，肌肤发热者为脓已成，伴有午后低热等全身症状。

治法

（1）猪苦胆10个，用其胆汁，陈醋500g。上二味放新砂锅内文火煎煮，至稀稠适度如膏状（名猪胆膏）备用。先用花椒煎水洗患处，然后将药膏摊布上贴患处，每日换一次，四日后患处流脓水。根据多年经验，外敷猪胆膏时如能同时内服下方，收效更速。内服方：海带250g，晒干，研为细末，炼蜜为丸，每日早晚饭后各服15g。

（2）杨树芝（即从杨树上掉下来的芝，状若毛毛虫）1500~2500g，冰片2.5g。洗净杨树芝加水煎煮，药液煎至红色为度，过滤，去渣再煎，随时搅动，俟熬成汤状后，改用文火再熬，成浆糊状，加入冰片，搅匀，盛入容器内，按照患处大小，选用浆性的布，剪好适当大小，把药膏摊布上贴患处。过3~4天，患灶发痒，可用热毛巾外敷，一日2次，痒可止，每张膏可贴10天左右。更换药膏时，先用热水洗患处，再换新膏。用药期间及愈后1个月内有禁忌证，避免性交，并在100天内，忌食驴肉、姜、豇豆。

（3）猪肺1具，海带200g。猪肺用竹刀劈开，水内洗净，海带用手撕开，用水洗净，忌用铁器，二者同煎。煮熟后，连汤带肺，分3~4次食用，重者分2次食用，有效，忌生冷。

（4）芸苔（油菜）一味，立春后将芸苔芽放在石臼内捣成泥状，贴在患处，一日1帖，3周即愈。禁忌生冷、刺激性食物。

新解

（1）瘰疬治疗初期重在化痰湿，行气血；成脓期治疗重在托毒透脓。

（2）胆汁、陈醋，二味药所制成的猪胆膏，具有清热解毒，燥湿祛痰的作用；海带具有清热化痰，软坚散结之功。内服与外用药物结合，适用于治疗瘰疬初期、成脓期，能使痰湿化，热毒散，逐渐增大的脓块、淋巴结则逐渐消退。

（3）杨树芝即杨絮，属于植物类花。杨的果序将要成熟，果开裂杨絮就四处飞扬。据《本草纲目》记载，杨絮具有清热解毒、益肝明目等功效。冰片具有清热解毒，芳香走窜，防腐，并具有引药直达病所的作用。三药相配，解毒消肿，对瘰疬痰核未溃者有效。

（4）驴肉、姜、豇豆为发物，故对于瘰疬痰核未溃者宜忌食。

（5）猪肺补虚，鼓邪外出；海带软坚散结，对于痰核凝结成块者有效。

（6）芸苔（油菜）为十字花科植物油菜的嫩茎叶和总花梗，具有散结消肿之功，自古以来已被广泛地药食两用。正如《千金食治》评价油菜："主治脚痹，又治痈肿丹毒。"《饮膳正要》记载油菜："主风热、丹肿、乳痈。"《本草纲目》记载油菜："治痈疽，豌豆疮，散血消肿。"

2．已溃而久不收口

主症

溃破后流脓清稀，加有败絮样物质，疮口呈潜行性，脓液淋漓不尽，久则形成瘘管。疮口肉色呈灰白色，四周皮色暗紫。全身伴有阴虚火旺之象。

治法

（1）石灰火煅为末，以白果肉捣烂，和匀敷之，或同蜂蜜和调亦可。

（2）骨头，火煅为末，麻油涂，效。

（3）鲜猪胆汁加冰片少许，外敷患处。

（4）鸡蛋1枚，取出鸡子黄下锅熬半日令黑，先拭干疮口，以药纳疮口内，三度即愈。

（5）红皮鸡蛋1个，马舍子（即马蛇子）1个，将鸡蛋打开一孔，将马舍子塞入，封口煮熟，一次服下。

（6）豆腐泔水（做豆腐压榨出来的水）适量。将豆腐泔水用武火煮稠，再以温火煎熬至稠厚如面糊，将它蘸在疮上，药与疮口粘住，药力在发生作用，疮口进行愈合；药力消退时则自行脱落，再更换一个新的。如法操作，约一月余即可消散，并不损害皮肤。

新解

（1）治瘰疬痰核已溃，久不收口者，宜祛其腐肉，补益气血，促使新鲜肉芽组织的长成。

（2）石灰火煅、白果、蜂蜜，三者合调，具有收敛生肌的作用。

（3）骨头火煅，功似煅龙骨，能收湿敛疮，减少脓液渗出，促进创口愈合。

（4）猪胆汁加冰片清热解毒，热毒清解则疮口自敛。

（5）蛋黄油具有敛疮生肌的作用，临床经常用于治疗瘰疬痰核已溃，久不收口者。

（6）马舍子（马蛇子），别名蜥蜴，具有消瘿散瘰、破结消痰、祛瘀生新之功。临床用于结核痰多，瘰疬痰核。

（7）豆腐泔水熬成的面糊具有祛湿扶正、行气活血的作用，能促使疮口快速愈合，对于瘰疬痰核溃后期有辅助治疗作用。

九、破伤风

破伤风是因为破伤风杆菌自人体伤口侵入，所引起的一种急性特异性感染性疾病。以肌肉强直性痉挛和阵发性收缩为临床特点。

主症

发作前有前驱症状，如乏力，头痛头晕，咬肌紧张酸胀，烦燥，哈欠频作，12~24小时后肌肉强直性痉挛，依次由咬肌、面肌、颈项肌、腹背肌、四肢肌群出现痉挛性发作，最后出现角弓反张，独特的“苦笑”面容；严重抽搐者甚至出现肌肉撕裂、骨折；乃至发生膀胱括约肌痉挛，出现尿潴留；或发生膈肌、肋间肌痉挛，出现窒息，甚至死亡。

治法

（1）霜桑叶100g，水煎服，微微出汗，小儿酌减。治疗破伤风四肢痉挛抽搐。

（2）蝉蜕120g，常山4g，钩藤、丝瓜络各30g，水煎服。治破伤风四肢痉挛抽搐。

（3）山羊角焙干，研细末，黄酒冲服出汗，每日5g。治破伤风角弓反张者。

（4）蜂房中自然死亡的蜜蜂（去头、足、翼，炒黄）15g，白酒送下。

（5）大河蟹1个，捣烂，黄酒冲服，出汗即可。

（1）中医治疗破伤风，整体以祛风、解毒、镇痉为原则；局部以清洁伤口，祛除腐肉，治疗溃烂，促进伤口愈合为大法。彻底清疮，改善血循环，是预防破伤风的关键所在。

（2）霜桑叶甘寒，清泄肝热，质润而滋润柔肝，能预防并治疗破伤风之肝风内动，症见四肢痉挛抽搐者。

（3）蝉蜕、钩藤，均能息风止痉；丝瓜络舒筋活络；常山清肝经热邪。四药合用，清热凉肝，息风止痉。适宜于治疗破伤风四肢痉挛抽搐。

（4）山羊角药性峻猛，清肝凉肝，镇肝息风；黄酒通络善行，引药直达四肢，增加药力；山羊、黄酒合用，治疗四肢抽搐，角弓反张，效果尤显。

（5）蜂房祛风攻毒，白酒能发散风毒，舒经通络。二者配合，协同奏效，可治疗并预防破伤风的发作。

（6）《本经》记载河蟹："主胸中邪气热结痛，歪僻面肿。"大河蟹力量较强，酒助热发汗。大河蟹捣烂，黄酒冲服，令出汗使风毒之邪有所出路，可治疗并预防破伤风。

十、气性坏疽

气性坏疽是厌氧菌感染所引起的一种严重的急性特异性感染病。因其最易腐烂，病势又急，故可危及生命，中医有"烂疔"、"水疔"之称。

主症

伤口出现不寻常的疼痛，局部肿胀迅速加剧，伤口周围皮肤有捻发音，并有严重的全身中毒症状，如脉搏加速、烦躁不安、进行性贫血。伤口内的分泌物涂片检查有大量革兰阳性细菌，X线检查伤口肌群间有气体，则是诊断气性坏疽的重要依据。

治法

（1）墙内土蜂窝，焙干研末，香油调，搽患处。忌辣物。治疗疮口溃烂。

（2）蚰蜒10条，焙研末，油调敷之，立效。治疗足胫烂疮，臭不可近。

（3）生黄豆嚼烂敷，数日即愈。治疗疮口溃烂或伴有患肢浮肿。

新解

（1）墙内土蜂窝是土蜂雌成虫毒液聚集处，毒液麻醉了在土下蛰伏的成虫，然后产卵于其上，封置在土室内。幼虫孵化后即可取食，完成发育变为成虫后又飞出，寻找新的寄主产卵。故墙内土蜂窝含有蜂毒，具有强烈的“以毒攻毒”的作用，毒去则疮口自敛。但应当注意不可过量使用。

（2）蚰蜒，性温味辛，有毒，具有破积解毒，“以毒攻毒”之功，适宜于治疗癥瘕痞满，痈肿噎膈，口吐涎沫。猪油能润燥解毒，缓解蚰蜒毒性，并且润养局部肌肤。蚰蜒焙研末，猪油调敷，能治疗气性坏疽，伤口溃烂。

（3）生黄豆能解毒，健脾益气，鼓邪外出；对于气性坏疽局部有分泌物，腿部肿胀疼痛、溃烂者，均有一定的辅助治疗作用。

第二节　瘿瘤

一、项下气瘿

气瘿是颈部漫肿，肿块柔软不痛，随喜怒而消长的甲状腺肿大性疾病。女性多于男性，青春期多见，俗称“大脖子”病，常见于缺碘的高山地区。西医称此病为单纯性甲状腺肿、地方性甲状腺肿。

主症

颈前甲状腺逐渐增大。局部皮色不变，表面平坦，质软不痛，随着吞咽肿块上下移动，较大者有下坠感，随情绪而消长。不同类型的气瘿，症状各有其特征。

（1）弥漫性肿大：甲状腺形态正常，两侧对称。

（2）结节性肿大：甲状腺一侧较显著。

（3）囊肿样变：内有血液。

治法

（1）针砂入水缸中浸之，饮、食皆用此水。十日一换砂，半年自消散。

（2）自然铜贮存水瓮中，逐日饮食，皆用此水，其瘿自消。

（3）海藻500g，小麦面500g，陈年醋500g。三味药和，爆干，往返，醋尽，合捣为散，酒服1匙，日3次，忌努力。

新解

（1）本病的治疗重在改变饮食结构，食用含碘食物和含碘食盐，对于较大肿块有压迫症状者宜及时行手术治疗。

（2）针砂又名钢砂，铁砂，为制钢针时磨下的细屑。主要成分为铁，杂质为氧化铁、碳、磷、硅、碘、硫等。《本草纲目》记载针砂：“清积聚、肿满、黄疸、平肝气、散瘿。补血、除湿、利水。”入水缸中浸之，饮其水，能够治疗气瘿。

（3）自然铜成分主要含有铁、碘等元素。《仁斋直指方》记载自然铜治疗项下气瘿，方法为“自然铜贮水瓮中，逐日饮食，皆用此水，其瘿自消，或火烧烟气，久久吸之亦可”。

（4）海藻软坚散结，有消散肿块的作用；小麦扶正益气，鼓邪外出；醋生津，助海藻软化肿块；酒行气活血。四药合用，扶正与祛邪并施，软坚与消散并用，则气瘿所致的局部肿块及坠胀感自然能够缓解。

（5）本病受情志、体力等整体状况的影响，故不要过劳，宜“忌努力”。

二、腋下瘿瘤

瘤多因七情劳欲，复感外邪，脏腑失调，聚瘀生痰，随气留滞凝结而成。

主症

腋下肿物，赘生物如拳如瘤，病程较为漫长。

治法

长柄葫芦烧存性，研末搽之，以消为度。

新解

（1）水行则痰消，水行则气行，水行则瘀祛。治疗瘿瘤的大法即是活血祛瘀、化痰散结、行气解郁。

（2）葫芦，又名苦壶卢，其功效是利水消肿，治水肿、黄疸、消渴、癃闭、痈肿恶疮、疥癣。葫芦烧存性，功效收涩，减少痰湿的渗出。《濒湖集简方》最早记载了苦壶卢能够治疗腋下瘿瘤。长柄葫芦烧存性，研末搽之，对于各类瘿瘤均有辅助治疗作用。

第三节　皮肤疾病

一、热疮

热疮是指因发热而在皮肤黏膜交界处所发生的急性疱疹性皮肤病。相当于西医的单纯性疱疹。

主症

皮肤黏膜交界处如口角、唇缘、鼻孔周围，面颊或外阴周围发病，也可在口腔黏膜、眼、臀、股部发病。发病前局部烧灼瘙痒、红斑，继之出现针头大小簇集成群的水疱，疱内含有透明浆液，数日后水疱破裂，漏出糜烂面，伴有渗出，逐渐干燥，结为淡黄色痂块，愈后不留瘢痕。

治法

绿豆150g，蜂蜜100g。先将绿豆用两大碗水煎熬成1大碗，去渣，留用绿豆汁；蜂蜜调和，时时饮之。连用数十日。

新解

（1）中医治疗热疮，以清热解毒，燥湿收敛为治疗大法。对于热疮的防治重在积极消除诱发因素，以防疾病的反复发作。

（2）绿豆能清热解毒，蜂蜜能解毒、敛疮生肌。二药配伍，适宜于治疗热疮。本方尚能治疗感受热邪所致诸多疾病，如诸般热疾。

二、蛇串疮

蛇串疮发于腰部者，又名“缠腰龙”、“缠腰火丹”、“蛇盘疮”、“火带疮”、“蛇丹”、“蜘蛛疮”；发于颞额部者，又名“缠头鲨”、“盘头鲨”。发于腰部周围者多见，长出豆大赤白水疱，痛不可忍，即西医学之带状疱疹，发病后多数可获得终身免疫。

主症

发病前有先驱症状：皮肤过敏，灼热疼痛，轻微发热，全身不适。1~3天后出现片状红色丘疹，继而转为绿豆、黄豆大小簇集成群的水疱，排列呈带状，疱群之间皮肤正常，疱液透明，约1周后转为混浊，重者有出血点、血疱。好发于腰胁、胸肋或头面部，多发生在一侧，不超过正中线。病变发生于耳眼周围者，以及发生于中老年的患者，则病情较重，疼痛程度较甚，持续时间相对较长。

治法

（1）干蚯蚓3条，研成细末，冷开水调，与浓茶共搽之。

（2）活蚯蚓数条，放入水中，使其吐尽泥土，取出后加入适量冰片，充分搅匀，待化出黏液后，将其黏液涂于患处。

新解

（1）本病中医治疗以清热解毒、利湿通络、止痛为主要方法。

（2）本病主症为灼热疼痛，宜加入中药清热止痛药，或加入西药镇痛药，对症治疗。

（3）蚯蚓，中药称“地龙”，性寒味咸。通络活血，清热止痛。茶能解毒，并富含鞣质，有收湿敛疮的作用。冰片清热解毒，活血通络止痛效果明显，且能防止疮面腐烂。许多治疗疼痛的外用中成药中均含有冰片，如冰硼散等。

（4）蚯蚓与冰片结合治疗蛇串疮，是将冰片的解毒、清热、止痛功效，与地龙的引药直达皮下、入经络功效巧妙结合，使药物更具有渗透性，作用于病所。

三、疣、鸡眼及胼胝

（一）疣

疣，又名“疣目”、“瘊子”等。是一种发生于皮肤浅表的良性赘生物。有因风邪搏于肌肤而生者，有因肝虚血燥、津气不荣所致者。其好发部位以手背、指背、头面以及颈项、背部为多见。

临床分为寻常疣（疣目）、扁平疣（扁瘊）、传染性软疣（鼠乳）、丝状疣（丝瘊），形态及发生部位各异，但性质、症状、治疗相似。

主症

初起小如粟粒，渐至大若黄豆，突出皮表，色灰白或污黄，表面呈现蓬松枯槁，状如花蕊。多见于手背、手指、头皮等处皮肤，所发之数多少不一，少者独一，多则甚至数十者，或散在或群聚，并无一定规律。一般无自觉症状，若受挤压则局部有疼痛感，或碰撞、摩擦时易于出血。中医认为疣体的形成与热邪煎熬有关。

治法

（1）姜汁、上等好醋。二者混合，时时搽之，连搽8日余有效。

（2）陈骨头一块，每天在瘊子上反复磨擦，最好在摩擦前用针挑一挑再擦（注：陈骨头找野地里的枯骨）。

（3）荸荠去皮或菱角蒂摩擦疣体，每日3~5次，每次2~3分钟。

（4）新鲜四季豆（又名刀豆）壳。首先对患生瘊子的病灶处进行常规消毒处理，然后用新鲜刀豆壳每天反复擦患处2~3次，擦不到10天，瘊子即脱落，且无瘢痕，又不复发。

（5）生石灰一块（选择出矿不见水，未风化成粉者）5~10g，研成极细粉。施术者，用手大拇指与次指捻生石灰粉1撮，按压于患者瘊顶上，不离手用次指按住研之，研至完全粉化，再捻粉按上再研，如此数次，毫不觉痛，瘊渐缩小，而至干化，即使形体较大的瘊也会缩到极小，1~2日内，自行脱落。若是形体过大鼓出明显者（如酸枣形），可用丝线束其根体，减少血流，而后按法施术，亦可治愈。此为除瘊特效方。

（6）鸡内金长期擦之，疣即赘落。

（1）疣的治疗多用外治法，治疗法则以腐蚀、攻毒、养阴、清热为主。其中结扎法是外治丝状疣的好方法，直接彻底，简单实用，容易操作。

（2）生姜尚具有抑制恶性细胞活性的作用，能抑制疣体增生。醋敛疮养阴。二者合用外搽疣体有效。

（3）摩擦能使疣体角质层软化，从而脱落。陈骨头表面粗糙，菱角蒂具有刺激性，均可促使疣体受刺激而脱落。荸荠润燥生津，能软化疣体。

（4）四季豆壳含有毒素，含有皂苷、皂素、胶蛋白酶抑制剂，均对细胞膜有刺激性，且能破坏其红细胞，故能促使疣体脱落。

（5）生石灰主要成分是CaO，有强烈的干燥性、腐蚀性，能使疣目萎缩、干化、脱落。

（6）鸡内金善消肉积，具有消磨肉赘的作用。

（二）鸡眼、胼胝与胬肉

1. 鸡眼

因鞋紧窄，或足骨畸形，局部长期受压、摩擦，使皮肤角质增厚而成。

主症

状如鸡眼，根部深陷，顶端硬凸，表面淡黄，受压疼痛，影响行走。

治法

（1）荞面5g，荸荠1个，共捣融，连贴数昼夜，即落。

（2）红色冰糖500g，用口嚼成液体后涂搽，能使组织变软。

（3）白萝卜嚼如泥，敷之，其痛立止。

（4）乌梅捣烂，醋少许，加盐调匀，贴之即消。

（5）鸡蛋3～4枚，带壳煮熟，醋浸一夜，去壳食之。可控制鸡眼再长。

（1）鸡眼的治疗以外治法为最佳手法，包括切除、针刺等。

（2）治疗鸡眼，首先使组织变软，而后用切除、针刺等法，如此则操作容易，可以明显减轻疼痛。

（3）荞面外用收敛止汗、消炎：荸荠属于生冷食物，润燥生津，能软化鸡眼，便于修治。荞面、荸荠共捣融然后粘贴于鸡眼处，可作为治疗鸡眼的辅助治疗方法。

（4）冰糖味甘，可缓急止痛，并且具有解毒、生津、润燥等作用。嚼成液体后涂搽，能使组织变软，便于修治。

（5）白萝卜具有清热生津、凉血止血、滋阴润燥的作用，亦能使组织变软，可作为修治的前期准备。

（6）乌梅具有腐蚀之性，正如《本经》记载："乌梅能死肌，去青黑痣、恶肉。"食醋性温，味酸苦，有散瘀、止痛等功效。鸡蛋味甘，性平，有补气养阴，鼓邪外出的作用。

（7）醋蛋液提供的营养物质，能鼓邪外出，祛湿活络，杀菌扶正，可防治鸡眼再长。

2．胼胝、胬肉

胼胝，即足上生茧。胬肉，即多余的赘生物。

主症

好发于足掌部，皮损为蜡黄色，不整形的角化斑片，中厚边薄，范围较大，表面光滑，皮纹清晰，疼痛不甚。

治法

（1）乌梅肉。将乌梅肉入醋少许，捣烂，加盐水调成软膏，洗足后，用小刀挖去胼胝皮、黑刺，取膏贴之，外裹纱布，胶布固定。

（2）饱和浓度碱水，熟石灰面。二者比例3∶1，搅匀，上洒适量小米，浸24小时后，捣烂敷患处。注意：此药不可敷在好肉上，需要用胶布围住好肉进行保护，同时将患灶的厚皮削去，再上药，日换1次。

（3）葱头、荸荠、松香、麻油。将葱白、荸荠等份捣汁一碗，煎煮，再入松香200g，麻油250g，熬至滴水成珠，摊成膏药，贴患处，胼胝与胬肉自落。

新解

（1）胼胝、胬肉与鸡眼的病机及治疗大法相似。

（2）乌梅末具有腐蚀赘生物的功能。

（3）碱水是天然碱，主要成分是碳酸钠和碳酸钾。熟石灰，即氢氧化钙，是一种白色粉末状固体，又名消石灰。氢氧化钙是一种强碱。二者均具有明显的腐蚀性，能腐蚀去角质，适宜于治疗胼胝、胬肉。

（4）《本经》记载，松香"主痈疽恶疮，头疡白秃，疥瘙风气，安五脏，除热"。荸荠腐蚀角化斑，葱行肌肤气血，麻油润养并软化肌肤，三药搭配，能使角化斑脱落。

附：黑痣

（1）李仁为末，鸡蛋清调点，一宿即落。

（2）石灰一盏，糯米数十粒，用水调石灰（如调粥一样），然后将糯米（完整不碎的）一半插入灰中，一半露出灰外，经过一夜，米色变为水晶样，用针（消毒）调出糯米少许，置于痣上，半日即自行脱落，但不得着水，两三天即愈。

新解

（1）黑痣的祛除，治疗方法同鸡眼、胼胝、胬肉，采用外治法，攻毒腐蚀，以促其脱落。

（2）李仁有毒，具有刺激腐蚀之性，"以毒攻毒"，能使黑痣脱落。

（3）石灰具有腐蚀作用，也可使黑痣脱落。取染有石灰的糯米置于黑痣上，是因为糯米的大小和硬度适宜于治疗黑痣，且容易操控。

四、黄水疮

黄水疮是一种具有传染性的急性化脓性皮肤病。又名“滴脓疮”、“天疱疮”，相当于西医学的“脓疱疮”。病因由湿热二气交感，熏蒸皮肤而成，或因湿疹、痱子等感染所致。好发于颜面、手臂、小腿等处。潜在性脓疱或脓痂，自觉瘙痒，具有接触传染和自身接种的特性。常在幼儿园、家庭中传播流行。

主症

皮损初起的红斑及水泡，1~2天迅速变为脓疱，粟粒及黄豆大小，界限分明，四周轻度红晕，疱壁薄，内含透明液体，渐变为混浊，疱破后露出潮红的糜烂面，流出黄色脓水，凹陷呈窝，干燥后结成黄色脓痂。5~7天后痂皮脱落，渐愈，不留瘢痕。自觉瘙痒，全身发热，脓流他处，将毒邪侵染到其他部位，引起新的脓疱。

治法

（1）芹菜250g，每日当频吃。连续多用能使黄水疮迅速干燥，脱皮，痒减而愈。

（2）槐角烧成灰，为末，香油调搽。

（3）黄豆炒炭50g，枯矾25g，冰片1g，共为细末，香油调敷。

（4）白矾半生半煅，酒调，涂。

新解

（1）黄水疮的中医治疗原则，整体侧重于清热、解毒、利湿；局部侧重于解毒、收敛、干燥。黄水疮的禁忌是水洗患处、搔抓，以免加重病情。

（2）芹菜能清热利尿解毒，祛除病因。

（3）槐角凉血解毒，烧成灰能收湿，为末后香油调搽，适用于治疗黄水疮。

（4）黄豆、冰片清热解毒，炒炭后增加了收湿敛疮作用。枯矾本身就有收湿敛疮作用。诸药合用，清热、解毒、利湿，适用于治疗黄水疮。

（5）白矾半生半煅，敛疮生肌；酒则促进气血运行。适宜于黄水疮的治疗。

五、癣

癣是发生在表皮、毛发、指（趾）甲的浅部真菌性皮肤病。因感染癣虫，复因风、湿、热诱发。西医认为癣之病原菌为浅部真菌（霉菌），通过接触而传播发病。依据发病部位和皮损特点，有头癣、手足癣、体癣、股癣、花斑癣等。

（一）头癣

头癣，又名“发癣”。俗称“秃疮”、“癞痢头”、“鬼剃头”、“斑秃”。是头皮和头发的浅部真菌感染，根据病原菌和临床表现的不同可分为黄癣、白癣。头癣好发于儿童，传染性较强，瘙痒难忍，不痛，日久则发焦脱落。

1．黄癣

黄癣（肥疮）是最常见的头癣类型。致病菌为黄癣菌，初起毛发根部皮肤发红，继则发生脓疱，干后变成黄癣痂。随后增大、融合、变厚、富有黏性，边缘凸起，中心凹陷，黄豆大小。除去黄癣痂，其下为鲜红湿润的糜烂面和浅溃疡，失治则毛囊坏死形成萎缩性瘢痕，遗留永久型秃发。本病病程缓慢，多由儿童期染病而发。

主症

典型损害为蝶形黄色癣痂，发落呈圆片状，自觉瘙痒。中心有毛发贯穿，发无光泽，参差不齐。可形成萎缩性瘢痕，造成永久性秃发。

治法

（1）先以醋泔洗净，再用鸽粪研末敷之。

（2）荸荠不拘多少，捣烂敷之，一日1次，连敷数次。

（3）用初夏嫩小带有毫毛的葫芦，每日用1个，磨擦发脱处，7~8天后，发即新生。

（4）南瓜叶、白矾。二者研末，调茶油，涂患处。

（5）猪蹄壳（角质）、明矾。猪蹄壳内放满明矾，置火炉，煅至焦黑如炭，冷却后研面，调茶油敷患处。

（6）新破猪肚去粪，以极热时速搭上，痒损勿搔，当缚两手，日中卧半日去之。

（7）霜降后的白杨树叶200g，放瓦上，烧成灰，研成粉末，香油调涂患部。

（8）竹笋壳叶50g，烧灰存性，调香油搽。

（9）牛门牙，煅三次，醋淬三次，研末，麻油调敷，一日2～3次。或牛角，羊角。二者等份烧灰，猪油调敷。

（10）虾壳、白糖。二药同捣烂，敷之。敷后痒不可挡，切不可搔，待其结痂自落即愈；如或未净，再敷1～2次无不痊也。

（11）蜗牛数十只洗之，两次即愈，甚妙。

新解

（1）鸽粪含有丰富的B族维生素和多种微量元素。在16~18世纪的欧洲，鸽粪被当做无价之宝，鸽粪研末敷则能促使新肉的长成。

（2）《本草求真》记载荸荠："味甘性寒，能破积攻坚、止血、治痢、住崩、擦疮、解毒发痘、清声醒酒。"在此起到局部解毒的作用。

（3）带有毫毛的葫芦含有葫芦瓤及子，味苦，性寒，有毒，消热解毒，润养，利便，典籍记载能治一切痈疽恶疮。

（4）南瓜叶清热解暑、收敛止血，主热毒。白矾能刺激局部，并具有收敛生肌的作用。《医学入门》记载白矾："治耳卒肿出脓，目赤，目翳，胬肉，口舌生疮，牙齿肿痛出血，……，毒伤。"

（5）猪蹄壳（角质）古籍记载能治咳嗽喘息、痔疮、白秃、冻疮。《本草纲目》记载："治小儿白秃，猪蹄甲七个，每个入白矾一块，枣儿一个，烧存性，研末，入轻粉、麻油调搽。"

（6）猪肚即猪的胃，具有治虚劳羸弱，促使新肉长成的功效。

（7）杨树叶烧成灰具有收敛生肌，助发生长的作用。

（8）竹笋壳药性寒凉，竹笋壳叶烧灰，具有凉血敛疮、助发生长的作用。

（9）牛门牙煅，牛角、羊角烧灰，也均能敛疮、生肌、生发。

（10）《本草撮要》记载虾壳："晒干研末，加白糖拌，涂秃疮。"《泉州本草》记载虾壳："治疥癣，晒干研末掺患处。"

（11）蜗牛消肿疗疮，缩肛收脱，通利小便，治疮疗癣、瘰病等。白糖可以滋养局部肌肤。合用，适宜于治疗黄癣。

2．白癣

白癣（白秃疮），头皮有圆形和不规则的覆盖灰白色鳞屑的斑片，初期局部逐渐扩大，周围出现卫星样小鳞屑性斑片。可融合成片，边界清楚，病发无光泽，外周绕以白套样菌鞘，距头皮5mm处折断而参差不齐。本病好发于头顶中间，青春期后自愈，愈后不留瘢痕。

主症

病发部位常呈圆形或不规则形，呈灰白色鳞屑性斑片。表面的病发多在距头皮2～5mm处折断，病发根部有一白色菌鞘。皮损常呈卫星状分布。

治法

（1）米醋50g，放铁勺内，将米醋烧开即得，将棉球蘸醋洗癣处，每日3～4次。

（2）鲜侧柏叶，放锅内水煮二三沸，先熏后洗，一日2~3次。用鲜侧柏叶浸泡于60%乙醇中，7天后滤取药液，涂擦毛发脱落部位，每日3次。如能坚持连续涂擦并酌量增加药物浓度，则毛发生长可较密，同时也不易脱落。

（3）侧柏叶、松树毛各等份，水煎熏洗。

（4）疮癣出生者，浓盐汁频擦，妙。

（5）大蒜切片，日日揩之有效。

（6）葱白捣如泥，和蜜，涂之。

（7）油煎芫荽敷之。

（8）杨柳絮1kg，水5kg，煎4小时，将杨柳絮去除，继续熬成膏，抹患处。

（9）芫荽50g，公猪肉100g，将以上二物制成膏，另用花椒、艾叶、鸽粪煎水，洗尽白痂后，涂上药膏。

新解

（1）癣的治疗要恪守持久、彻底、消毒，同时治疗同居者。头癣的外治方法和步骤为：剪发、洗头、搽药、消毒。

（2）米醋诚如李时珍和陶弘景两位大医药学家所赞誉："醋治诸疮肿积块，心腹疼痛，疾水血病，杀鱼、肉、菜及诸虫毒气……取其酸收之意，而又有散瘀解毒之功。"

（3）侧柏叶凉血生发；松树毛，又名松毛、山松须、松针，《外科正宗》记载侧柏叶能"治风湿顽癣：松毛(炒黑)一两，轻粉、樟脑各三钱。湿则干掺，燥则用油调搽，如痒极者，以米醋调敷"。《本草汇言》："松毛，去风湿，疗癣癞恶疮立药也。性燥质利，炒黑善去风湿，顽癣湿烂，浸渍不干，并敷冬月冻疮。"

（4）食盐、大蒜、葱白、芫荽，具有解毒消炎，以及刺激局部，复活毛囊的作用。

（5）杨柳絮能解毒，止痒。治疗痈疽、恶疮、局部瘙痒、创伤出血。《别录》记载杨柳絮："主痂疥，恶疮，金疮。"

（6）芫荽解毒；猪肉以"肉"治肉，公猪肉力量较强；花椒、艾叶，均解毒杀虫；鸽粪中含有大量的蛋白，润养肌肤。五者相合外洗，对头癣有效。

（二）手足癣

手足癣是因皮肤丝状真菌在手、足部位引起的皮肤病。南方多发，足癣多于手癣，夏季多发，且手、足癣相互传染。

1. 手癣（鹅掌风）

手癣俗称鹅掌风，男女老幼均可以染病，多发单侧，也可以波及双手。夏天起水疱脱皮病情加重，冬天则枯裂疼痛明显。鹅掌风病程为慢性，反复发作。若反复发作后，致手掌皮肤肥厚、枯槁干裂、疼痛、屈伸不利，宛如鹅掌。若侵及指甲，可引起灰指甲（甲癣）。

主症

初起为掌心或指缝水疱或掌部皮肤角化脱屑，水疱多透明如晶，瘙痒难忍。水疱破溃后干枯，叠起白屑，中心向愈，四周激发疱疹，并可延及手背、手腕部。

治法

（1）糠油不拘多少，擦患处，两次即愈。

（2）生桐油、白酒各200g。二者混合乳铁盆中，燃着烤患处，促其出汗。

（3）大麦芒烧烟，熏手掌，7日手不着水，即愈。

（4）老葱花、蜂蜜各500g。将葱花捣烂，蜂蜜调和，敷搽患处。

（5）豆腐汁。将黄豆或黑豆磨成稀粥，煮熟，去渣用汁洗，久则即愈。

新解

（1）手足癣的治疗根据脱屑型、水泡型、糜烂型的不同，治法不同。

（2）糠油内含有大量的维生素和微量元素，对疮口愈合及人体有很好的保健预防、治疗作用。《验方新编》记载糠油治疗手癣："治鹅掌风生手掌上，紫白斑点迭起，白皮坚硬干燥，甚则迭迭脱皮，血肉外露，或痒或痛，久则成癣。"

（3）生桐油，内用可探吐风痰，外用可治疥癣、臁疮、汤火伤、冻疮皲裂，以及化脓性炎症疾患。白酒可以促进局部的血液循环。

（4）大麦芒烧烟熏，对于杀灭真菌有一定作用。

（5）老葱花散寒通阳，灭菌杀虫。蜂蜜敷搽患处能润养局部皮肤。

（6）祖国医学认为，黄豆可令人长肌肤，益颜色，填精髓，增力气，补虚开胃。豆腐汁、豆浆洗手足，润养肌肤，并促进肌肤新肉的长成。

2．足癣

足癣俗称“香港脚”、“足气”、“湿脚气”、“脚气”，因感受阴寒水湿雨雾之气，或坐卧湿地，致令湿邪袭人皮肉筋脉，或因嗜甘过度，酒醴无节，或多食乳酪湿热等物，致令热壅下焦，走注足胫。好发于夏季，冬春较轻，多见于成人，儿童少见。

主症

多发生在趾缝及足底，其特征为皮下出现水疱，趾间浸渍糜烂，渗流渍水，角化过度，脱屑，瘙痒，味臭，灼热等。

治法

（1）茶叶嚼烂敷之有效。

（2）陈火腿骨，米泔漂去盐味，烧枯研末敷，立效。

（3）鸡子黄500g，黄蜡5g，煎油涂之。

（4）小鲫鱼（愈小愈好）烧灰存性，研末，涂酒，抹患处。

（5）杨树皮（焙黑），枯矾各等份，共为细末，香油调敷患处。

（6）青核桃，剥去外表绿色皮后，连硬壳及肉一起捣烂，敷患处，以纱布包扎，反复使用。

（7）白萝卜煎水洗，数次即愈。

（8）黄连、苍术、槟榔各等份，枯矾减半，共为细末，加油调成膏敷患处。

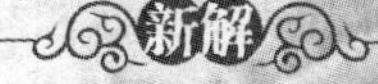

（1）手癣和足癣的治疗方法可以通用。

（2）茶叶中的儿茶素类，俗称茶单宁，是茶叶特有成分，具有苦、涩味及收敛性。所含有鞣酸，具有抑菌作用，尤其对治疗脚癣的丝状菌有特效。

（3）陈火腿骨烧枯研末具有收涩除湿之性。米泔漂去其盐味能减少疼痛刺激。

（4）鸡子黄有扶正、补益精血、敛疮生肌的作用。黄蜡生肌止痛。二者相和，能增强敛疮生肌的疗效。

（5）小鲫鱼味甘，性微温。能补脾开胃、利水除湿。烧灰存性能使分泌物减少，加速疮口敛合。

（6）杨树皮（焙黑）、枯矾，均具有收涩之性，能减少渗出，促进疮口愈合。

（7）青核桃及其硬壳味涩，能减少渍水，促使疮口敛合。

（8）将白萝卜切碎捣烂取汁，兑入适量水用来洗脚，利水除湿，长期坚持，可除脚气，并使皮肤清爽、润滑。

（9）黄连、苍术、槟榔，均具有祛除湿气的作用，适宜于治疗脚气瘙痒多汗；枯矾干燥局部，敛疮生肌。四药搭配，治疗足癣疗效可靠。

（三）体癣、股癣

体癣，又名“圆癣”；股癣，又名“阴癣”。多发生于夏季，青壮年及男性多见，多有手足癣病史。

主症

体癣：主要见于青壮年男性，多夏季发病。好发于面部、躯干及四肢近端。皮损呈圆形，或多环形，类似钱币状，边界清楚，略高出皮面，病灶中央常有自愈倾向，外周有扩张的斑块。四周可有针头大小的红色丘疹及水疱、鳞屑、结痂等。自觉瘙痒，多在夏季发作，入冬减轻或自愈。

股癣：生在股部内侧，常蔓延到肛周、臀部等。股癣病发部位异于体癣，但症状似体癣，故治疗相同。但由于患部潮热多汗，易受摩擦，常因搔抓而出现糜烂，可继发湿疹样变和苔癣样变。

治法

（1）杏仁25g，好醋250g。将杏仁捣碎与醋混合。先用热水将患部洗净，然后加热药液，再将药液趁着热劲，用棉花擦洗患部，每日用1次，连用2~3天，隔1~2天，再用2~3天。禁忌：用药期间及用药后半月，不可饮酒。

（2）醋煎艾涂之。

（3）荔枝核50g，磨醋，将癣疮挑破后搽之。数日即愈，再发再涂，断根。

（4）鸡蛋油调搽，必愈。再发再涂，虽多年癣，无不断根。

（5）核桃肉捣如泥，用干净细布包好，临卧时，擦患处。

（6）青核桃皮，捣如泥，敷患处。15分钟后患处发热而破皮，去药见愈。此法反复涂抹，能治各种顽癣。此法也治蚊、虫、蝎、蛇咬伤痛痒等皮肤病。

（7）黄精、公丁香、百部、花椒等煎水外洗。

新解

（1）该病的形成是由于外受风毒，凝聚于皮肤；或因风寒外袭，营卫失调；或因风热侵入毛窍，郁久血燥；或因风湿所侵，留于腠理；或因久居湿地，水浆浸渍，湿邪外浸，郁于皮肤；或因汗衣湿溻，淹渍肌肤，复受日晒，暑湿侵渍毛窍；或因冲任失调，营血亏耗，血虚生风化燥等致皮肤失养而成本病。故治疗以杀虫止痒、祛风除湿、解毒、润养肌肤为治疗大法。

（2）杏仁，《本草纲目》载："杀虫，治诸疮疥，消肿，去头面诸风气皶疱。"醋解毒，润养肌肤。

（3）醋煎艾能驱逐寒湿、温经散邪、杀菌止痒。

（4）荔枝核行气祛寒，能使气血通畅，醋能解毒。二者合用局部肌肤得以润养。

（5）鸡蛋油是将鸡蛋去壳去白，置搪瓷（或陶器）锅内，于炭火上炒拌至焦黑，即有褐色油渗出，将油盛在盖碗内备用。该油具有生肌长皮、敛疮收口、消肿止痛、除湿止痒等作用。

（6）核桃肉捣如泥具有消炎杀菌、养护皮肤的作用。

（7）核桃青外皮“苦涩，平，有毒”。《陕西中草药》记载核桃青外皮：“治牛皮癣、鱼鳞癣、荷叶癣及秃疮等症。”

（8）黄精、公丁香补气养阴、温阳；百部、花椒杀虫止痒。四药相配，药性平和，攻补兼施，杀虫止痒，润养肌肤。煎汤外洗方法简便，容易操作，适宜于治疗体癣。

（四）甲癣

甲癣，又名“灰指甲”，是由皮肤真菌侵犯指（趾）甲而引起的皮肤类传染性疾病。西医学称为“甲真菌病”。

主症

指（趾）甲变色、增厚、污秽物堆积，或甲板破坏、缺失。

治法

（1）白凤仙花、鲜羊蹄根各半，捣烂后包覆病甲部，每日1次，坚持数月。

（2）治疗鹅掌风的浸泡方可以用来浸泡病甲。

新解

（1）患有手足癣的患者，宜积极治疗，以免继发甲癣。日常修剪指（趾）甲，宜先剪健甲，后剪病甲，以免交叉感染。

（2）凤仙花又名“海纳花”，民间用于染指甲。白凤仙花具有活血通经、祛风止痛、解毒功效，用于闭经、跌打损伤、瘀血肿痛、风湿性关节炎、痈疖疔疮、蛇咬伤、手癣。鲜羊蹄根又名“牛耳大黄”、“羊蹄根”、“野大黄”，具有败毒抗癌，清热消炎，凉血止血，疗疮治癣的作用。二者相配，共奏解毒消炎止痒之功，适宜于甲癣使用。正如《神农本草经》记载羊蹄根：“主头秃疥瘙，除热，女子阴蚀。”

（五）花斑癣

花斑癣又名“紫白癜风”、“汗斑”、“变色糠疹”。因脏腑积热感受暑湿，气血凝结而成，或由传染而得。好发于温热地区，多汗男性青年居多，病情缓慢，夏重冬轻，次年又发。

主症

胸背、颈项、肩胛等处出现斑点，大小不等，色紫褐或灰白，斑点可扩大，相互融合成片，表面光滑，边界清楚，搔之稍有细屑，微痒。

治法

用生绿豆粉团末撒敷患处即可，症状严重者加珍珠1颗（研粉），麝香、冰片少许，7~8日即可痊愈，将愈时有瘙痒感，疗效特别显著。

新解

绿豆清热、解毒、利湿；珍珠既收敛生肌，适用于疮疹溃疡久不收口外，又润养肌肤，促使受损肌肤康复；麝香、冰片气味芳香，善于走窜，活血化瘀，能使药力直达病所，充分发挥药效。所选四药相互配伍，气血同调，湿、热、瘀、毒并治。峻猛药物与平和食品相配，祛邪与扶正兼顾，使祛邪不伤正，补益不恋邪，值得一用。

六、疥疮

疥疮是由疥虫（疥螨）侵入皮肤所引起的一种接触传染性皮肤病。多在家庭和集体生活环境中传播。疥疮分为干、湿、虫、砂、脓疥五类。俗称“虫疥、“癞疥”、“干疤疥”。

主症

发生在皮肤薄嫩处，如指缝、弯曲侧、肘窝、腋窝、妇女乳房、脐周、腰部、下腹部、股内侧、外生殖器，婴儿可波及到头面、掌跖部。患灶出现皮疹，以丘疹、丘疱疹、隧道或水疱为诊断特点，伴有奇痒，夜间或遇热更甚。辅助检查：刮取水疱、丘疹或隧道内容物，置于载玻片上，用低倍镜观察，可见成虫、幼虫、卵壳或卵圆形黄褐色虫卵。

治法

（1）搽药前先用花椒10g，地肤子3g，煎汤外洗。

（2）硫黄、山西干醋各400g，将硫黄打碎，加醋用文火煎，至将干时，候凉干燥，研极细过筛，以香油调和，擦患处，用火烤或日晒，每日1次。轻病2.5g，重病5g。

（3）硫黄50g，豆腐50g。共放一处，晒干，炒黄，为面，敷患处。

新解

（1）本病若未并发过敏或感染，仅需外治法收工，而内治多无效；伴有感染时，多内外同治。治愈本病的关键，在于坚持搽药，彻底消毒，同时治疗同居的同病患者。

（2）花椒、地肤子、硫黄均能杀疥虫，止瘙痒。

（3）硫黄杀虫止痒，是治疗疥疮的首选外用药物；干醋、香油、豆腐均能润养肌肤，以防硫黄性热，而导致皮肤干燥发热。火烤是为了药物很好地渗透吸收。

（4）治疗期间禁食辛辣、醇酒、鱼腥等发物，否则遇刺激或遇热后瘙痒会加剧。

附：皮肤瘙痒难忍

豆腐渣炒热敷，以布包紧，冷则换之，过一夜瘙痒即缓。

新解

豆腐渣为制豆腐时，滤去浆汁后所剩下的渣滓。豆腐及其渣具有润养肌肤，吸附毒性的作用，能缓解并治疗皮肤瘙痒。

七、接触性皮炎

接触性皮炎，是指皮肤或黏膜接触致病菌后，在接触部位发生的急性或慢性皮肤炎症反应。在中医文献中记载有因接触油漆、膏贴药、马桶所引起者，分别称为“漆疮”、“膏药风”、“马桶癣”。本病在发病前有接触致病物质的病史。

主症

潜伏期：接触致病物的部位发病，一般均在暴露处。

发病期：皮损处红斑、丘疹、水疱，疱破后则形成局部糜烂；严重时红肿、渗出明显，甚至发生局部皮肤坏死。皮损边界清楚，形态与接触物大小一致。若发生在组织疏松部位，如眼睑、包皮、阴囊，则肿胀明显，边界不清。自觉局部瘙痒、烧灼感，甚则疼痛。全身症状不明显。

长期反复接触后发病，局部皮肤慢性湿疹皮炎样损害，皮损轻度增厚、脱屑、苔癣样变。

病程有自限性，即去除接触物并积极治疗，1~2周内可以痊愈。不再接触即不再复发。

治法

（1）黄柏、马齿苋、蒲公英等，任选1~3味药物，水煎服。适用于皮炎急性期，红肿、渗出明显者。

（2）用柳树叶煎汤外洗，有效。适用于皮炎急性期，症见潮红、丘疹、水疱为主者。

（3）生螃蟹1个，先用白矾水洗患处，再将螃蟹煮熟，去甲壳，取其中液涂患处。适用于亚急性期皮炎，以糜烂、结痂为主者。

（4）生螃蟹，捣碎敷用。适用于亚急性期皮炎，以糜烂、结痂为主者。

（5）韭菜汁外涂，治疗皮炎有效。

新解

治疗本病的关键在于寻找并脱离接触致敏物质，治疗以缓解局部症状、复旧局部受损肌肤为目的，以清热解毒、收湿敛疮、润养肌肤为治疗原则。

（1）黄柏、马齿苋、蒲公英均能清热燥湿，凉血解毒，能减轻红肿、疼痛及渗出。

（2）柳树叶清热，解毒，利湿。适宜于治疗皮肤或黏膜接触致病菌后，所出现的接触部位潮红、丘疹及水疱。

（3）白矾水具有燥湿、收敛作用，能促使局部干燥，减少渗出物。

（4）生螃蟹为发物，能促进人体内气血运行，加速新陈代谢过程，使受损的局部能尽快得以康复。

(5）韭菜汁能温运气血、润养肌肤，也能使受损的局部尽快得以康复。

(6）皮损处不宜用热水、肥皂水清洗，以防刺激；同时避免摩擦、搔抓等刺激。禁止使用刺激性强的外用药。

八、湿疮

湿疮是一种以渗出为主要特征的过敏性疾病。其特点为对称分布、多形损害、湿润、剧烈瘙痒、反复发作、易成慢性。依次是红斑、丘疹、水疱、糜烂、皮损蔓延、结痂。遇搔抓、热水烫洗及饮酒会使皮疹加重，瘙痒剧烈。本病相当于西医学的湿疹。

（一）急性湿疮

主症

发生于任何部位，于面、耳、手、足、前臂、小腿、阴部、肛门等处。呈对称分布，剧烈瘙痒。皮疹多形性，颜色发红，出现丘疹，或小米粒状红疹，顶端起水疱，因痒而抓破后流水，浸淫成片，可结痂，伴口干少饮，小便色黄，舌质红，苔黄腻，脉滑数。

治法

（1）绿豆粉、滑石粉各50g，和匀扑之。

（2）萝卜1个，火烧热搽。

（3）干枣叶、葛根。二者打粉扑之。

（4）黄瓜1段去瓤，硼砂5g。将硼砂研末入黄瓜内，取汁，擦有汗斑之处。

（5）河边柳树叶子，将患处洗净，用柳树叶放在患处搓揉，搓揉以后可能有浮肿，不久即可消退。

新解

（1）湿疮急性期的治疗大法是清热、祛湿、止痒、干燥、收敛。

（2）绿豆、滑石，均能清热解毒、利湿。湿热祛，则瘙痒止，促进疾病趋愈。

（3）萝卜利湿、清热解毒。火烧热搽有效成分容易析出，适宜于治疗湿疹。

（4）枣叶具有解毒祛湿、止痒作用，正如《本草求原》记载：“枣叶外洗，治疳、痔、疗烂脚、结毒。”葛根入脾胃走肌肉，清热利湿。二者相配，解毒祛湿，缓解瘙痒，适宜于治疗湿疮。

（5）《日用本草》记载黄瓜：“除胸中热，解烦渴，利水道。”硼砂敛疮生肌。黄瓜、硼砂二味相配，共奏清热、敛疮收湿作用，适宜于治疗湿疮。

（6）柳树叶具有清热、解毒、利湿之功，能治疗全身皮肤因感染湿邪所致的发痒、渗水、潮湿。

（7）搔抓祛除不了病邪，反而容易导致感染，热水助热、醇酒助湿。故均为湿疹所忌用，尤其是急性期者。

（二）慢性湿疹

主症

皮损局限于某一部位，如手足、肘窝、股部、外阴、肛门等处。患部皮肤浸润肥厚，表面粗糙，嵴沟明显，呈苔癣样变，暗红褐色，表面附有糠皮鳞屑，伴有抓痕、血痂、色素沉着。

治法

丝瓜皮200g，晒干研末，用麻油调敷患处。

新解

（1）湿疹处于慢性期，宜选用平和之品，以生津润燥，养护肌肤，促使其尽快康复。

（2）丝瓜皮清热利湿，养阴生津。麻油养护肌肤，收湿敛疮。以丝瓜皮晒干研末，麻油调敷，共奏生津润燥、养护肌肤之功，对于改善粗糙苔癣样肌肤，有一定的治疗作用。正如《摄生众妙方》所记载：“治坐板疮用丝瓜皮焙干为末，烧酒调搽之。”

（三）婴儿湿疹

主症

发生于婴儿头面部的一种急性或亚急性湿疮，常在婴儿出生1个月后发生，于面颊、额部出现红斑及小丘疹，轻度小片，重者大片，因抓痒、摩擦可出现糜烂、渗液、结痂，甚至继发感染，而满及头颈、躯干，伴有局部淋巴结肿大，阵发性瘙痒，2岁左右痊愈。

治法

渗出较多者按照急性湿疹治疗；渗出较少者可外涂蛋黄油（鸡蛋煮熟去白存黄，文火熬制成油）治疗。

新解

蛋黄油药性最为平和，无丝毫的刺激性，具有润养肌肤、收湿敛疮、生肌之功，疗效可靠，在临床上是一味治疗湿疹、烫伤等皮肤疾患的常用药物，尤其适合于婴儿湿疹。

九、瘾疹

瘾疹是一种以风团为主要表现的过敏性疾病。因其小者如麻如豆，大则成块成片，每因遇风而发，故俗称“风疹块”、“风团”，古代文献尚有“风疹”、“赤白游风”等名称。其特点是皮肤上出现瘙痒性风团，发无定处，骤起骤退，消退后不留任何痕迹。可发于任何年龄、季节。多发于过敏性体质之人。西医学称本病为“荨麻疹”。

主症

突然发病，先有皮肤瘙痒，随即成批出现大小不等，形状各异的风团，鲜红或白色或正常色，边缘清楚，数目不定，可融合成片，数小时后又迅速消退，消退后不留痕迹，可反复发作。灼热剧痒，可累及胃肠、咽喉，发生于胃肠道可伴有腹痛、腹泻，发生于喉头黏膜，则可引起喉头水肿产生呼吸困难，胸闷憋气，严重者可窒息死亡。反复发作者，可迁延数月或数年。

治法

（1）铁锈50g，明矾5g。明矾捣碎。将铁锈泡在清水里面，研细，使水发红褐色，再兑明矾，用药棉蘸此药水搽患处。

（2）芝麻根一把。洗净后加水煎，趁热烫洗。

（3）韭菜根不拘多少，捣烂布包，擦患处。

新解

（1）西医认为本病为变态反应性疾病。因食物（虾、蟹、蛋类）、药物（磺胺等）、生物制剂（菌苗、异种血清等）、吸入物（花粉、粉尘等）、感染、肠道寄生虫、冷热刺激等过敏而发病。

（2）瘾疹的治疗原则是疏风、清热、透疹；在预防调护中应做到避免过敏原。

（3）铁锈具有解毒、收敛作用。明矾清热化湿、收涩，内服刺激性很大，故多外用。二者相合，既能解毒，又能收敛，防止风团蔓延。

（4）芝麻根清热利湿、散风止痒。《浙江民间草药》记载芝麻根："治无名肿毒。"

（5）韭菜根具有发散疹毒、活血化瘀、助阳之功，阳气盛则能鼓邪外出。

十、神经性皮炎

神经性皮炎是一种常见的慢性皮肤神经功能障碍性皮肤病。以皮肤苔癣样变和阵发性剧痒为特征。因其顽固难愈，皮损厚韧，状如牛领之皮，故称之为"牛皮癣"、"摄领疮"。

主症

好发于颈项、骶尾、背、股内侧、肘部、腘窝、外阴、肛周、四肢伸侧等容易摩擦部位。皮肤瘙痒，丘疹，肤色淡褐色，少许鳞屑，融合成片，角化变厚，皮肤沟嵴明显，苔癣样变斑块，边界清楚，表面见有抓痕、血痂、色素沉着。夜间阵发性奇痒，因汗渍、情绪波动瘙痒加剧。

治法

（1）葱白7段（每段寸许长），紫皮大蒜7瓣，白糠75g，冰片2.5g，蓖麻子仁25g。将葱白、蒜（略焙），同另三味药共捣如泥，敷患处。

（2）韭菜根50g，晒干研成粉末，用香油调成糊状，涂患处，隔日换一次，连用4~5次即愈。此法也治头癣。

（3）醋泡鸡蛋。取其蛋黄与蛋白拌匀，外涂患处。外涂10天左右。

新解

（1）本病常与神经精神因素、局部刺激及生活环境等因素有关，平素应当注意摄生，避免情绪焦躁、遇热流汗。慎食生葱、姜、蒜、海鲜等物。

（2）本病治疗以外治法为主，目的在于止痒，阻断一切不良刺激。忌饮浓茶、咖啡，忌吸烟酒，少食辛辣刺激性食物。

（3）葱白、紫皮大蒜，均能改善局部苔癣样变，以促使局部肌肤尽快恢复正常，同时也有助于药物的吸收；白糠、蓖麻子仁润燥养血；冰片清热解毒，芳香走窜，通过药物的渗透，以促使药效的发挥。五味药物相互配伍，祛邪与扶正并用，相互协同凑效。

（4）韭菜根能治诸癣。且韭菜根补肾温中，壮一生之阳，能鼓舞阳气，托毒外出。香油具有润养肌肤之功效。

（5）醋泡鸡蛋能润养肌肤，清肝泻火，以止瘙痒。

十一、白疕

白疕是皮肤红斑上反复出现的多层银白色干燥鳞屑的慢性复发性皮肤病。因皮损状如松皮，故又名“松皮癣”。祖国医学对此病早有记载，有“干癣”、“顽癣”、“松皮癣”、“白疕”、“白疕风”、“蛇风”等病名。此病病程长，变化多，时轻时重，愈后易复发。发病原因有遗传因素（先天禀赋）、免疫失衡（阴阳正气）、代谢紊乱（痰、瘀）、环境毒素（邪毒入侵）等。具体而言是因毒邪入侵、气血失衡引起；或阳气闭郁，蕴而化热，热盛生风，化燥化毒所致；或病久气血耗伤，气滞血瘀，瘀毒流连肌表，发于肌表而成。相当于西医的银屑病（旧称“牛皮癣”）。

主症

红色丘疹或斑丘疹，边界清楚，表面覆有多层银白色鳞屑；轻轻刮去鳞屑，可见淡红色发亮的薄片，局部可见筛状出血，自觉瘙痒。

治法

（1）白犬血涂之，立瘥。

（2）新鲜鸡腰子，剖开，敷贴，3~4次即愈。

（3）鲜松叶，用火焚之，使其冒浓烟，熏患处。

（4）茄子花为末，干癣油调涂，湿癣干掺之。

（5）韭菜根烧存性，捣末，以猪脂油调敷，3~4度瘥。

（6）皂角刺120g，醋240g，煎浓汁外搽。

（7）核桃3个，大红枣1个，白胡椒7个。核桃带皮，大枣带核，与胡椒一起捣，水煎温服，久病、重病再加一把地肤子为引。

新解

（1）银屑病治宜清热解毒、凉血疏风、滋阴养血、润燥、活血化瘀。

（2）白犬血具有滋阴、养血、润燥功效。

（3）鲜鸡腰子养血、滋阴、润燥。剖开鸡腰子敷贴，对局部病灶起到润养作用。

（4）鲜松叶祛风燥湿、杀虫止痒、活血。对风湿痿痹、脚气、湿疮、癣、风疹瘙痒等疾病有效。用火焚鲜松叶，使其冒浓烟，熏病灶患处，对于治疗银屑病有效。

（5）茄子及其花具有清热凉血、消肿解毒功效。主治肠风下血、热毒疮痈、皮肤疮疡等病证。茄子属于寒凉性质的食物。所以夏天食用，有助于清热解暑，对于容易长痱子、生疮疖的人，尤为适宜。用茄子花为末，调涂局部，可改善局部症状。

（6）典籍所载韭菜根能治诸癣。韭菜根烧存性，使其有效成分易于煎煮出来；也便于捣成细末，适宜用脂油调敷。

（7）《医学入门》记载皂角刺："凡痈疽未破者，能开窍；已破者，能引药直达疮所，乃诸恶疮癣及疠风要药也。"醋具有解毒润燥功效。皂角刺与醋共煎，既能解局部之毒，又能润局部之燥。二药配合，药力迅达，适宜于治疗银屑病。

（8）带皮核桃、带核红枣，二者均能滋阴养血润燥；白胡椒具有温散，促使气血运行的功能；地肤子清热利湿，解毒凉血，杀虫止痒。四药合用，能使皮肤角质软化，丘疹消退，瘙痒减轻，适宜于治疗银屑病。

十二、白癜风

白癜风是一种常见的后天局限性色素脱失性皮肤病。主要表现为局限性或泛发性色素脱失斑。中医称之为"白驳风"。此病多与遗传、自身免疫有关。

主症

头、颈、面、腰腹等处出现皮损，色素脱失斑片，界限清楚，呈乳白色，皮损处毛发亦可变白。边缘色素加深。白斑处皮肤光滑，无萎缩，无脱屑，无自觉症状。

治法

（1）牛胎盘1具，瓦焙存性，研为细末，黄酒冲服，三次服完。

（2）补骨脂、白酒。用补骨脂、白酒做成30%的补骨脂酊，每日频擦数次，适用于小儿皮损白癜风者。或加入适量斑蝥，效果增强，适合于成人白癜风者使用。

新解

（1）目前，对于本病的彻底治愈尚较困难，治愈机率较低下，需要时间较长。皮损面积小的白癜风以局部治疗为主，皮损面积大的白癜风在局部治疗的同时，宜配合全身治疗。

（2）牛胎盘补益肝肾，养血祛风。肾主黑色，肾气充足则黑色素旺盛，色素复生。肝血充足则肌肤得养，患灶日趋转为正常。

（3）补骨脂补益肾水，促使黑色素生成；斑蝥、白酒，均能活血通络。三药合用，外擦能刺激局部，促使局部患灶逐渐转为正常。

附：面肤黑色

葱头20g，鸡蛋2个，滚水打溶，候室温洗之，甚效。

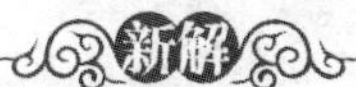

葱头解毒，温阳化气，行气活血；鸡蛋滋润营养，紧致肌肤。二者相伍，补中有活，温中有散，促进肌肤新陈代谢，故能美白皮肤。

十三、酒渣鼻

酒渣鼻，古名鼻赤，又名“肺风粉刺”、“鼻齇”、“赤鼻”、“鼻准红”。是由脾胃湿热上熏于肺所致。

主症

鼻准发红，久则成紫黑色，甚则可延及鼻翼，皮肤变厚，鼻头增大，表面隆起，高低不平，状如赘疣，甚至破后出粉白汁，日久结成白屑。

治法

枇杷叶、栀子等份为末，每服10g，温酒调下，日3次。

新解

（1）酒渣鼻以清热凉血、除湿散结为治疗大法，选用入肺、胃经的药为主。

（2）枇杷叶善于清肺胃之热；栀子善于清泄三焦热毒，凉血祛湿；温酒行气血，散郁结，促使局部药物的运行及吸收。三药配伍，共达清热凉血，除湿散结之功，适宜于治疗酒渣鼻。

十四、痤疮

痤疮又名粉刺，指颜面、胸、背等处生丘疹如刺，可挤出白色碎米样粉汁。本病好发于青春发育期的男、女；成年后的男子也可发病。

主症

患处出现毛囊性丘疹，多呈黑头粉刺样，周围色红，挤压有白色脂栓排出，以后色红，顶部发生小脓疱，破溃痊愈，遗留暂时色素沉着或凹陷瘢痕；甚至遗留结节、脓肿、囊肿等。一般超过30岁左右逐渐痊愈。

治法

（1）龙胆草30g，马齿苋30g。加水700ml，煎至500ml，滤出药液，用纱布外敷，每日2次。

（2）枇杷叶10g，桑白皮10g，黄柏10g，黄连6g，人参6g。水煎内服，每日1次。

（3）苦参40g，加水1000ml，煎30分钟，滤出药液外洗患部，每日1次。

新解

（1）痤疮内治以祛除肺经的热毒、肠胃湿热，健脾扶正为大法；外治以解毒祛湿为要点。平素护理做到局部清洁，勿受刺激，禁止用手挤压皮疹；不食或少食油腻及辛辣食物；多食新鲜蔬菜及水果，保持大便通畅。

（2）龙胆草、马齿苋、苦参，均味苦性寒，具有清热燥湿，泻火解毒之功，水煎外洗患部，能使局部红肿、疼痛症状缓解，以急则治其标。

（3）枇杷叶、桑白皮，均能清肺经风热；黄连、黄柏，均能祛肠胃湿热；人参扶正健脾。五药相伍，攻补兼施，标本兼顾，内服用药，从整体调理，以治病求本。

第四节　肛门直肠疾病

一、痔

痔是直肠末端黏膜下和肛管皮肤下的直肠静脉丛发生迂曲、扩张、瘀血等所形成的柔软静脉团，或肛门皮肤因受炎症等刺激从而增生所致。

主症

内痔生于肛齿线以上，临床以便血、痔核突出、有肛门不适感为特征。外痔生于肛齿线以下，临床以肛门边缘处赘生皮瓣，渐渐增大，触之柔软不痛，一般无出血，仅觉排便后肛门部有异物感、不易清洁。若染毒发生肿胀，方觉疼痛。

（一）基本方

1. 内服方

治法

（1）小茴香10g，研末，泡水服，轻者数次即愈。

（2）木耳（干的）50g，用开水泡软，早晨空腹吃，吃完后再吃早点。轻症干木耳500g治愈；重症干木耳1000g治愈。

（3）金针菜、红糖各200g。将金针菜用水两碗煎成一碗，和入红糖温服。初期可以消散，已成可以减轻痛苦。

（4）棉花的花（晒干的）20g，煮白酒吃。

（5）花椒200g，猪直肠1条。将猪肠洗净，花椒装入肠内，两端用线扎住，煮熟，倾出花椒，将肠吃尽。重者两次即愈，猪肠万勿加盐。

（6）王不留行12g，火硝10g，鲫鱼3条，去肠杂，将药分成三份，分放在鱼腹内扎好，每天炖服一条。

新解

（1）内痔治疗主要依靠手术，采用硬化萎缩治疗法，方便、安全、可靠，适应证广；体弱或有嵌顿时，宜结合保守方法治疗。对痔疮患者，多为指导疗法，平时避免劳累，注意饮食结构合理，保持大便通畅，肛门清洁，做到及时治愈肛裂等伴发疾患。

（2）小茴香散寒止痛、理气活血。小茴香研末，泡水服，促进局部血液循环，改善症状，对轻型的痔疮患者有效。

（3）木耳能清洁肠道，保持大便通畅。痔疮患者宜经常食用木耳，对于缓解并改善肛门异物感症状有肯定的疗效。

（4）《云南中草药》记载金针菜能治疗大肠下血。红糖性温，补虚以鼓邪外出，又能活血化瘀。二者结合标本兼治，相须为用，对证有效。

（5）棉花的花，药性温，具有散寒止痛、止血之功。白酒具有温经散寒，行气活血之功。二者相伍，散寒温经，通脉，止痛止血，适用于治疗痔疮。

（6）《本草纲目》记载花椒："散寒除湿，解郁结。"《本经逢原》记载花椒："秦椒，味辛气烈，其温中去痹，除风邪气，治吐逆疝瘕，下肿湿气，皆取辛烈以散郁热，乃从治之法也。疮毒腹痛，冷水下一握效，其能通三焦，引正气，下恶气可知也。"在此，花椒用以逆治，下恶气，除疮毒即肠风脏毒。猪肠作为引经药，"以肠治肠"。花椒得大肠，散寒除湿，温通血脉，作用直达直肠末端及肛门处。

（7）王不留行活血通经、利小便、除湿邪。正如《本草从新》记载王不留行："治疔疮，血瘀经闭，痛经，难产；产后乳汁不下，乳痈肿痛；热淋，血淋，石淋。"火硝即硝石，破坚散积，利湿泻下。鲫鱼利湿又补虚。三药相配，攻补兼施，标本兼顾，作用集中于下。炖服，适宜于治疗外痔。

2. 外用方

治法

（1）陈大蒜梗7枚，陈大蒜头3个，用水1000g，煮半小时，熏洗患处。

（2）茄茎切碎，煎水洗之。

（3）无花果叶100g，水煎熏洗。

（4）热童便冲入白矾2g，洗之，一日2~3次，效。

（5）黄连20g，猪苦胆1个，开水浸，外敷。

（6）莲蓬头4个，加水煎，半小时置瓷器内，患者坐上熏之。

新解

（1）赘皮外痔一般不主张内治和手术根治。出现炎症肿痛时，应用外治法处理，效果最好。

（2）陈大蒜及其梗均具有消肿解毒之功，能使痔赘的炎症消散、痔核缩纳。正如《年希尧集验良方》记载："大蒜梗烧灰存性搽患处治疮。"熏痔疮，蒜梗阴干，以火盆置微火，将梗投入，移火盆于木桶中，令患者坐熏之，四围以衣被塞紧，勿走泄烟。

（3）茄茎具有解毒散血之功，善于治疗痔疮。正如孟诜所评价茄茎："主寒热，五藏劳。又醋摩之，敷肿毒。"《滇南本草》记载茄茎："散血，止乳疼，消肿宽肠，烧灰米汤饮，治肠风下血不止及血痔。"

（4）无花果叶甘，微辛，平，有小毒，能解毒消肿，行气止痛。善于治疗痔疮、肿毒、心痛。

（5）童便解毒滋阴。白矾收缩回纳痔核。二药相配，解毒与收涩共施，适宜于治疗痔疮。

（6）黄连、猪苦胆，均能清热解毒。外敷则肿胀消散、热痛减缓。

（7）莲蓬头具有收敛固涩之功，坐上熏之。能使肛门周围脱垂的黏膜缩纳。

（二）随证加减方

1．痔疮发作，疼痛难忍

治法

小蜗牛1把，梅片10g，共捣如泥，摊布上，敷患处。

蜗牛性寒、味咸。具有清热解毒、消肿软坚、平喘利尿等功能，对咽炎、腮腺炎、淋巴结核、疮痛、痔疮、蜈蚣咬伤等疾病有一定疗效。梅片即冰片，具有清热解毒、防腐生肌、止痛之功。二者相配，共捣为泥，敷于患处，能使肿势消，烧灼止，疼痛减。适宜于痔疮发作疼痛难忍时使用。

2．外痔脏毒，肛门肿裂

治法

（1）猪胆汁、红糖各等份，熬膏，摊布上，贴患处。

（2）朴硝、黄柏末，开水冲，先熏后洗。

（3）五倍子汤熏洗，或热水坐浴，均每日1~2次。

新解

（1）肛门肿裂时，说明已有感染存在，宜清热解毒、凉血消肿、敛疮生肌。

（2）猪胆汁、朴硝、黄柏，三者均能清热解毒，凉血消肿；红糖促进气血运行便于药效的吸收。热毒消，气血行，则外痔脏毒所致的肛门肿裂渐愈。

（3）五倍子解毒消肿、收湿敛疮生肌，适宜于外痔脏毒、肛门肿裂者使用。

3．痔疮出血

治法

（1）韭菜根洗净捣汁，每次半小杯，用等量温开水冲服，用童便更好。

（2）鲫鱼腹中入白矾，烧炭，兼治血痢。

（3）每日空腹吃红柿二三个，有止血之效。

（4）白酒300g，豆腐250g。酒同豆腐炒到无水时，尽数吃完，忌生冷、辛辣。

（5）白茄子干若干，烧成炭，研成细粉，日3次，每次5~10g，温水送服。

（1）韭菜根解毒，主一身之阳，能治诸般癣疮，鼓邪外出；童便滋阴降火、凉血止血、散瘀。二者相配，共奏解毒、止血之功，使血止而不留瘀，化瘀而不伤正，适宜于治疗痔疮所致的肛门出血。

（2）鲫鱼性味甘、平、温，入胃、肾，具有和中补虚、除湿利水、温胃进食、补中益气之功效。白矾敛疮生肌、止血。二者相配，补敛结合，收敛则血止以治标，补益则中气健旺以治本，中焦健旺则统摄血液，治疗并防止出血。本方适宜于痔疮患者使用。

（3）红柿味涩，具有养肺胃、清燥火、收敛止血之功。适宜于治疗痔疮出血。

（4）白酒其性升浮，并活血化瘀；豆腐能健脾益气，以加强统摄血液作用。豆腐与酒同炒，健脾以摄血，升提以“逆流挽舟”，制止下趋之出血，并且以防止血留瘀之偏。长期食用，对于气虚下陷所致的痔疮出血有效。

（5）茄子性凉，凉血止血。在《随息居饮食谱》茄子被描述为：“活血，止痛，消痈，杀虫。” 白茄子力量较强，烧成炭能收涩止血。用白茄子干烧炭治疗痔疮出血，具有止血而不留瘀、化瘀而不伤正的特点。

二、肛漏

肛漏是指直肠、肛管与肛缘周围皮肤相通所形成的一种异常管道。内口多数位于齿线处的肛窦内，外口在肛缘周围皮肤，常不止一个。西医称本病为“肛瘘”。局部经常发生感染，而且流脓、疼痛、潮湿、瘙痒，并可触及或探及瘘道通至直肠。

主症

肛周瘘口细小深陷，瘘道窜入肛内。初期脓出不畅，疼痛流脓，邪毒流窜并继生脓肿，病久瘘口凹陷，局部板硬、暗灰、形如空壳流薄水或败絮样物质，肛周湿疹、瘙痒、渗液。

治法

（1）猪胆汁、荞麦面制成丸，内服数次即愈。

（2）雏乌鸡1只，去毛及内脏，放砂锅内，加生姜200g，煮烂，食肉，喝汤。

（3）蛋黄油加温，塞入瘘孔内，如较大的疮口可涂上，或用纱布粘贴上，每日1~2次，能快速收口，止痛。4~5日后，脓水不流出。天天用此，1个月后，大抵痊愈。

新解

（1）根据肛漏属于感染性管道，以及不能自愈的特点，决定了肛漏宜早期诊断，早期手术。肛漏的治疗应遵循初期解毒排脓，后期敛疮生肌的治疗原则。

（2）猪胆汁性凉，能凉血止血，减少渗出；荞麦性凉，能扶正消炎、利水消肿以收敛生肌。二者相伍，适宜于治疗肛漏初期。

（3）雏乌鸡补益气血，托毒排脓，鼓邪外出，促使肛瘘瘘管的愈合。

（4）蛋黄油具有促使疮口愈合的作用，适宜于治疗肛漏后期。

附：肛门生疮

（1）鸡嗉胵（即鸡胃）烧存性，为末，干贴之，治肛门生疮久不愈合，如神。

（2）取杏仁煎熬令黄，捣作脂以敷之。

（3）杏仁捣膏，频频敷之。

新解

（1）鸡嗉胵即鸡内金。鸡内金善于消瘀化积。正如《医学衷中参西录》："鸡内金，鸡之脾胃也。中有瓷石、铜、铁皆能消化，其善化瘀积可知。"鸡内金能消除肛周疮疡的恶肉，祛腐生新。烧存性后增加了收涩之性，以减少局部的渗出。将其烧存性，为末，干贴之，适应于治疗肛周生疮，久不敛合。

（2）杏仁润养肌肤，具有促进疡疮修复的功用。

三、脱肛

脱肛是指直肠黏膜、肛管、直肠全层和部分乙状结肠向下移位，脱出肛外的一种疾病。中医认为病因是气虚下陷，病机是大肠虚冷，便时努挣，气陷下冲所致。

主症

早期仅仅表现为大便时直肠或直肠黏膜环脱出肛外，便后自行还纳。病情发展则久蹲久站或腹压增加后均能脱出，需手托后方能复位。脱出物表面光滑淡红，反复脱出者黏膜发炎，出现红赤、水肿、糜烂，或肛门流出血性黏液，伴有肛周瘙痒，大便不尽，下腹、腰部、腹股沟处沉重酸痛。脱出物未能回纳，可发生肿胀嵌顿，甚至腐烂坏死。

治法

（1）蓖麻根15个，猪直肠1条，洗净，用新汲水煎，做两次温服。

（2）狗涎沫，抹之自上也。

（3）蜗牛壳去土，研末，羊脂溶化，同涂，送入即愈。

（4）核桃1个，五倍子15g，冰片少许。将五倍子为末，再将核桃破为两半，去仁，纳入五倍子末，再和以铁丝缠住，烧存性研面。再加冰片、香油调匀，一日3~5次调搽。

（5）糯米1勺，浓煎饮，去米候温，洗肛，使局部温柔。先以砖一片火烧通红，用醋沃之，以青布铺砖上，坐肛于青布上，如热则加布令厚，其肛自吸入而愈。

（6）甘蔗1根，于慢火中煨透，每日吃1根，数日即愈。

（7）鳖头1个，蒸熟，加冰片0.5g，食下。

新解

（1）脱肛治疗原则主要是消除直肠脱出的诱发因素。发生于儿童者宜保守治疗，如增加营养，降低腹压，促使儿童正常发育，或配合中医药治疗。老人及脱肛严重者，需手术固定。

（2）蓖麻根能活血通络，促进血行。猪直肠补益正气，升阳举陷，并作为药引，引药直达病所。新汲水即打上来的井水，“取象比类”，取其升提之意。

（3）唾液能愈合伤口，因为唾液中富含神经生长因子与表质生长因子，能促进细胞加速分裂生长，加之不断生成胶原纤维，从而促进下脱的肛门黏膜不断复旧。故脱肛者可以用狗涎沫抹肛，胶原蛋白增加，强化肠管的弹性。

（4）蜗牛壳功似牡蛎，收敛固涩，治疗脱肛。正如《本草纲目》记载蜗牛壳：“治面上赤疮，鼻上酒渣，久利下脱肛。”

（5）核桃、香油，二者均能润养局部黏膜；五倍子收敛固涩，缩复脱出物；冰片芳香透达，有助药物渗透，发挥药效，并具有较强的清热解毒之功。核桃、五倍子，二味烧焦存性后，增加了收涩缩复之功能，使脱垂的肛管升提，此方适宜于治疗脱肛。

（6）糯米温润柔和，润养肌肤及黏膜。热醋收缩摄纳，促进血循，砖烧红醋沃，吸附了温热及酸醋之性，人坐于其上，肛门接触于烧醋砖，促使脱出物收缩回纳，托起升提。方法简单、实用方便，值得临床广泛使用。

（7）甘蔗功效似葛根，生用滋阴生津，煨后健脾升阳，适宜于治疗清阳不升，脏器下垂所致的脱肛。

（8）鳖头治疗久痢脱肛，是取其鳖头善于回缩，“取象比类”之故。古代医籍中早有记载鳖头治久痢脱肛，产后子宫下垂，阴疮，效果好。正如《唐本草》描述鳖头：“烧为灰，主小儿诸疾，又主产后阴脱下坠。”《日华子本草》描述鳖头：“烧灰疗脱肛。”冰片气味芳香走窜，促使药效易被吸收，且兼能清热解毒，止痛防腐。鳖头蒸熟后加冰片，食下，适宜于治疗脱肛，并能治疗因脱肛导致肛门黏膜局部受摩擦所出现的局部糜烂、红肿、疼痛。

第五节　男性前阴疾病

一、阴头生疮

男性生殖器局部发生色红肿胀的一种证候，可因郁热内结，或感受外邪风毒而发。

主症

男性生殖器局部生疮，红肿疼痛，瘙痒，严重者焮赤肿硬。伴有患部附近的淋巴结肿大疼痛。

治法

（1）鸡肉。鸡肉不落水拭净，新瓦焙脆，出火毒，为细末，先以米泔水洗疮，再搽之。此方亦治噤口痢。

（2）蜂蜜煎甘草，涂之，日10遍。

（3）牛蹄甲烧灰，油调，敷之。

新解

（1）鸡肉味甘，性微温。能益气养血、温中补脾、补肾益精。米泔水药性平和，具有解毒润肤的作用，适宜于用药前的局部清洁及润肤准备。鸡肉瓦焙脆，研为细末后，搽于疮口，能扶助正气，鼓邪外出，消肿止痛，加速疮口的愈合，促使阴头疮口尽早愈合。

（2）蜂蜜味甘，能补能缓，通过补益正气，逼邪外出，解除毒性，缓解病情，同时蜂蜜质地黏腻，能敛疮生肌，以促使疮口早日愈合。

（3）牛蹄甲富含胶质，质地黏滞，故具有较好的敛疮生肌之功。烧灰存性后药味转涩，使收湿敛疮之性增强。牛蹄甲烧灰，油调，敷之，适宜于治疗男性生殖器局部生疮。正如《奚囊备急方》记载："治玉茎生疮，牛蹄甲烧灰，油调敷之。"

二、玉茎疮溃

阴茎局部发生疮口溃烂的一种证候，可因郁热、风毒较盛，加之正气虚弱，正不抵邪所致，最终导致疮口不能及时愈合，反而溃烂。

主症

玉茎（即阴茎）因局部疮疡溃烂、渗出、流水，导致局部疮口久不敛合。伴有患部腹股沟处的淋巴结肿大。

治法

（1）丝瓜连子捣汁，和五倍子末，频搽之。

（2）绿豆粉、蚯蚓粪等份，研涂之。

新解

（1）疮口溃烂的原因是局部有湿，整体有热，正气亏虚所致，临床以祛湿清热，扶正敛疮作为治疗大法。

（2）丝瓜及其子，均味甘淡，具有清热、利水渗湿、凉血解毒、扶正补虚之功效；五倍子味涩，能敛疮生肌。丝瓜连子捣汁，和五倍子末，频搽，共奏解毒凉血、收湿敛疮之功。对于治疗玉茎疮溃，有效。

（3）绿豆味甘淡，利水消肿，性凉，清热解毒，是临床最常用的解毒药物之一。蚯蚓粪有祛毒排毒的作用，现已经有从蚯蚓粪中提取的抗癌新药问世。绿豆粉、蚯蚓粪，二者共研细末涂玉茎疮口，能使湿浊除、热毒消，则溃烂疮口自能收敛。

三、阴茎肿大

阴茎肿大，多因阴茎局部的炎症所导致。

主症

阴茎局部肿胀不适，伴有色红，局部发热等。

治法

（1）鲜葱叶1条，剖开，将内有黏液的一面贴向阴茎皮肤，包扎阴茎2小时。

（2）葱头、白米、白面各等份。将葱头捣烂，加入白米粉、白面，将以上三药充分融合，烘热，敷患处。

（3）白凤仙花茎、根、叶，各500g，捣烂取汁饮之。若能饮酒者，用温酒和药汁，饮之。将渣敷患处，甚效。须先饮用然后敷之。若无白凤仙花，红者也可代用，但药力较薄耳。

（4）甘草水洗患处。

新解

（1）阴茎肿大，是局部炎症的表现，治疗宜解毒消肿，及时控制并消除炎症。

（2）葱叶具有杀菌、解毒消肿的功效。适宜于治疗因局部炎症所导致的阴茎肿大。

（3）葱头即洋葱，内含植物杀菌素如大蒜素等，因而亦有很强的杀菌消炎能力。白米、白面，起到了缓和葱头刺激性以及养护皮肤及黏膜的作用。

（4）凤仙花具有祛风散邪，以及解毒之功。在解毒方面白凤仙花力量强于红凤仙花；在祛瘀生新方面红凤仙花力量强于白凤仙花。正如《采药书》记载："凤仙白花者亦名透骨白，追风散气；红花者名透骨红，破血堕胎。"

（5）甘草味甘，具有解毒、缓解疼痛以及保护皮肤及黏膜的作用，水洗患处，对于阴茎因炎症而肿大者有效。

四、阴囊奇痒

阴囊奇痒见于阴囊癣、阴囊湿疹、阴囊疮疹的疾患。此类疾患因瘙痒而搔抓，故伴有阴囊局部红肿、皮肤粗糙、有抓痕等临床表现。中医称此为"绣球风"、"肾囊风"。

主症

阴茎局部瘙痒不适，痒甚时难以忍受，伴有局部有抓痕等。

治法

（1）茄子1枚，连根、叶煎汤，熏洗，1周时病脱如旧。

（2）松子25g炒黑，鸡爪皮10g焙黄，共为细末，香油调搽患处。

（3）白糖200g，用水2000g，煲白糖，滚后，趁热气熏患处，候水温冷适度，再洗患处，继续熏3次即愈。

新解

（1）瘙痒的原因有二：一则血虚生风发痒；二则湿热熏蒸肌肤致痒。根据病因，分别予以养血润燥以缓解瘙痒，清热利湿以祛除病因，则阴囊瘙痒自止。

（2）《随息居饮食谱》描述茄子为："活血，止痛，消痈，杀虫。"茄子根具有清热利湿、祛风止咳、收敛止血之功；其茎、叶、根，均性质寒凉，味甘淡。寒凉能解毒，甘淡能利湿且补阴，茄子连根、叶煎汤，具有养血润燥、清热利湿作用，用之煎汤熏洗阴囊，止痒效果甚好。

（3）松子富含油分，能润养肌肤，炒黑后增加了收湿止痒的作用。鸡爪皮"以皮治皮"，作为药引，引药力直达阴囊皮肤处。香油润泽阴囊皮肤，预防并治疗因搔抓所致的皮肤粗糙、角化、脱屑，并作为赋型剂，用以涂擦用药。

（4）白糖补益气血、清热养阴。白糖水熏洗局部，适宜于治疗阴血不足所致的阴囊瘙痒。

第六节　性传播疾病

一、梅毒

梅毒是因传染所致的性病，发病前有不洁性交史、有梅毒感染史。具有传染快、损害大、病程长，严重者危及生命并影响下一代健康等特点。根据其病变部位、形状及地区不同，分类繁多，名称各异，如别名有“广疮”、“杨梅疮”、“霉疮”、“花柳病”、“时疮”、“棉花疮”、“岭南疮”等。

根据损害的多样性，可分为疳疮（硬下疳）、横玄、杨梅疮等不同类型。

（一）硬下疳

主症

发生在一期梅毒期。多发生在2~4周，表现为生殖器周围、口唇及乳房部位皮损，单个圆形1cm皮损，高起皮肤，触之坚硬，不痛不痒，若破溃则形成四周坚硬突起、中央凹陷、基部平坦无脓水的溃疡面。3~6周自然消失，几乎不留瘢痕及色素沉着。

治法

鲜紫皮大蒜250g，鲜生姜250g，用冷水洗净，切片，混入消毒容器中捣烂，加95%酒精适量，搅拌使之呈糊状，密封，置阴凉处浸渍3～5小时，以消毒纱布过滤，即可外擦使用。

新解

（1）解毒、散结消肿是硬下疳的治疗原则。

（2）紫皮大蒜解毒作用明显；鲜生姜性温，能发散，治疗寒凝所致的结节；酒精消毒脱水。三药相伍外用，解毒散结，适用于治疗硬下疳肿块结节。

（二）横玄

主症

横玄（左名鱼口，右名便毒）是一期梅毒随疳疮而发的胯腹部淋巴结肿大，多发生在硬下疳出现后的1~2周。初起形如杏核，渐大如鸡卵，皮色不红，坚硬不痛，很少溃破，皮核不相亲，消退时间1~2个月。

治法

鲫鱼1条，山药25g，同捣敷之，即效。

新解

（1）横玄的治疗原则是解毒消肿、化痰散结，并扶正祛湿，鼓邪外出。

（2）鲫鱼、山药，均能健脾利湿，补虚扶正。脾气健旺则痰浊无所滋生，正气康复则能鼓邪外出。

（3）使用鲫鱼、山药的同时，宜再配合夏枯草、紫荆皮等解毒散结之品，并且附以软坚的醋，活血的酒作为赋型之剂，协同作用，共同奏效，效果会更好。

（三）杨梅疮

主症

二期梅毒，在感染梅毒6周至6个月，或下疳消失3~4周发生。主要表现为首先有外感症状，即全身发热头痛，咽痛骨痛。2~3天后出现皮疹，即俗称“杨梅疮”及“扁平湿疣”，独立的皮疹融合，出现丘疹、鳞屑及脓疱疹。

治法

（1）好酒2500g，大虾蟆1只，土茯苓200g，混合浸泡，饮酒，以醉为度，用于治疗梅毒硬下疳过后，出现杨梅疮期。

（2）蛋黄油。鸡蛋5个煮熟去白，将蛋黄煎成油。用时先用浓茶水洗净患处，拭干后涂以蛋黄油。一日2~3次，适宜于治疗小儿先天梅毒疮，身体皮肤发红，肿烂流黄水。

新解

（1）杨梅疮的治疗原则是清热解毒、凉血消斑。

（2）好酒行气活血，化斑消疹；大虾蟆有毒，以其毒性

"以毒攻毒"，且"以皮治皮"；土茯苓清热解毒，是治疗梅毒的第一要药。三者配伍，共奏清热解毒、化斑消疹之功，适宜于治疗杨梅疮。

（3）蛋黄油药性平和，除具有润养肌肤作用外，还具有解毒消斑、敛疮生肌的功效，适宜于治疗小儿梅毒疮。

二、软下疳

软下疳是指由杜克雷嗜血杆菌经性交传染引起的外生殖器化脓性疼痛性溃疡，并发有腹股沟淋巴结炎的疾病。临床特点为外生殖器部位的痛性溃疡，合并近处淋巴结化脓性病变。

主症

梅毒发生于阴茎，龟头，包皮，女子大、小阴唇，阴道等处。初期红斑、丘疹、水疱或脓痂（2日内形成），继则脓疱破裂（3日内），形成疳疮（下疳）。疮面圆或椭圆形，2cm大小，周围分布小疳疮，疮底潮湿，表面有分泌物，触之易出血，质地柔软，疳疮局部疼痛剧烈。

治法

干青果核3个，烧灰存性，研为细末，湿润者干洒，干者香油调搽。

新解

（1）西医治疗软下疳主张发病初期选用抗生素治疗，及早控制症状，中断病情的继续发展。中医以攻蚀恶疮、收湿生肌作为治疗原则。

（2）腹股沟脓肿者可行穿刺抽脓，抽尽脓腔积液后，注射抗生素溶液治疗。

（3）干青果核具有腐蚀恶疮之性，烧灰存性后兼能敛疮生肌；香油具有保护疮面新鲜的作用。本方法适用于治疗疳疮久治不敛。

第七节　其他外科疾病

一、臁疮

臁疮，又名下腿溃疡。多因久立或负重远行，过度劳累，耗伤气血，下肢气血运行不畅，或形成恶脉，气血瘀滞于肌肤，肌肤失养，复因损伤，湿热之邪乘虚而入，发为疮疡，导致肌肤溃烂，经久不愈。属于慢性疮疡类疾病。

主症

发生于小腿下三分之一处的皮肤和肌肉间溃疡，经久不易收口，局部痛痒，流脓水，久不收敛，既敛又每因碰撞而复发。

治法

（1）烧过的人骨，碎者为末掺之。

（2）南瓜瓤适量。将南瓜瓤捣烂敷患处。晒干研末撒之更妙。

（3）萝卜1个，捣烂，砂锅煮熟，捣成膏，敷患处，纱布包好。

（4）柿霜、柿蒂等份，研烧，敷之甚效。

（5）豆腐渣若干，摊白布上，或加或不加白糖入豆腐渣内，搅匀，敷患处。

（6）蜂蜜、锌氧粉。二者比例20：1，调为膏，日涂1次，任何药膏不及此药之卓效。尚治小儿湿疮等。

（7）蚯蚓5条，刮净，煎汤服；或蚯蚓加白糖化成的水，外敷局部。

（8）牛胞衣1具，烧存性，研擦。

（9）鲜蟹、鸡蛋黄各3个，共捣如泥，敷患处。

（10）鳖血适量。将鳖血滴于锡纸上，敷患处。

（11）鸡肝多具，捣烂敷患处，1~2日换药1次。

（12）牛蹄甲500g，烧焦存性，研为细末，香油调敷。

新解

（1）臁疮的治疗以益气养血、敛疮生肌为治疗大法。

（2）煅烧过的骨头，其来源、功效有似于煅龙骨，具有收敛固涩，敛疮生肌功用，适宜于治疗臁疮。

（3）南瓜瓤味甘，具有益气生津，利湿敛疮生肌之功，对臁疮具有辅助治疗作用。

（4）莱菔片蒸热后能生肌护肤，对臁疮具有辅助治疗作用。

（5）柿霜、柿蒂，味涩，均能收涩敛疮，解毒，适宜于治疗臁疮皮肉溃疡，经久不易收口者。

（6）生豆腐渣能敛疮，主臁疮。正如《养素园传信方》中有记载：“治臁疮、裙边疮烂臭起沿，生豆腐渣，捏成饼，如疮大小，先用清茶洗净，绢帛拭干，然后贴上，以帛缠之，一日一换，其疮渐小，肉渐平。”

（7）蜂蜜质黏，具有敛疮生肌之功。氧化锌具有拔毒、止血、生肌收敛的功能，也是制做橡皮膏的原料，二者协同奏效，促使疮口敛合。

（8）中医认为蚯蚓善爬行，擅走经络，化湿。蚯蚓内用外敷，均能治疗臁疮。现代常用以治疗下腿溃疡。有如下报道：蚯蚓糖浆浸透纱布敷患处，每日蚯蚓糖浆滴纱布上数次保持湿润，隔数日换布1次，直到下肢溃疡痊愈。

（9）牛胞衣、鸡肝、鳖、蟹、鸡蛋黄，均具有扶正生肌，滋阴养血的作用；适宜于治疗臁疮。正如唐·孟诜所谓：“蟹，主散诸热。”

（10）牛蹄甲质地黏滞，富含胶质，敛疮生肌。正如《本草纲目》所记载：“悬蹄烧灰敷痈疽，散脓。”

二、脱骨疽

脱骨疽是发生在四肢末端，严重者趾（指）节坏疽脱落的一种慢性周围血管性疾病，又称脱疽。病因是肝肾不足，寒湿侵袭，凝滞脉络所致。好发于男性青年，北方多见。

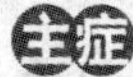

初期患肢末端发凉、怕冷、苍白、麻木、疼痛、间歇行跛

行，继则出现剧烈性疼痛。后期患肢出现坏死，趾（指）节脱落。

治法

大葱白2500g，熬水，每日两次泡洗。

新解

（1）脱骨疽的治疗大法是温经通脉，改善和增进下肢血液循环，防止病变进一步发展。

（2）大葱白温经散寒，行气活血，使局部得以润养，促进血循，缓解局部症状。

（3）脱骨疽患者平素应当保持适当休息，保暖，防止足部损伤。

三、狐臭

病名，又名“腋气”、“腋臭”。为湿热内郁或遗传所致的一种局限性的臭汗症。腋下汗腺有特殊臭味，其他如乳晕、脐部、外阴、肛门也可发生。大部分患者同时伴有油耳朵症状。主要见于青春期女性，夏季更甚。异味在三年以上可能属于遗传因素，不会传染，可通过中药制剂进行治疗。

主症

重度者：进屋一会儿就能闻到味。中度者：脱下衣服，就能闻到味。腋下夹上纱布，取下来的纱布有味。

治法

（1）三年酽醋和石灰敷之。

（2）大蜘蛛2只，轻粉5g。将蜘蛛用黄泥为衣，放入火中烧红取出，候冷去衣，加轻粉研末，日扑腋窝数次，重者4日即愈。

（3）枯矾粉，干扑。

新解

（1）狐臭的治疗以清热解毒、燥湿敛汗、抑制汗腺的分泌为大法。

（2）酽醋、石灰，二者均能燥湿，收敛固涩，抑制患处汗腺的分泌。酽醋和石灰敷腋下，能治疗狐臭。

（3）蜘蛛具有清热解毒的功能，适宜于治疗脱肛、腋臭、小儿口疮、小儿腹股斜疝、背疮、鼻息肉等。蜘蛛具有“以毒攻毒”之功；轻粉能解毒、敛疮生肌。二者合用外扑腋窝，治疗狐臭，有效。

（4）枯矾具有燥湿、杀虫、收涩敛汗作用，干扑，适宜于治疗狐臭。

（5）目前腋臭治疗方法分非手术治疗和手术治疗。非手术疗法极为多用，包括：勤换衣服勤洗澡，外涂药物抑制汗腺分泌；手术疗法包括微创手术（腋臭切除术和腋臭剥离术），以及激光治疗、液氮冷冻也是直接有效的治疗方法，可根据具体情况选择应用。

第八节　急腹症

肠痈

肠痈是指痈疽发于肠部者，是外科急腹症最常见的一种疾病。多因进食厚味、恣食生冷和暴饮暴食等，导致脾胃受损，胃肠传化功能不利，气机壅塞而成；或因饱食后急暴奔走，或跌仆闪挫，导致肠腑血络损伤，瘀血凝滞，肠腑化热，瘀热互结，导致血败肉腐而成痈脓。

肠痈分为急、慢性，在此涉及急性者，相当于西医学“急性阑尾炎”、“急性阑尾周围脓肿”等。西医认为其发生与阑尾解剖特点、阑尾腔梗阻和细菌感染有关。

（一）肠痈未成

主症

以转移性右下腹疼痛为特征。表现为麦氏点（肚脐与髂前上棘连线的外三分之一处）固定压痛、右下腹腹肌紧张、反跳痛。检查：结肠充气试验、腰大肌试验、闭孔肌试验均阳性。

治法

（1）马蹄灰，和鸡子白，涂。即拔毒气出。

（2）独头蒜1头，捣烂，用陈醋调匀，摊在布上贴在痛处，同时用败酱草100g，红藤50g，甘草10g，煎汤服。

（3）鸡蛋1个，倾入碗内搅匀，入芒硝10g 蒸服，用好酒送之。凡上症初起二三日内，照服一方，即行消散。

新解

（1）急腹症的治疗，宜严密观察病情变化，以便及时掌握手术时机，同时做好对症处理。对于全身情况良好者，可行非手术疗法。

（2）马蹄，即荸荠，《本草求真》记载马蹄：“味甘性寒，能破积攻坚、解毒、养阴。”在此起到解毒攻坚的作用。马蹄烧灰，药性由凉性转为温性，增加了温经散寒、通脉止痛之功。鸡子白具有利湿泄热、祛风解毒功效。马蹄灰和鸡子白相合，外涂局部能解毒止痛，适宜于治疗肠痈。

（3）蒜能消炎杀菌，独头者药力强；陈醋能解毒消炎止痛。二者能协同奏效，适宜于治疗肠痈。败酱草、红藤，二药均能清热解毒，是治疗肠痈的专药。甘草味甘，能缓急止痛。三药合用煎汤服，对于肠痈尤为适宜。

（4）芒硝清热解毒，软坚散结；酒能活血化瘀，缓解疼痛；鸡蛋扶正，鼓邪外出，又可以赋型。三者相配，攻补兼施，标本兼治，消散瘀肿，缓解疼痛。

（二）肠痈已化脓

主症

右下腹疼痛剧烈，固定压痛，腹肌紧张，反跳痛，结肠充气试验、腰大肌试验、闭孔肌试验阳性，伴有全身出现持续性高热。血常规：白细胞及单核细胞明显偏高。

治法

原则上应当尽快手术。

新解

肠痈已化脓，时刻都有穿孔的危险，病情危重，非药物所能治愈，切勿耽误病情，宜尽快手术。

第九节　腹外疝

疝，即人体组织或器官一部分离开了原来的部位，通过人体间隙、缺损或薄弱部位进入另一部位，俗称“小肠疝”、“小肠串气”。根据病发部位，有脐疝、腹股沟直疝、斜疝、切口疝、手术复发疝、白线疝、股疝等。其中腹股沟斜疝发病率占腹外疝的95%。

此病多是因为咳嗽、喷嚏、用力过度、腹部过肥、用力排便、妇女妊娠、小儿过度啼哭、老年腹壁强度退行性变等原因引起。中医认为厥阴肝经绕阴器，抵小腹，故根据疝气的发病特点及部位，古人有“诸疝皆属于肝”之说。

临床主症特点是站立时突出，仰卧后消失，按压即可回入腹腔。但嵌顿疝、绞窄疝则有疼痛感，且很难推回腹腔。

一般腹外疝宜尽早采用手术治疗，但须祛除致病因素，避免复发。婴儿、年老体弱、腹内压增高病因未消除、合并有严重疾病不能耐受手术者，可采用非手术疗法。小肠疝若任其发展极易发生粘连和嵌顿。

历代对于疝气的分类，方法很多，在此根据病因，分为气疝、寒疝、湿疝等论述。

（一）气疝

气疝指因气郁而发疝者，是肠管通过腹股沟进入阴囊引起的。多见于男性儿童及青年。

主症

在阴囊基部上方有肿物突出，按之柔软而有弹性，因剧烈哭闹，便秘努力，长期咳嗽或站立活动而肿物增大，阴囊坠胀，牵掣引痛，平卧安静时肿物即逐渐缩小至完全消失。也可用手指由下而上轻压肿物，还纳入腹腔。有时会有偏大偏小，时上时下，如狐仙之隐没特点，故典籍称之为“狐疝”。

治法

（1）荔枝核烧灰，小茴香炒为末，等份，温酒调服10g，

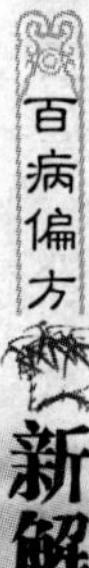

连用3日。

（2）荔枝核200g盐水浸炒，小茴香50g盐水浸炒。同研细，加红白二糖，拌匀。丸如黄豆大，每日25g，一日3次，四剂。

（3）橄榄核、荔枝核、山楂核、肉桂各等份，前三药烧存性研细末，肉桂直接研为末，混合使用。每服10g，空腹茴香汤调下。擅长治疗疝气，阴囊坚硬如石者。

（4）橘核仁，大枣去核，每个大枣包橘核仁5~6个，火边焙干，研成末。每次服15g，早晚空腹黄酒送下。

新解

（1）气疝治宜理气散结，益气升提。

（2）荔枝核辛苦温，属于行气类药。功能行气散结，祛寒止痛。用于气疝，寒疝腹痛，睾丸肿痛。正如《本草衍义》所载荔枝核："治心痛及小肠气。"《本草纲目》所载荔枝核："行散滞气，治颓疝气痛，妇人血气痛。"烧灰之后增加了收涩之性。小茴香是治疗寒疝的首选药物，炒后温经行气作用增强，功用开胃进食，理气散寒，有助阳道，主治中焦有寒、食欲减退、恶心呕吐、腹部冷痛、疝气疼痛、睾丸肿痛等症。温酒、红糖，二药温经散寒，行气活血，有加强疗效，佐助药物吸收并发挥药效的作用。白糖甘凉，清热养阴，遏制温性药物伤阴之弊端。

（3）橄榄核具有行气止痛之功，能够治疗气疝。正如《本草再新》所载橄榄核："治肝胃气，疝气，消疽瘤。"荔枝核、山楂核、茴香，均为治疗气疝、寒疝的常用药，烧存性研细末服用，效果更好。肉桂温经活血。诸药配合行气止痛，温经散寒之力显著，适宜于治疗疝气，尤其是寒疝，对于阴囊坚硬如石者有显效。

（4）橘核仁辛苦温，疏肝行气、散寒止痛，是治疗气疝、寒疝的要药。大枣补气健脾以扶正。二者火边焙干，研成末，口服，适宜于治疗气疝。黄酒行气活血、温经散寒，加强疗效，并有助于药物的吸收。

（二）寒疝

寒疝指因感受寒邪而发疝者。由内脏虚寒，复感寒邪（或风寒）而发病。《素问长刺节论》：“病在少腹，腹痛不得大小便，病名曰疝，得之寒。”指阴囊硬结、肿痛。由寒邪袭于厥阴经所致。亦多见于儿童、男青年。

主症

阴囊基部上方有肿物突出，肿物影响腹部导致疼痛剧烈，阴囊冰冷，喜温恶凉。

治法

（1）红皮蒜3个，炒砂糖15g，水煎服。

（2）山楂子50g（捣），盐小茴香30g，生姜50g，红糖50g，酒引，水煎服。

（3）小茴香炒作2包，更换熨之。

（4）每顿用鲫鱼10条，同小茴香煮食，久食自愈。

（5）生麻雀连毛1只，外用泥封，用火焙成炭，研末分2次，早晨用白粥服之。

（6）白酒200g，麦麸250g。用酒拌麸，装入两布袋，放笼中蒸熟，令患者仰卧，以毛巾垫住睾丸，将布袋放置睾丸上，冷了再换，经3小时即能止痛。

（7）棉花籽一把，捣碎，开水冲，熏之。

（8）大、小茴香末各50g，芽猪膀胱1个。将芽猪膀胱加水炖煮，捣烂，加入大、小茴香做成丸药，如黄豆大，每服50丸，白汤下。

新解

（1）寒疝治宜温经散寒，补虚止痛。

（2）红皮蒜性味辛温，具有散寒止痛、解毒杀虫、消肿止痢之功。炒砂糖味甘，能补能缓，用以补虚，缓急止痛。二药合用，水煎服，适宜于治疗寒疝疼痛。

（3）山楂籽（即山楂核）、盐制小茴香、生姜、红糖、酒，五味药物共奏温经散寒、补虚扶正之功，水煎服，从内治疗寒疝疼痛。小茴香炒作2包，更换熨之，温经止痛，从外治疗寒疝疼痛。双管齐下，内外同调，治疗寒疝效果好。

（4）小茴香属于温里药，是治疗寒疝的首选药物。

（5）鲫鱼温补脾胃，同小茴香煮食，温补兼顾，散寒与缓急并施，久食之，则寒疝可以趋愈。

（6）生麻雀性温，泥封火焙，温经散寒力量增强。白粥温阳扶正。二药合用，改善"寒主收引"的病机，发挥了"性温主通"、"通则不痛"、"味甘缓急止痛"的性能，则适宜于治疗寒疝腹痛。

（7）酒拌麸，温经散寒，行气活血；装入布袋笼中蒸熟后，以毛巾垫住睾丸，将布袋放置睾丸上起到了局部温熨，散寒止痛的作用。反复更换，以保恒温，即能止痛。

（8）棉花籽药性温，暖胃止痛，补肝肾、强腰膝、止血，能起到振奋人体内阳气，散寒逐邪的作用。红果即山楂，烧熟性温，能温经散寒，行气活血。二者相伍，散寒温经，通脉止痛，适用于治疗寒疝疼痛。

（9）大茴香、小茴香，二者均性温，能散寒行气止痛。芽猪膀胱、白汤，二者具有补益扶正的作用特点。三药合用，共同达到温经散寒、补虚止痛功效，适宜于治疗寒疝疼痛。

（三）湿疝

湿疝是指因感受寒湿之邪而发疝者。由素体脾虚湿困，复感湿邪而发病。由湿邪袭于厥阴经所致。

主症

指阴囊肿胀疼痛，甚则坚硬如石，阴囊局部潮湿多汗，重坠冰凉。

治法

（1）丝瓜络15g，陈皮9g，二药研细末，一日3次服，开水送。

（2）丝瓜1个，炒黄研末，每服15g。

（3）丝瓜核15g，擂烂，冲开水温服。

（4）醋元胡、白茅根各25g，水煎，加陈醋一勺服。

（5）用醋少许涂阴囊上，不久洗去，再涂醋，如此反复2～3次。

（6）好醋1000g，麦麸子500g，葱根3条，煎温，搅匀，趁热摊在布上，敷在腹上，见汗即效。

新解

（1）湿疝治以祛湿利水，化痰散结。

（2）丝瓜络能利水湿、舒筋活络。陈皮能行气化痰湿。二药相配，共同达到化湿散寒之目的，适宜于寒湿所致的疝气疼痛。

（3）丝瓜味甘、性平，可清热化痰、利水消肿。适宜于痰湿所致的疝气疼痛。

（4）丝瓜核清热化痰、润燥、驱虫。适宜于痰湿以及湿邪郁而化热所致的疝气疼痛。

（5）醋元胡行气活血止痛。白茅根通利小便，利水渗湿。陈醋和营化阴、止痛，并防止利尿伤阴之弊。诸药配合，适宜于治疗痰湿所致的疝气疼痛。

（6）醋味酸，可收敛缩复。“湿性重浊”，在阴囊处反复涂擦醋液，能使重坠的阴囊疝气得以回复收缩。

（7）好醋能使重坠的阴囊疝气得以回复收缩。麦麸具有吸附醋液的作用。葱根温经散寒、通阳利湿。上三药合煎，趁热摊在布上，敷在腹上，逼汗外出，则表明湿邪排除，对于治疗寒湿所致的疝气有效。

（四）热疝

热疝指因感受热邪而发疝者。由素体阴亏而有虚热，复感热邪（或风热）而发病。或因各种疝气病久，郁而化热所致。多见于中、青年人。

主症

腹痛伴有热灼感，口干苦欲饮，小便短少，大便干结，阴囊发热疼痛，平素喜凉而恶热。

治法

（1）黑矾15g，焙黑，用胶囊装入，每次服1~2个胶囊。

（2）蔓菁一个，石钵捣碎，涂于干净白布上，贴睾丸上。如疼痛即去，隔一时再贴，连贴数次。

（3）橄榄皮、石榴皮各等份，共研细面，早晚服之。

新解

（1）疝气伴有热象者治宜疏肝理气、清肝泄热。

（2）黑矾性凉，又名硫酸亚铁，含铁、硫等微量元素。分子式为FeS04，是一种铁的二价硫酸盐，具有燥湿杀虫、解毒收敛、补血消积之功，适宜于治疗疝气伴有热象者。

（3）蔓菁，又名芜菁、大头菜、大头芥，性质寒凉，清热解毒。正如《本草备要》记载蔓菁："捣敷阴囊肿大如斗，末服解酒毒，和芸薹（即油菜）根捣汁，鸡子清（即蛋清）调涂诸热毒。"诸药合用捣碎，涂净白布上，贴睾丸处，适宜于治疗湿热疝气疼痛。

（4）橄榄皮清热解毒、生津利咽、化痰、行气消积。石榴皮酸涩收敛，能够治疗疝气。正如《生草药性备要》记载石榴皮："治瘤子疮，洗疝痛。"二药合用，疏肝理气、清肝泄热、祛湿化痰，适宜于治疗疝气伴有热象者。

第三章
妇产科
常见病证

第一节　月经病

一、痛经

痛经是指经期及行经前后，出现明显的小腹部痉挛性疼痛、坠胀或腰酸痛等不适，影响生活或工作者；由于“不通则痛”、“不荣则痛”，故本病的发生多因气滞血瘀、血虚寒凝或湿热郁结等导致。

（一）气血郁滞

主症

经前或经期小腹胀痛拒按，经行不畅，色黯有块，瘀块下则疼痛减，伴有胸胁乳房胀痛，舌紫暗有瘀点，脉弦或弦涩有力。

治法

荔枝核25g，烧炭存性，香附子50g炒研末。每服10g，盐汤或米汤送下。

新解

（1）气血郁滞型痛经，治宜行气活血。

（2）荔枝核、香附子，均能行气，香附被赞誉为：“气病总司，女科主帅。”二者能使气血通畅。荔枝核烧炭存性，更容易煎出有效成分，气行则血行，血液运行则痛经自止。此方被《妇人大全良方》名为“蠲痛饮”。

（二）血虚寒凝

主症

经前或经期小腹冷痛或绞痛，得热则减，经行量少，色黯有块，畏寒肢冷，面色青白，舌暗苔白或白滑，脉沉紧。

治法

青核桃3kg，黄酒5kg，黑糖1kg，浸酒服。

（1）血虚寒凝型痛经，治宜温经补血。

（2）青核桃、黑糖，均性温味甘，共奏温经散寒，补虚调经之效，适宜于治疗血虚寒凝型痛经。

（三）湿热郁结

主症

经前或经期小腹胀痛拒按，痛连腰骶，经行量多或经期延长，经色紫红。平素带下量多，黄稠臭秽。小便黄赤。舌红苔黄腻，脉滑濡数。

治法

（1）白叶苋菜25g，将药烧灰，用酒水泡服。

（2）棉花籽250个，炒焦研末，分为14包，每早晚各服1包，开水稍加，汤送服。忌食生冷食品。

新解

（1）湿热郁结型痛经，治宜清热祛湿、解郁散结。

（2）苋菜清热祛湿；黄酒活血化瘀，行气解郁。二者共奏清热祛湿，解郁散结之功，适宜于治疗湿热内蕴、瘀血阻滞所致的痛经。

（3）棉花籽清热解毒、凉血止血。炒炭后收湿力量增强，适宜于治疗湿热郁结型痛经。

二、倒经

倒经又名“逆经”、“经行吐衄”。经行之时，血气上逆所致。主要是由于内有气郁，值经期随冲气上逆，迫血妄行所致。相当于西医学的“代偿性月经”。

主症

每逢月经期即出现鼻血、吐血、衄血，经量明显减少，经净后鼻血、吐血、衄血逐渐停止，或伴有月经量减少，甚至闭经。

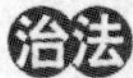

（1）木耳50g，烧灰研末，空腹时，分两次用酒送服。适用于瘀血所致倒经。

（2）韭菜50g捣汁，童便1盅，韭菜兑童便服。适用于气郁所致倒经。

新解

（1）倒经治疗宜以引血下行、制止上部出血为治疗大法。

（2）木耳、酒，均能化瘀。木耳烧灰具有明显的抗凝血作用，用以活瘀止血；木耳尚具有清肠通便，引邪下行之功。适宜于治疗瘀血所致的倒经，空腹服吸收好。

（3）韭菜味辛辣，能温补肾阳，引火归元。古典医籍有用韭菜治疗倒经的记载，正如《丹溪心法》评论韭菜：“经血逆行，或血腥，或吐血，或唾血，用韭汁服之，或和粥吃。”

（4）典籍所载童便味咸，性寒，能滋阴降火、凉血散瘀，并有治疗阴虚火升所引起的咳嗽、吐血、鼻出血及倒经的记载。一般选用年龄偏小且摄食清淡之男孩的小便为宜。

三、月经前期

月经前期又名“经行先期”、“经期超前”、“经早”。指月经周期提前7天以上，或一月两潮，并连续两个月经周期以上者。多由于感受热邪，血热妄行；或肝肾亏损，封藏失职；或脾气不足，统摄无权所致。相当于西医学的“月经频发”。

（一）血热妄行

主症

月经提前，经量偏多，经色紫红，质稠有块，烦渴，舌红苔黄脉数。

治法

（1）干芹菜50g，水2杯，煎1杯，温服，经常服用最有效。

（2）绿茶、红糖各适量，先煮浓茶1碗，去渣放入红糖调化后饮服。月经前，每日2剂，可连用数天。

新解

（1）血热妄行型月经前期，治宜凉血止血。

（2）芹菜、绿茶，均性寒，能凉血止血，善于治疗血热妄行所致的月经前期。红糖性温，能活血化瘀，以防止凉血止血容易留瘀之偏。三药配用，共奏凉血止血之功，适宜于治疗血热妄行型的月经前期。

（二）肝肾亏虚

主症

月经提前，经量偏少，色红质稠，伴见腰膝酸软无力，目暗，两颧潮红，五心烦热，舌红少苔，脉细数。

治法

韭菜150g，羊肝200g。韭菜洗净切断，羊肝切片，放铁锅内急火炒熟后，佐餐食用。每日1剂，月经前可连服5~6剂。

新解

（1）肝肾亏虚型月经前期，治宜补肝血，益肾精，以加强封藏之功。

（2）“肝藏血”，“肾藏精”；“精血同源”。韭菜、羊肝相伍，能补益肝肾，使血有所封藏，适宜于治疗肝肾亏虚的月经前期。

（三）脾气虚弱

主症

月经提前，经量偏少，色淡质稀，伴有疲乏无力，少气懒言，面色无华，头晕目眩等症状。

治法

党参9g，黑豆、红糖各30g。三味一起加水煎汤，至豆烂饮服。月经前每天1剂，可连服6~7剂。

（1）脾气虚弱型月经前期，治宜健脾益气，以促摄血。

（2）“脾统血”，党参、红糖，均能健脾温中益气，脾气健旺则摄血有权，经血有所归属。黑豆在此发挥补气健脾作用。三者相伍，适宜于治疗脾气虚弱型月经前期。

四、闭经

闭经又名“经闭”、“女子不月”、“月事不来”。指女子年逾16岁，月经尚未来潮，或已行经又中断6个月以上者。闭经病因多由阴虚血燥、气血虚弱、瘀血阻滞等原因而引起。有少女初潮2年内有停经现象，可不予治疗；属于器官缺陷，如因后天器质性损伤者，亦不在此范围内。

（一）阴虚血燥

主症

月经不行6个月，兼见形体消瘦，面色憔悴无华、头晕耳鸣、腰膝酸软等。

治法

（1）柏子仁15g，猪肝300g。将猪肝切开，装入柏子仁蒸熟，当菜吃。

（2）日饮人乳。

（3）清茶1瓶，入砂糖少许，露一夜服。

新解

（1）阴虚血燥型经闭病机属于血海干涸，无血可下，治宜滋阴养血，使经血有源。

（2）猪肝具有滋阴养血之功。《药品化义》记载：“柏子仁香气透心，体润滋血。”《本草正要》评价柏子仁为滋阴养血之佳剂。猪肝切开，装入柏子仁蒸熟，具有充盛阴血以及滋润之功，适宜于治疗阴虚血燥型的经闭。

（3）人乳味甘，具有滋阴养血之功。正如《本草经疏》记载：“乳属阴，其性凉而滋润，血虚有热，燥渴枯涸者宜之。”

无人乳者，牛、羊乳均可替代，只是力量稍减。

（4）茶、砂糖，均性凉，有滋阴之功。夜属阴，露一夜，则吸收了天地阴寒之气，滋阴力量更强，适用于治疗阴虚血燥型的经闭。

（二）气血虚弱

主症

月经不行6个月，兼见经血由少到闭，色淡质稀。症见面色萎黄、神疲乏力、头晕眼花、心悸气短等。

治法

当归、黄芪各30g，生姜65g，羊肉250g，用砂锅炖烂。每日1次。

新解

（1）气血虚弱型闭经病机属于冲任不充、血海空虚，治宜补益气血，使经血有源。

（2）当归、黄芪、羊肉，共奏温补气血之功；生姜温中行气，使本方补而不腻，滋而不滞，长期使用无滋腻之碍。

（三）瘀血阻滞

主症

月经不行6个月，兼见少腹、乳房胀痛拒按，抑郁烦躁，舌紫暗，有瘀斑。

治法

（1）漆树根100g，水煎，加黄酒服。

（2）蚕沙100g，烧酒500g，将蚕沙放酒内煎取汁，用纱布滤过，每日服一次，每次半酒杯，经通后即停药。

新解

（1）瘀血阻滞型经闭病机属于血瘀不行，治宜活血散瘀，以促血行。

（2）漆树根具有活血化瘀之功，适宜于治疗瘀血阻滞型经闭。

（3）黄酒、蚕沙，均能活血化瘀，瘀血祛则经血自流。

（四）虚实夹杂

主症

月经不行6个月，既有乏力倦怠、少气懒言、声低气怯等气虚证，又有少腹、乳房胀痛拒按，抑郁烦躁等气滞血瘀证。

治法

鸡骨1具，带爪打碎，米醋200g，童便200g，香附100g，生姜200g，捣烂加水200g。将以上药物同储在瓦罐内，炒至水净骨焦，去香附、姜渣不用，只将鸡骨研成末，分3次服，黄酒冲服，出汗最效。

新解

（1）虚实夹杂型闭经病机属于气虚血瘀不行，治宜攻补兼施，攻中有养，补中有通，以达到恢复并建立规律性月经周期为目的。

（2）鸡骨、米醋、童便，均能养阴血，补肝肾；香附、生姜，均能行气活血调经。本病虚证为主，实证为次。经煎煮生姜、香附药效已溶出，故方中去生姜、香附不用，只将吸收了滋阴养血药性的鸡骨研成末，益精血又补钙，适宜于治疗虚实夹杂型经闭。

五、崩漏

崩漏是血离经脉，非经期的出血。经血非时暴下不止或淋漓不尽，前者谓之“崩中”，后者谓之“漏下”。崩中、漏下常常交替出现。病因、治法相似。崩漏多因脾肾亏虚、血热、血瘀导致。一般非绝经期的子宫出血，治疗当以祛除病因以治根本，收敛固涩以治标象。因器质性病变或胎、产、杂病引起的似崩似漏的下血，不属于崩漏治疗的范畴，本病相当于西医学无排卵型功能失调性子宫出血。

（一）血热妄行

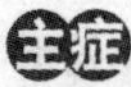

出血质稠，色红，伴有全身发热、心烦、口渴等一派热象。

治法

（1）生藕汁，饮1～2杯，甚验。适用于血热妄行出血。

（2）牛角用火烧灰，用刀刮下研细末，黄酒每送服5g。适用于血热妄行出血。

（3）荸荠烧存性，研末酒服之。每服8g，一日3次，凉血止血，适用于血热妄行出血。

（4）杨树叶100g，烧灰，水煎去浮沫取汤，加白糖服下。

（5）老丝瓜烧炭，棕榈（即棕毛）烧灰（炭），等份研末。每服5~10g，盐或酒送服。

（6）鸡冠花100g（连根）水煎，冲酒服。

新解

（1）血热妄行所致的崩漏，治宜清热凉血、止血。

（2）莲藕汁性寒，能凉血止血，适宜于治疗血热妄行所致的出血。

（3）牛角性寒，属于清热凉血药，牛角用火烧灰，增加了收敛止血之功；黄酒活血化瘀。二药相配，止血而不留瘀，化瘀而不伤正，共奏凉血止血之功，适宜于治疗血热妄行所致的崩漏出血。

（4）荸荠性寒，能凉血止血，烧存性，增加了收敛止血之功；黄酒活血化瘀。二药相配，凉血止血而不留瘀，适宜于治疗血热妄行所致的崩漏出血。

（5）杨树叶性凉，凉血止血，烧灰增加了收涩止血之功，适宜于治疗血热妄行所致的崩漏出血。

（6）老丝瓜、棕榈，均性凉，凉血止血，二者烧灰增加了收涩止血之功，适宜于治疗血热妄行所致的崩漏出血；盐性寒，增加凉血止血之功；酒，活血化瘀。四药相配，寒温并用，止血化瘀结合，止血而不留瘀，化瘀而不伤正，适宜于治疗血热妄行所致的崩漏出血。

（7）鸡冠花甘涩凉，能够凉血收涩止血，适宜于治疗血热妄行所致的崩漏出血。

（二）脾不统血

主症

出血质稀，色淡，伴有乏力倦怠，纳呆食少，大便稀薄，四肢欠温等。

治法

（1）灶心土（又名伏龙肝）鸡蛋大一块，葱一根，将灶心土研末，同葱煎服。

（2）红枣树皮根，水煎当茶饮，3~5个月可愈。

（3）豆腐半个，好醋200g。二味一同煮熟，每饭前服，忌辛辣刺激性食品。适用于脾虚不能统摄血液所致的出血。

（4）艾叶30g，烧灰存性，研细，小米煎汤1碗，趁热冲艾叶，一次服完。

（5）艾叶醋炒10g，鸡子黄2枚。先将鸡子黄搅匀，再将艾叶煎汤去渣，和鸡子黄，饭前温服。适用于虚寒性出血。此方还治带下淋漓不止。

（6）活鲤鱼1条，重约500g，黄酒煮熟吃下，另将鱼刺焙干，研细末，每早用黄酒送服。

（7）海螵蛸50g，研末，每服10g，白开水送下。

（8）荔枝壳50g，水煎服。或荔枝壳烧灰存性，研末。好酒空心调服，每服10g。

新解

（1）脾不统血所致的崩漏，治宜健脾以统摄血液。

（2）灶心土性温质黏，入脾胃经，能温暖中焦脾气，收摄止血，为温经止血要药，对于脾气虚寒，不能统血所致的各种出血，均为适宜。

（3）红枣树皮根温补脾胃，收涩止血。长期使用，适宜于治疗脾不统血所致的崩漏出血。

（4）豆腐温补脾胃；醋味酸，收涩止血。二味合用，适用于治疗脾虚不能统摄血液所致的崩漏出血。

（5）艾叶温经止血，烧灰存性，或醋炒，均增加了收涩止血之功；小米温补脾胃。鸡子黄即鸡蛋，能健脾扶正。诸药相配，温补结合，补敛并施，适宜于治疗脾气虚寒，不能统血所致的各种出血。

（6）活鲤鱼及其骨刺，温脾补肾；黄酒温暖脾胃。二者相伍适宜于治疗脾肾两虚，不能统血及封藏所致的各种崩漏出血。

（7）海螵蛸咸涩，温，归肝肾经，固涩收敛，有固崩止带之功。适宜于治疗脾气虚寒，不能统血所致的各种出血。

（8）《本草求真》描述荔枝壳："治血崩，用壳煎汤以服，盖取壳性温补内托之意。然性燥，用当酌症所宜，非若龙眼性主温和，而资益甚多也。"

（三）肾虚失藏

主症

妇女绝经期子宫出血，主要因肝肾亏损，血无以封藏所致的阴道内大量长时间的出血。伴见腰膝酸软、耳鸣耳聋、疲乏无力等。

治法

（1）烧核桃为末，酒服1匙，日3次。

（2）肥羊肉1.5kg，煎煮至半熟，入生地500g，干姜、当归各150g，再煮至完全熟透，分四次服用。

（3）羊前足胫骨1条，纸裹泥封，令干煅末，入棕榈炭等份，每服温酒送5g。

（4）破故纸、韭菜籽各50g，水煎，趁温加红糖50g，一次服。

（5）葵花盘研末，取5g，黄酒送服，每日3次。

新解

（1）妇女绝经期子宫出血以肾虚证型的为多见，对于肾虚型的崩漏，治宜补肾，以加强封藏止血之功。

（2）烧核桃涩温，能补肝肾，收敛止血。适宜于治疗肾虚型的崩漏。

（3）肥羊肉补虚劳、祛寒冷、益肾气、温补气血，加入生地、当归、干姜温补之品，更适合于肾虚腰疼、形瘦怕冷、病后虚寒崩漏及气虚血少者。

（4）羊前足胫骨纸裹泥封，令干煅末，具有较强的温补肝肾之功。正如宋·朱端章《卫生家宝·产科备要方》卷七记载的追命散方，治妇人血证，方中有羊胫炭。棕榈炭收涩止血，温酒使止血而不留瘀，与羊前足胫骨合用，适宜于治疗肾虚崩漏。

（5）破故纸、韭菜籽，均能补肾助阳，加强封藏之功，适宜于治疗肾虚崩漏。

（6）葵花盘具有补肾、收涩之功，适宜于治疗肾虚崩漏。

第二节　带下病

带下量明显增多或减少，色、质、气味异常，或伴有全身或局部症状者，称为“带下疾病”。本病主要原因是脾虚水停、水湿化热、肾虚气化无常、肝郁侮脾等，导致带下量多，色味异常，甚则伴有腰痛。西医学阴道炎、宫颈炎等所致的带下增多，色、质异常均在其治疗范围之内。

一、白带量多

主症

带下数量较多，绵绵不断，伴有带下色白、质地稀薄等症。

治法

（1）向日葵茎内白髓适量，水煎服，可治疗白带清稀、腰膝酸软。

（2）向日葵20g，荷叶3g，加水3碗煎成1碗，加红糖作引子，1日2次，饭前空腹服。

（3）向日葵茎除去外粗皮，切薄片，晒干。用向日葵茎5g，红枣10枚，水500ml，煎至100ml，一日2次，连服3~4日。

（4）冬瓜子500g研末，加冰糖500g，煨后服，一日2次。

（5）鸡蛋5个，荞面若干，将蛋清和荞面和匀为丸，每次25g，开水送服。

（6）胡椒10粒研末，鸡蛋1个。鸡蛋打一孔，纳胡椒粉于内，煨熟食。

（7）川椒10g，土槿皮15g，水煎坐浴。

（8）鱼鳔胶10g，猪前蹄一只，清水4碗，文火炖烂，食用。

（9）鸡蛋1个，白果2个，将白果放入蛋内煮熟，连服数次。

（10）用醋将韭菜子煮千沸，捞出焙干研末，炼蜜为丸，如梧子大（黄豆大小），每晚30丸，空心温酒服。

（11）常食炙猪腰。

（12）骨头烧灰为末。每酒服5g，日3次。

新解

（1）带下量多色白，多为虚寒、寒湿所致。治当温中、散寒、祛湿以治标；收敛固涩，补益脾肾以治本。

（2）向日葵茎髓有利尿作用，利尿可以实带下。故向日葵茎内白髓适量，水煎服，可治疗虚寒型的带下不止，白带清稀量多，缠绵不止，伴腰膝酸软。荷叶能升举清阳，使下趋的津液随之而上乘，改善津液下趋而出现白带量多之证。

（3）冬瓜子可健脾，脾健则可以利尿，“利尿则实带下”；冰糖能养阴，以防利水太过而伤阴之弊。

（4）荞面、鸡蛋，均能健脾；荞面尚兼有利尿消肿之功。脾健则水湿自行，故本方适宜于带下量多色白者使用。

（5）胡椒、川椒，温中散寒，行气祛湿，以顺应脾之习性，以正常运化水湿而达治疗虚寒型的带下，白带质清量多，缠绵不止之目的。土槿皮具有祛湿杀虫，止痒之功。二药配合适宜于白带量多瘙痒者。

（6）鱼鳔胶、猪前蹄，均含有胶质，质地黏滞，能收敛固涩，适宜于治疗虚寒型的带下，白带质清量多，缠绵不止。二药并能健脾，脾健则水湿自行。

（7）白果收敛固涩，适宜于治疗虚寒型的带下，白带质清量多，缠绵不止者；鸡蛋可健脾，脾健则水湿自行。二者配合，相使为用，加强疗效，适宜于带下量多色白者使用。

（8）韭菜籽温补脾肾，加强固摄带下的作用，以治其根本；用醋煎煮，收涩止血作用增强，以治其标象。

（9）炙猪腰能扶正固脾益肾以治根本，适宜于治疗虚寒型的带下，症见白带质清量多，缠绵不止者使用。

（10）骨头烧灰为末。功似煅龙骨，收涩止血、酒解毒、活血化瘀。二者合用，湿瘀同调，适宜于治疗肝郁脾虚所致的赤白带下。正如《千金方》云：“狗头骨治崩中带下。”用酒服能温暖脾胃，行气活血，使止血而不留瘀。

二、白带恶臭

主症

白带出现恶臭味，则可能跟滴虫性阴道炎、淋病、宫颈癌或子宫内膜癌因素有关，往往伴有腰膝酸软。

治法

（1）芹菜籽50g，每服25g，黄酒引，水煎服。

（2）白茯苓150g糊丸如梧桐子大（即黄豆粒大），每服20~30丸。空心米饮下，绝妙。

（3）酒、艾叶煮鸡蛋，日服。

新解

（1）白带恶臭、腰膝酸软多为炎症已重，治疗注意选药剂量要大，治疗时间宜长，用药配伍清热解毒、活血化瘀、补虚之品。

（2）芹菜籽、茯苓，均能解毒利尿，“利小便可以实带下”，经配伍适宜于治疗白带恶臭、腰痛。

（3）鸡蛋、白茯苓尚能扶正固本、渗湿止带，适宜于带下恶臭使用。

（4）黄酒、酒、艾叶，均能活血通络、清热解毒，善治白带出现恶臭味，伴腰痛者。

三、赤白带下

主症

赤白带下指妇女带下，其色赤白相杂，多伴有臭味。多因肝郁化热，脾虚聚湿，湿热下注，损及冲、任、带脉，以致白带夹胞络之血，混杂而成赤白带下。

治法

（1）白马蹄烧灰，一次8g，酒服1匙，一日3次。

（2）棉花籽1碗，烧黑存性为末，和炕馍或饭斟酌食之。

（3）头发放泥罐内煅黑，研细粉，每日3次，一次0.6g，温水送服。

（4）红、白鸡冠花各三朵，用红、白糖各少许作引，水煎服。

（5）臭椿树皮50g，棉花籽仁25g。将椿树皮炙，与棉花籽仁煎，一日2次服。

（6）石榴花阴干，每次50g，加水两碗，煎汤1碗，纱布滤过，趁药液温热用此方洗涤阴道。对带下有效。

（7）鸡蛋黄煎出之油2匙，薏苡仁、莲子等份，灭菌后磨成细粉，约50g。将蛋黄油与药粉拌和，再以“可可脂”（西药房有售）适量略加热，融合后，做成阴道坐药（做阴道坐药的模型，医疗器械商店有售）。或将药搓成粗细如拇指，长约寸许的锭剂。待冷凝后保存于阴凉处。先在睡前洗涤阴道，然后塞入一锭，每晚1次，治赤白带下，效果很好。

新解

（1）带下赤白，多为肝郁化火，热伤血络，加之忧思伤脾，湿浊下注而成。治当清热祛湿以治标，收敛固涩、补益脾肾以治本。

（2）白马蹄即荸荠，是寒凉之品，有良好的清肝泻火作用，烧灰增加了收涩止带之功。用酒服能温暖脾胃，行气活血，使止血而不留瘀。

（3）棉花籽烧黑存性、炕馍，均具有收涩止带作用。棉花籽本身具有解毒之功。和饭斟酌食之，适宜于治疗肝郁脾虚所致的赤白带下。正如《本草正义》记载：“旧方每以棉花籽仁为和血止血之品，如治便血、淋血、崩、带、痔、漏等症，则皆和血之义，而无寒凉积瘀之患。”

（4）发炭、鸡冠花、椿树皮，三药均具有解毒、收敛之功；红、白糖扶正，鼓邪外出，达到解毒作用。经过合理配伍，适宜于治疗肝郁脾虚所致的赤白带下。

（5）石榴花具有收涩止带之功，水煎外洗，适宜于治疗赤白带下。

（6）薏苡仁、莲子，二药均具有健脾渗湿之功，蛋黄油能够解毒收湿，配合“可可脂”作为坐药栓剂的赋型剂，适宜于外用治疗赤白带下。

四、黄色带下

黄色带下为任脉中浸有湿热之邪所致。阴道炎、宫颈炎、宫颈糜烂常见有黄色脓性分泌物。

主症

有带下而色黄者，宛如黄茶浓汁，往往其味腥臭，每伴有阴户局部瘙痒。

治法

（1）蛇床子、地肤子各30g，黄柏15g，水煎坐浴。

（2）苦参20g，威灵仙、百部各15g，冰片、雄黄各5g，黄柏、蛇床子各30g，共为细末，调匀，分30等份，每份用纱布包裹如球状，用长线扎口备用。用前消毒，每晚睡前，将药球塞入阴道内，线头留置于外，第二天拉出药球。经期禁用。

新解

（1）黄色带下属下焦有湿热所致，治以清热祛湿、杀虫止痒为原则。

（2）蛇床子、地肤子、黄柏、苦参、百部、雄黄，均能清热燥湿，杀虫止痒；威灵仙疏风祛湿，亦能止瘙痒；冰片清热解毒。诸药配合，湿热并除，祛风止痒，适宜于治疗湿热带下。

（3）湿热祛除则白色念珠菌、阴道滴虫失去了生存的湿度和温度，故瘙痒止，带下消。

第三节　妊娠病

一、妊娠恶阻

妊娠恶阻又名“妊娠呕吐”、“阻病”，指妊娠1~3个月期间，出现严重的恶心呕吐、头晕厌食、胸闷，甚则食入即吐为主要表现的疾病。主要是由于平素胃气虚弱或肝热气逆，受孕后冲脉之气上逆，致使胃失和降，或引动肝热，气火上冲所致。

（一）脾胃虚弱

主症

妊娠早期，反复恶心呕吐，吐出清水痰涎，纳少、腹胀，神疲乏力，舌苔薄白，脉缓滑无力。

治法

（1）葡萄煎汤，服之。

（2）葡萄嫩细蔓煎水饮，或频食葡萄。

（3）糯米4两，每天4次，每次用糯米1两，用水煎熬，徐徐饮之。禁食硬冷食物。

（4）韭菜若干，生姜若干，白糖少许。将韭菜、生姜洗净捣汁，白糖冲服。

新解

（1）脾胃虚弱型的妊娠恶阻，治宜健脾和胃，降逆止呕。

（2）葡萄、葡萄嫩细蔓，均具有滋养胃阴之功，适宜于治疗脾胃虚弱型的妊娠恶阻。《滇南本草图说》记载：“葡萄治胎气上冲，煎汤饮之即下。”

（3）糯米是健脾的上乘之品，尤擅于滋养胃阴，适宜于治疗脾胃虚弱型的妊娠恶阻。

（4）韭菜具有促进食欲、温中、行气、散瘀的作用。生姜自古以来被誉为“止呕圣药”。白糖滋养胃阴，监制韭菜辛辣刺激之性。三药相伍，适用于治疗脾胃虚弱型的妊娠恶阻。

（二）肝胃不和

主症

妊娠呕吐酸水、苦水，甚至咖啡样物，胸胁满闷，嗳气叹息，头晕目眩，烦渴口苦，舌红苔黄燥，脉弦滑数。

治法

（1）好酱开水调服。

（2）竹茹9g，陈皮6g。水煎服，每日1剂。

（3）苦柚皮，浓煎汤饮数盏，甚者加姜汁。

新解

（1）肝胃不和型的妊娠恶阻，治宜清肝和胃，降逆止呕。

（2）面酱能清肝热，适宜于治疗肝胃不和型的妊娠恶阻。正如《别录》记载："酱主除热，止烦满，杀百药及火毒。"

（3）竹茹性寒凉，陈皮性温。二药相合是橘皮竹茹汤的主药成分，共奏清热化痰，降逆止呕之功，适宜于治疗肝胃不和型的妊娠恶阻。

（4）《本草纲目》记载苦柚皮消食快膈，散愤懑之气，化痰，从而能够疏肝行气。配合"止呕圣药"生姜，共奏清肝和胃，降逆止呕之功。适宜于治疗肝胃不和型的妊娠恶阻。

二、妊娠腹痛

妊娠腹痛又名"胞阻"，指妊娠期间反复出现小腹疼痛，属于西医学先兆流产的症状之一。多因虚寒、气滞所致。

（一）血虚

主症

妊娠期间小腹绵绵作痛，按之痛减，头目眩晕，心悸心慌，失眠多梦，面色萎黄。舌淡，苔薄白，脉细滑。

治法

红枣糯米粥：红枣10枚，糯米100g，煮粥常服，适用于血虚妊娠腹痛。

（1）血虚型妊娠腹痛，治宜补血养血、止痛安胎。

（2）大枣为补血要药；糯米健脾，养血滋阴。二药相配，共奏补血之功，适宜于治疗血虚妊娠腹痛。

（二）虚寒

主症

孕后小腹冷痛，喜温喜按，得热痛减，形寒肢冷，面色㿠白，纳少便溏，倦怠乏力，舌淡，苔薄白，脉沉弱。

治法

（1）大枣14枚，烧焦为末，童便冲服之。

（2）人参10g，艾叶12g，鸡蛋2个。置入瓦罐，用文火慢煎，蛋熟后去壳继续煲30分钟，饮汤食蛋，每日1剂，连用10天，有补气养血、暖宫安胎之效。

新解

（1）虚寒型妊娠腹痛，治宜暖宫止痛，养血安胎。

（2）焦枣暖宫养血；典籍所载童便能滋阴。二药相合共奏温补之功，适宜于治疗虚寒型妊娠腹痛。

（3）人参、艾叶、鸡蛋，均温补气血、散寒止痛，艾叶兼能安胎。三药共奏祛除病因寒邪，益气养血之功，使冲任得以润养，疼痛自能缓解。

（三）气滞

主症

妊娠期间小腹胀满疼痛，烦躁易怒，嗳气叹息，舌红，苔薄黄，脉弦滑。

治法

（1）山楂15~30g，红糖30g，生姜3片。水煎顿服。

（2）食盐炒热布包，外敷脐部。

（3）莲房1个，烧成炭，存性，研为细末，用温黄酒1杯，泡莲房炭服。治疗妊娠腹痛兼呕吐。

新解

（1）气滞型妊娠腹痛，治宜疏肝解郁、理气止痛。

（2）山楂、红糖均性温，促进气血运行；生姜辛辣性温，走而不守，行气止痛。三药相伍，适宜于治疗气滞型妊娠腹痛。

（3）食盐炒热布包敷脐，属于物理疗法中的敷脐疗法，温里散寒，行气止痛，适宜于治疗气滞型妊娠腹痛。

（4）莲房烧炭收敛安胎，芳香止呕，止痛与止呕兼顾；黄酒促进气血运行，二者共奏行气安胎，止痛之功，适宜于治疗妊娠腹部疼痛。

三、异位妊娠

异位妊娠，俗称“宫外孕”，指孕卵、胚胎在子宫外组织着床发育为主要表现的疾病。属于中医学的少腹瘀血证，表现为6~8周停经。胚胎死亡后，常有不规则阴道出血，阴道流血可伴有蜕膜碎片排出，甚或晕厥、休克。输卵管妊娠较多见，据输卵管有无破损，分为未破损期和已破损期，后者继发休克。

（一）未破损型

主症

停经后有早孕反应，或有一侧下腹隐痛。妇科检查可触及一侧附件有软性包块，压痛，妊娠试验阳性，B超检查宫腔内空虚，宫旁出现孕囊。

治法

天花粉20g，红花10g，红糖50g。先将天花粉、红花煎好，去渣后加入红糖煮沸，分2次服用，每日1剂。

新解

（1）未破损型异位妊娠的治疗，以活血化瘀、消瘀杀胚为原则。

（2）天花粉即瓜蒌根，内含有天花粉蛋白，是中期妊娠引产的有效成分。红花、红糖活血破血，化瘀逐瘀，促使胚胎流出。

（二）已破损型

主症

停经数日，突发一侧下腹部撕裂样剧痛，疼痛可由下腹转向全腹，可伴有肛门坠胀感。面色苍白，肢冷汗出，恶心呕吐，血压下降或不稳定，轻者出现晕厥，重者休克，脉微欲绝或细数无力。

治法

（1）人参、附子各适量，水煎送服。

（2）红参6g、麦冬12g、五味子6g，煎汤送服。

新解

（1）由于已破损型异位妊娠病情不稳定，可能会再度发生大出血，出现休克，其治疗补益温阳，敛阴固脱，养阴救逆，扶助正气，以促使苏醒；病情稳定后，接着辅以活血化瘀以祛瘀生新。

（2）人参、红参，大补元气；附子回阳救逆；麦冬、五味子，均能滋阴敛阴。五药均为挽救虚脱，抢救休克的要药。合用，适宜于已破损型异位妊娠者使用。

四、胎漏、胎动不安

胎漏指以妊娠期阴道少量出血，时下时止，淋漓不断，而无腰酸腹痛为主要表现的疾病。胎动不安可由胎漏发展而来，常常伴见腰酸腹痛，小腹坠胀，都属于不祥之兆，是异常的胎动，胎气不固的结果，若持续发展必将出现小产。二者病机相同，多因冲任气血不调，胎元不固所致。病因多为肾虚、气血虚弱、血热、外伤等所致。西医学先兆流产、先兆早产属于本病的范畴。

（一）肾虚

主症

妊娠期，阴道少量出血，下黄水，黄汁如胶，或如豆汁，或出现异常强烈的、持续不停的、推扭样或踢动样的胎动，痛不可忍。或伴有腰酸腹痛、头晕耳鸣、小便频数，甚至失禁，或伴有屡次坠胎史。舌淡，苔薄白，脉沉滑尺弱。

治法

（1）莲房烧研，面糊为丸，如黄豆大。每服百丸，汤酒送下，日2次。

（2）苎麻叶（嫩的）75g，鸡蛋4枚，共同煮服，能安胎、止血、停血。

新解

（1）肾虚型的胎漏、胎动不安，治宜固肾安胎，佐以益气。

（2）莲房补肾安胎，烧研安胎作用增强；面糊健脾益气。二者相配，适宜于治疗肾虚型的胎漏、胎动不安。

（3）苎麻凉血止血，补肾散瘀，安胎；鸡蛋补肾以安胎。二者配合，适宜于治疗肾虚所致的胎漏、胎动不安。

（二）气血虚弱

主症

妊娠期间，阴道少量流血，色淡，质稀，或腰酸，小腹空坠，面色无华，神疲肢倦，心悸气短。舌淡胖，苔薄白，脉细滑。

治法

（1）豆酱榨汁，取豆渣炒研。酒服，1匙头，一日2次。

（2）黄米（即秫米）、黄芪各50g，水煎服。

新解

（1）气血虚弱型的胎漏、胎动不安，治宜补气养血、固肾安胎。

（2）豆酱榨汁，取豆渣炒研，健脾益气养血，适宜于治疗气血虚弱型的胎漏、胎动不安。

（3）黄米味甘，性微寒，具有益阴养血之功效；黄芪为补气要药。二药相合，补气养血，适宜于治疗气血虚弱型的胎漏、胎动不安。

（三）血热

主症

妊娠期间，阴道下血，色鲜红，质稠，或腰痛，或小腹下坠，面赤心烦，口干咽燥，手足心热，便秘尿黄，舌红，苔薄黄，脉细数。

治法

（1）苎麻根100g，温服，一日量，分3次。

（2）干荷叶适量，炙研为末，糯米淘汁1盅，调服即安。

（3）南瓜蒂，煅存性，研末，糯米汤下。

新解

（1）血热型的胎漏、胎动不安，治宜清热凉血，固冲安胎。

（2）苎麻凉血止血、补肾安胎，适宜于治疗血热妄行以及肾虚所致的胎漏、胎动不安。

（3）荷叶味苦性寒，质轻，具有清热，升清安胎之功效，主治因血热妄行所致胎漏、胎动不安。

（4）南瓜蒂凉血止血，主治因血热妄行所致胎漏、胎动不安。正如《民间常用草药汇编》记载南瓜蒂："排痰、安胎。"

五、堕胎、小产、滑胎

堕胎，又称"中断怀孕"或"人工流产"，即故意结束妊娠，取出胚胎或者导致胎儿死亡的行为。

小产，指妊娠12~28周内，胎儿已成形而自然殒堕为主要表现的疾病。

滑胎，指怀孕后自然流产，小产连续发生3次以上为主要表现的疾病。

堕胎、小产、滑胎，主要病机是冲任不固，胎不成实。究其冲任不固原因，主要责之于气血不足，脾肾亏虚。

主症

堕胎、小产、滑胎后的共同主症是身体大虚，脾肾亏虚，气血阴阳均相对不足。

治法

（1）将自己流产的小孩衣胞，焙干，加胡椒7粒煮食。

（2）白芝麻1茶匙，炒研，开水冲服，每早一次，自怀孕之日起，服至产期结束。

新解

（1）衣胞功效相似于紫河车，为有情之品，能大补气血阴阳；胡椒温胃暖脾，以助药力的吸收。二者相配，温补脾肾，促进人体内气血阴阳的产生。

（2）白芝麻性之平和，气血并补，阴阳兼顾，能补虚复旧，适宜于堕胎、小产、滑胎者的日后调理，宜长期食用。正如《神农本草经》记载芝麻：“伤中虚羸，补五内、益气力、长肌肉、填精益髓。”

六、胎萎不长

胎萎不长多因气血不足，脾肾阳虚所致。表现为胎儿形体小于正常月份，胎儿存活而生长迟缓。胎萎不长主要是各种原因所致胎儿营养吸收不足。不足者治宜补益。常见的证型为气血虚弱、脾肾虚弱。西医学称之为“胎儿宫内发育迟缓”。

（一）气血虚弱

主症

妊娠4~5个月后，腹形明显小于正常妊娠月份，胎儿存活，身体羸弱，面色萎黄，气短懒言，头晕心悸。舌淡嫩，少苔，脉细弱。

治法

红枣15g，阿胶10g。蒸后食用。

（1）气血虚弱型的胎萎不长，治宜补益气血，育胎。

（2）红枣补益气血；阿胶滋阴补血。二者配伍，适用于气血虚弱所致的胎萎不长。

（二）脾肾虚弱

主症

孕后腹形明显小于正常妊娠月份，胎儿存活，腰腹冷痛，手足不温，或形寒肢冷，纳少便溏，倦怠乏力。舌淡，苔白，脉沉迟。

治法

枸杞子20g，牛腱250g，煮汤，隔日1次。

新解

（1）脾肾虚弱型的胎萎不长，治宜健脾温肾，养胎。

（2）枸杞子滋肾阴，牛腱能健脾益气，二者配伍适用于脾肾虚弱所致的胎萎不长。

七、胎死腹中

主症

妊娠胎死，不出，母气欲绝者。

治法

（1）大豆600g，以醋煮浓汁，顿服。

（2）刺羊血热饮一小盏，极效。

（3）雌性乌鸡1只，去毛，以水三升煮二升，去鸡，用帛蘸汁摩脐下，自出。

（4）伏龙肝末15g，水煎服。

新解

（1）妊娠胎死，若不出，母气欲绝。宜尽快排出死胎，补虚固脱。

（2）大豆具有清热解毒、健脾益气的功效；醋能收涩固脱。二药相合，健脾益气，缩纳子宫，促使死胎娩出，主治胎死腹中。

（3）羊血热饮大补元气，以助死胎的娩出。《本草纲目》记载羊血“治产后血攻，下胎衣”。

（4）雌性乌鸡煎煮液按摩脐下，实则是借乌雌鸡的温补之性，借助局部按摩作用，温散并运行气血，促进局部血运，扶助正气，以助死胎的娩出。

（5）伏龙肝末质地沉降，性温活血，有助于下死胎。

八、子满

子满亦称“胎水肿满”。病因多由脾气虚弱、气滞湿郁而成。相当于西医学“羊水过多”。

主症

指妊娠5~6个月后，胎水过多，腹大异常，胸膈胀满，甚或喘不得卧。

治法

鲤鱼1条（大约500g，去鳞及内脏），白萝卜适量，加清水煮熟，饮汤食肉。每日1剂，连服1个月。

新解

（1）子满的治疗，以健脾益气、利水消肿为治疗大法。

（2）“气行则水行”、“气聚则水停”。鲤鱼能利水消肿；白萝卜行气宽中，健脾益气。鲤鱼、白萝卜二药相合，攻补兼施，相互协同奏效，对胎水过多者有效，对于胸膈胀满，甚或喘不得卧者亦有效。总之，无论是脾虚湿停，或是气滞湿郁的子满，均为适宜。

九、子肿、子晕

子肿又名“妊娠肿胀”，子晕又名“妊娠眩晕”。指妊娠中晚期，肢体、面目发生肿胀，甚或头晕目眩的病证。子肿、子晕病因相似，均有水湿停滞所致，如因脾肾两虚，气滞水停导致的子肿，子肿必将出现水湿上犯清窍，则出现子晕。子肿相当于西医学的妊娠高血压综合征中的妊娠水肿。若妊娠7、8个月只是脚肿，休息后缓解，无其他不适者，可不必治疗。妊娠高血压即子晕，若不及时治疗，会发展成为“子痫”。

主症

小便不利，肢体、面目发生肿胀，甚或头晕目眩。

治法

（1）花椒25g（炒），食盐25g（炒），葱白3根。三味共捣一处，贴脐窝，治小便不利，利后取出。

（2）鲤鱼1条，冬瓜100g，加水煮熟，少加盐、调味品，吃鱼喝汤，连服5~7次，用于脾虚型水肿。

（3）赤小豆、冬瓜皮、陈葫芦各30g，玉米须15~30g，车前子30g。上药任选数味或单味煎煮，服用，可利水消肿，适用于脾虚或肾虚型的子肿、子晕。

（4）黄芪60g，猪小肠1副，黑豆、赤小豆各30g。将黑豆、赤小豆装入猪小肠内，加水并放入黄芪同炖至熟，去药渣。吃肠及肉，喝汤。具有益气补肾，通阳利水的功效。

新解

（1）子肿、子晕的发生互为因果。妊娠高血压头晕并发水肿，妊娠水肿继发妊娠高血压头晕。

（2）花椒温阳利水；葱白通阳利水；食盐引药入肾。三者相配敷肚脐，能运行水液，通利水道，治疗小便不利，以及因小便不利所致的子肿、子晕。

（3）鲤鱼、冬瓜、赤小豆、陈葫芦、玉米须、车前子、黄芪，均能利水以消肿，适宜于治疗因小便不利所致的子肿、子晕。

（4）小肠能分清泌浊，主管二便的吸收，长期食用小肠则补益小肠，有助于利小便而消肿，适宜于治疗因小便不利所致的子肿、子晕。

十、子痫

子痫又名“妊娠痫证”。指妊娠晚期或临产时或新产后，发生眩晕昏仆，四肢抽搐的病证。因素体肾阴亏虚，肝失涵养，心火独亢，心肝之火并炎于上，或平素饮食不节、劳倦过度、忧思气结而损伤脾气，脾失健运，水湿停聚成痰，痰火上扰等引起。

主症

孕妇妊娠晚期或临产时或新产后，眩晕头痛，突然昏不知人，两目上视，手足抽搐，全身强直，少顷即醒，醒后复发，甚至昏迷不醒的疾病。

治法

（1）杀猪，取出猪胆，趁热刺破，取汁少许服下。如人事昏迷，可放入竹管内，一直灌入孕妇喉内，胎儿即安。

（2）羚羊角粉3g，用竹沥水送服。适用于痰火上扰证。

新解

（1）子痫病位在肝、心、脾，病机属于虚实夹杂。实者属于火、痰，虚者属于气血不足。遵照“虚则治标，缓则治本”的原则，其治疗以清心肝之火，化痰止痉治其标，以补养心血、安定心神治其本。

（2）猪胆清心，凉肝息风，适宜于治疗高热所致抽风。但值得注意的是应当严格控制计量，以防过量中毒，宜控制在一天1g以内。

（3）子痫发作主要是痉风抽搐，羚羊角凉肝，息风止痉以治标象。“怪病多痰”，竹沥清化热痰，以防痰迷心窍以治根本。

十一、子淋

子淋又名“妊娠小便淋痛”，指孕妇小便频数，淋沥疼痛的一种病症。多因阴虚津亏，心火偏亢，膀胱湿热所致。类似于西医学的妊娠合并尿路感染。

主症

妊娠期间出现的尿频、尿急、淋漓涩痛。

治法

（1）鲜扫帚草200g，水煎服，如在冬季，用干扫帚草梢也可。

（2）鲜马齿苋250g，榨汁，每日分3次服。用于湿热盛者。

（3）黄芪60g，猪小肠1副，黑豆30个，赤小豆30g。将黑豆、赤小豆洗净装入猪肠内，用清水将猪肠与黄芪同炖煮熟，去药渣。吃猪肠及豆，喝汤。

新解

（1）“急则治标，缓则治本”。子淋在发作期，其治疗重在于清利湿热；在平稳期，其治疗重在于补虚扶正。

（2）扫帚草又名地肤，性寒，味辛、苦。功能清热利湿，祛风止痒，适宜于小便涩痛、阴痒带下、风疹、湿疹、皮肤瘙痒。其嫩苗亦有利尿消炎、清热明目的作用。

（3）马齿苋具有清热利尿消肿的作用，能治疗妊娠合并尿路感染所出现的小便频数。

（4）黑豆、黄芪补虚扶正，赤小豆利尿，猪小肠引药入经。四药合用，具有益气补肾、通阳利水的功效，适宜于妊娠小便涩痛。

附：妊娠尿血

指孕妇小便中带血，多因阴虚，孕后聚血养胎，孕妇阴液愈亏，阴虚火旺，膀胱为热邪所乘；或孕妇平素阳盛，心火偏亢，热移于小肠，热随水液流入膀胱，热伤胞络致尿中带血。

主症

妊娠尿血指妊娠期出现小便出血或镜下血尿。

治法

（1）豆酱一大盏熬干，生地黄100g为末，每服5g，每日3次，米饮下。

（2）取指甲烧灰酒服。

（3）黍茎烧灰，酒服一勺，一日3次。

新解

（1）妊娠尿血治疗原则是清除膀胱湿热，化瘀以止出血。

（2）豆酱、生地能清热凉血止血，适宜于治疗因热移于小肠，热随水液流入膀胱，热伤胞络所致尿中带血。正如《别录》记载："酱主除热，止烦满。"

（3）指甲具有化瘀之功，适宜于治疗因瘀血所致的妊娠尿血。正如《本草衍义》记载："指甲去瘀血，治疗尿血。"

（4）黍茎、葵根茎中空，能利尿通淋，烧灰增加了收涩止血之功；酒能化瘀。黍茎烧灰，酒服，止血而不留瘀，化瘀而不伤正，适宜于治疗妊娠尿血。

十二、妊娠时令身热

妊娠时令身热指感受六淫之邪或温热疫毒之气，导致营卫失和、脏腑阴阳失调，出现病理性体温升高为主要临床表现的一类外感病证。

主症

身热伴有恶寒、面赤、烦躁、脉数等。

治法

大葱白10茎，去青，连须用，或小者20~30茎，生姜100g，二者均切碎，用水两碗煎至1碗，去滓，分2次服，热服之，取效。

新解

（1）对于妊娠伤寒，发热，头痛，治疗选药注意药性要平和、平稳。如选用外用疗法，相对内治法而言，较安全可靠。

（2）葱白、生姜，二者药食同用，组成一方，名曰葱姜汤，药性平稳，能开发腠理，发散外邪，对于治疗妊娠时令身热有效。

十三、妊娠心痛

妊娠心痛，又名“妊娠胸痹”。妊娠期因子宫增大、胎儿发育及新陈代谢的变化，容易出现血液瘀结，痰阻心阳，最终胸阳痹阻出现疼痛，同时需血量逐渐增多，心血相对不足，发为心前区疼痛。若痛不止，气乘胞络，损伤子脏则令胎动。“不通则痛”、“不荣则痛”，中医认为妊娠心痛属于心脉瘀阻或心之气血不足所致。

（一）伤胎血瘀

主症

心腹疼痛，部位固定，甚至胸闷气急，胸痛彻背，喘不得卧，唇甲紫绀，入夜为甚，舌质紫暗，有瘀斑，苔薄，脉弦涩。

治法

丹参20g，三七5g，猪瘦肉100g。丹参、三七炖瘦肉，共放炖盅内，隔水炖熟，饮汤食肉。适用于心血瘀阻者。

新解

（1）伤胎血瘀型的妊娠心痛，治宜活血化瘀、止痛。

（2）丹参、三七活血化瘀；猪瘦肉补气行血。三药配伍，适用于心血瘀阻所致的妊娠心痛者使用。

（二）痰浊闭阻

主症

胸闷重而心痛微，痰多气短，肢体沉重，阴雨天易发或加重，伴有倦怠乏力，纳呆便溏，咯吐痰涎，舌体胖大且边有齿痕，苔浊腻或白滑，脉滑而有力。

治法

薤白头15个，陈皮10g，粳米100g。共煮粥盐调味服食，名曰薤白陈皮粥。适用于痰浊壅塞者。

新解

（1）痰浊闭阻型的妊娠心痛，治宜化痰通阳，以止疼痛。

（2）薤白化痰通阳；陈皮行气燥湿化痰；粳米健脾以治生

痰之源。三者相配，适用于痰浊壅塞所致的妊娠心痛者食用。

（三）气血不足

主症

心腹隐隐疼痛，疼痛时发时止，动则尤甚，伴有心悸气短，面色无华，易汗出，舌质绛红，舌体胖而边有齿痕，苔薄白，脉虚细缓或结代。

治法

鸡蛋1枚，破之，和酒服。

新解

（1）气血不足型的妊娠心痛，治宜补益气血，缓急止痛。

（2）鸡蛋能补气血、除心痛；酒能通心脉、除瘀阻。气血双补的同时，辅以化瘀，使气血充足运行，故以止疼痛。

十四、妊娠下痢

妊娠下痢多因孕后摄生不慎，或内伤饮食生冷，或外受暑湿热毒之邪，以致传导失职出现下痢，如下痢无度，须防阳气下陷而胎坠。

主症

出现里急后重、腹痛、下痢赤白，甚至日夜无度等症。

治法

羊脂5g，温酒1000ml，服，日3次。

新解

（1）妊娠下痢治以温阳补肾、健脾益气。

（2）羊脂能温阳补肾、健脾益气，适宜于治疗妊娠下痢。关于羊脂的记载，在《本草纲目》中描述为："甘，热，无毒。补肾养血，祛风化毒，温中止痢。"可用于治虚劳羸瘦，肌肤枯焦，久痢，丹毒，疮癣。在《千金方》中描述为治妊娠下痢："羊脂如棋子大十枚，温酒一升，顿服之，日三。"

附：妊娠腹鸣

腹鸣又名“肠鸣”，妊娠腹鸣指肠蠕动亢进而漉漉有声的表现。临床根据作响的部位及声音来判断病位和病性。

（一）水饮留聚于胃

主症

胃肠部鸣响如囊裹浆，振动有声，立行或推抚脘部，其声漉漉下行者。

治法

鲤鱼1条（约500g，去鳞及内脏），白萝卜适量，加清水煮熟，饮汤食肉，每日1剂，连服1个月。

新解

（1）水饮留聚于胃所导致的妊娠腹鸣，其治疗以健脾利水为治疗大法。

（2）“气行则水行”、“湿停则气聚”。鲤鱼能利水消肿；白萝卜行气宽中，健脾益气。鲤鱼、白萝卜二药相合，攻补兼施，相互协同奏效，对于因水饮留聚于胃所导致的妊娠腹鸣有效。

（二）脾胃虚寒

主症

鸣响在脘腹，如饥肠漉漉，得温得食则减，饥寒则病情加重。

治法

（1）胡椒15g，肉桂9g，白术、葱头各15g，猪肚1个，食盐适量。将猪肚洗净，再把药料拌适量盐，填入猪胃中，放入砂锅，加适量的水，先用武火煮沸，再用文火炖至猪肚烂熟，空腹吃猪肚，饮汤，每次1小碗，1日2~3次。

（2）白酒烧鸡蛋治脾胃虚寒。二锅头白酒50g，倒在茶盅里，打1个鸡蛋，把酒点燃，酒烧干了鸡蛋也熟了，早晨空胃吃。轻者吃1~2次可愈。注意鸡蛋不加任何调料。

（1）脾胃虚寒所致妊娠肠鸣，治当散寒补虚以行气。

（2）胡椒、肉桂、葱头均散寒；白术、猪肚均补虚。五药共奏散寒补虚之功。寒散则气行，脾健则气运，故适宜于治疗脾胃虚寒所致的妊娠肠鸣。

（3）烧白酒散寒，鸡蛋补虚，二药共奏散寒补虚之功。寒散虚复则可以制止肠鸣无度，故本方适宜于治疗脾胃虚寒所致的妊娠肠鸣。

（三）气机郁滞

主症

腹中肠鸣如雷，脘腹痞满，大便泄泻者。

治法

令孕妇屈腰拾地物。

新解

妊娠腹鸣，通过反复弯腰，促使肠腔进行蠕动，有助于气体运行畅通，则肠鸣自止。

十五、胎产便血

胎产便血是指妊娠或产后妇女血液从肛门排出，多因局部血循障碍所致。

主症

大便带血，或全为血便，颜色呈鲜红、暗红或柏油样。

治法

（1）发灰，每饮服10g。煎汤，送服。

（2）鲜苦瓜根120g。水煎服。治大便带血。

（3）取干黄花菜30g，白木耳15g，用水煎煮成1碗水后，冲入头发灰6g，服食可治大便中带有鲜血。

（4）取三个香蕉皮，炖熟后服用，能治疗痔疮疼痛，治大便出血。

（5）槐花当菜食用。

（6）便前便后高锰酸钾温水坐浴熏蒸，每天两次，每次15分钟。

新解

（1）便血一般见于下消化道出血，特别是结肠与直肠的出血，但偶尔也可见上消化道出血。“十女九痔”是说妇女尤其是生育期的妇女便血的发生率很高，尤其是在胎产期。

（2）胎产便血首先做到局部清洁，出血后立即平卧。

（3）发灰能收涩化瘀止血，具有止血不留瘀，化瘀不伤正的特点。适宜于治疗胎产便血。

（4）苦瓜根、香蕉皮、黄花菜、白木耳，均性凉，能凉血止血，清肠除垢，是日常中用于治疗便血的药食两用之品。

（5）槐花凉血止血，是治疗痔疮出血，肠风下血的要药。如临床常用的槐花煎，方以槐花为君药，作为治疗痔疮出血以及肠风下血的代表方剂。

（6）便前便后用高锰酸钾温水坐浴、熏蒸，起到促进局部血运以及局部消炎灭菌的作用，对于胎产便血有积极的治疗及清洁作用。

十六、妊娠腰痛

妊娠中后期，肾精不断充养胎儿，或因胎儿日渐长大，腰部受压，血运受阻出现腰痛症状。此多因肾虚或瘀血所致。

主症

腰部一侧或两侧发生疼痛，痛如断折，转侧受限。

治法

大黑豆1kg，酒3kg，煎煮，空心服之。肾虚型、血瘀型均适合。

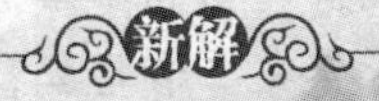

黑豆补肾，酒能化瘀血，“荣则不痛”、“通则不痛”，二者合用，适宜于治疗妊娠腰痛。

附：妊娠腰胯痛

妊娠腰胯痛多因肾虚、骨质疏松所致。

主症

妊娠期间腰及胯骨的区域出现疼痛。

治法

核桃仁1个，破故纸15g。破故纸炒香研细末，先嚼核桃仁，用开水冲服故纸末。

新解

（1）腰胯为负重部位，妊娠腰胯痛多由肾虚所致。治疗妊娠腰胯痛，宜补肾健骨。

（2）核桃仁、破故纸补肾，强筋健骨，适宜于治疗妊娠腰胯疼痛。

十七、产前腹痛

主症

产前腹中阵痛，逐渐变为有规律性的阵痛。

治法

母猪小肚1具，淡菜100g，共炖服。

新解

（1）所谓的产前阵痛就是胎儿分娩前，子宫收缩所产生的疼痛。当胎儿发育完成，孕期即将结束，子宫会开始收缩，从而推动胎儿下行。

（2）母猪小肚即猪胃，能补脾益气，气足则宫缩有力。正如《本草图经》记载："母猪小肚主骨蒸热劳，血脉不行，补羸助气。"淡菜是贻贝科动物的贝肉，也叫壳菜或青口。《本草汇言》记载："淡菜，甘咸，温。补虚养肾之药也。"孟诜评价淡菜治产后血结，腹内冷痛。《嘉祐本草》记载："淡菜治虚劳伤惫，精血少者。"猪肚、淡菜二者搭配，扶助正气，通利血脉，加速产程，促成胎儿顺利产出。

十八、难产

分娩时胎儿不易产出。难产的原因主要是产妇的骨盆狭小、胎儿过大、位置不正或产妇的子宫收缩力不正常。难产中因胎位异常所致者临床较为多见。

（一）胎位不正所致难产

主症

分娩时腰腹疼痛剧烈，宫缩虽强，但间歇不匀，产程进展缓慢，或下血暗红，量少。面色紫黯，精神紧张，胸脘胀满，时欲呕恶。舌红，苔正常或腻，脉弦大而至数不匀。

治法

（1）兔脑1个，摊纸上夹匀，阴干。候母痛之极时，用钗股夹定，火上烧灰，煎丁香酒，调下。

（2）蟋蟀1只（干的），用水煎服。

（3）禾秆300g，水三碗煎一碗，服，半小时有产下可能。

（4）用伏龙肝末，酒调服，每服一钱。同时，用灶土搽母脐。治疗横生逆产。

（5）艾灸至阴穴，纠正胎位法。每次15分钟，每日1~2次。7天为一疗程。胎位转正后停灸。

新解

（1）早期发现异常胎位，主要采取手法转胎法，并配合药物治疗，及时给予矫正，可降低难产发生率，从而也降低了围生期孕妇及胎儿死亡率。

（2）《本草纲目》："兔脑催生滑胎，善治产妇产育艰难，或横或逆。"《证治准绳》中的催生丹，即兔脑丸。《本草纲目》中还记载了兔脑髓一个（去皮膜、研如泥），母丁香5g(细末)，乳香12g（另研），麝香3g（另研）。拌匀和丸，鸡头实大，阴干。每服一丸，温汤下。

（3）蟋蟀利尿、破血。水煎服，活血化瘀，能促使胎位转正。

（4）禾秆功同糯稻秆，味甘性凉，有清热利湿、活血化瘀等功效，能促使胎位转正。《本草纲目》载有糯稻秆可根治消渴饮水、下血。

（5）伏龙肝性温，运行气血，质重沉降，有利胎儿娩出；酒调服能促使胎位转正。二药配合，适宜于治疗横位难产。

（6）至阴穴属于足太阳膀胱经的井穴，足太阳膀胱经挟脊椎，达腰部，入内络于肾，属于膀胱。胎儿居于腰腹部，由肾所主，艾灸至阴穴，是临床常用的纠正胎位方法。一般于妊娠30周开始效果较好。

（7）如经上述处理，产程进展仍然缓慢，视其病情，必要时需手术助产。

（二）羊水早破，胎涩不下

主症

分娩时阵痛微弱，宫缩时间短，间歇时间长。产程进展缓慢，或下血量多而色淡，面色苍白，神疲肢软，心悸气短。舌淡苔薄，脉沉细而弱。

治法

（1）鲜猪肉250~500g，洗净切大块，急以煎汤，吹去浮油饮之，即产。适用于羊水早破，胎涩不下。

（2）麻油、白蜜各50g，同煎，数十沸，温服。适用于胎漏难产，血液干涩。

（3）取穴：取合谷（双）、三阴交（双）、支沟（双）、太冲（双）等穴位。手法：强刺激，久留针。

新解

（1）猪肉汤、麻油、白蜜均为补益气血、滋阴润燥之品。《温热经纬》中用本方取猪肉养阴滋液、润燥，赞誉其为“急救津液之无上妙品”。用于温热病火热已衰，津液不能回者。又《随息居饮食谱》记载猪肉：“治……津枯血夺、火灼燥渴、干嗽、便秘。”鲜猪肉煎汤饮之，或麻油、白蜜同煎，温服。适用于胎漏阴亏所致的难产，血液干涩。

（2）针刺合谷、三阴交、支沟、太冲穴，均具有催产下胎之功；用强刺激法，久留针，能治疗胎漏阴亏所致的难产，血液干涩。

（3）如经上述处理，产程进展仍然缓慢，视其病情，必要时需手术助产。

十九、胎衣不下

胎衣，即今之胎盘与胎膜的总称。胎衣不下亦称“息胞”。指胎儿娩出后，胎盘超出半小时迟迟不下，多因分娩后气血太虚，无力继续排出所致。本病相当于西医学的胎盘稽留。

主症

产儿后，胞衣久久不下，小腹坠胀，有包块，按之不硬，阴道流血。

治法

（1）明矾25g，研末，取小竹筒一支，将明矾粉纳入，吹入脐带断口处，胎衣自脱下。

（2）荷叶烧香为末，每次服1匙，一日3次，汤送下。

（3）黑豆250g，白酒1500g，煎煮，分3次服。

（4）鸡蛋白2个，酸醋100g。搅匀调服。

（5）新鲜生鸡蛋1个，一头开一大孔，一头开一小孔，令产妇由大孔用力一吸吞下，胎盘被压而下出。

（6）生鸡仔一只，剖开，去其肠脏，敷脐上，并用生鸡毛烧水放盆内，令产妇坐上熏之即下。或用松扫烧灰，和鸡煎熏，亦得。

（7）茄子节3个，焙黄为末，开水冲服。

（8）大葱1把，用两碗水煎大葱，捞出捣糊，敷脐上，用布包裹，再服葱水半碗，两小时即见功效。

（9）蟹前爪四个，焙黄为末，黄酒冲服。

（10）针灸合谷、三阴交等穴。

（1）引起胎衣不下的机理，虚者由于气虚不能传送，实者由于血瘀阻碍或寒凝血滞，以致胞衣不下。常见分型有气虚、血瘀、寒凝三型。

（2）明矾性寒味酸涩，具有较强的收敛作用。明矾粉入脐带断口，促使胎盘收缩，与子宫内膜面剥离而脱落排下。

（3）荷叶升发清阳。荷叶炭收涩化瘀止血。用于多种出血证及产后血晕。荷叶烧后有助于子宫伸提，胎盘收缩，剥脱，胞衣脱落。

（4）根据中医理论，豆乃肾之谷，黑色属水，水、肾同属，孕产期妇女相对肾虚；肾主胞宫，所以黑豆补肾，促进子宫收缩。白酒活血通络。二药相配，相使为用，协同奏效，适宜于治疗胎衣不下。

（5）《别录》记载鸡蛋白："疗目热赤痛，除心下伏热，止烦满咳逆，小儿下泄，妇人难产，胞衣不出。"鸡蛋用于虚损羸瘦者最为适宜。苦酒即醋，能够活血化瘀。鸡蛋白、酸醋，二药配合适宜于治疗胞衣难下。

（6）产妇由大孔用力一吸新鲜生鸡蛋吞下，是取增加腹压以压迫子宫的目的，有助胎盘的娩出。

（7）生鸡仔扶助正气，剖开敷脐，有助于胎盘的娩出。生鸡毛烧水放盆内，令产妇坐上熏，有助于盆腔血循，有助胎盘的娩出。松扫即松针，其提取物可用于扩张动脉血管，增加红细胞携氧能力，促进血液循环，改善毛细血管的机能，亦有助胎盘的娩出。

（8）茄子节具有活血化瘀之功，有助胎盘的娩出。正如《医林纂要》记载："茄子节宽中，散血，止渴。"

（9）大葱改善血循环，有舒张小血管，促进血液循环的作用，本方内外同调，协同奏效。《滇南本草》记载："葱破血催生。治难产，癥瘕，瘀血积块、疼痛。"

（10）蟹爪为妊娠禁忌药，《本草纲目》记载蟹前爪："堕生胎，下死胎。"

（11）合谷、三阴交、支沟，均具有催产下胎之功，用强刺激法或久留针，能治疗胎漏阴亏所致的难产，血液干涩，胞衣不下。

第四节　产后病

一、产后血晕

产后血晕昏迷多由于产妇素体气血虚弱，加之生产时产程过长，失血过多，气随血脱；或产时体虚受寒，寒凝血瘀，气逆于上等引起。临床常分为以下证型。

（一）血虚气脱

主症

以产妇分娩后突然头晕目眩，面色苍白，心悸，四肢厥冷，汗出淋漓，渐至昏迷，不省人事，舌淡无苔，脉微欲绝。

治法

（1）良姜25g（生用），锤溶，加鸡蛋2个，捣匀，以酸醋煮熟食。

（2）山羊肉、血余炭。二者比例7∶3，共研细末，每次适量，每日2～3次，用童便和开水冲服。

（3）乌鸡蛋3枚，醋250g，白酒2000ml，和搅，煮取1000ml，分4次服。

新解

（1）血虚气脱型产后血晕，治宜益气固脱、补血止血。

（2）良姜，《名医别录》：“主暴冷，胃中冷逆，霍乱腹痛。”与鸡蛋同调，温补中焦脾胃，促进气血生成，同时益气摄血，治疗血虚气脱所致的产后血晕。

（3）山羊肉补益气血；血余炭、童便化瘀止血。三药相合，共奏止血、补益气血之功，适宜于治疗血虚气脱证。正如《本草汇言》记载山羊肉：“大补虚劳，脱力内伤，筋骨痹弱。又治男子精寒髓乏，阳事不振，或妇人积年淋带，腰脊痿软，血冷不育等症，用酒煮烂，和椒、盐作脯食。”

（4）乌鸡子补益气血，醋能收敛固脱，配以白酒能促进血液的运行，适宜于治疗血虚气脱所致的产后血晕。

（二）血瘀气逆

主症

产后阴道出血量少，小腹疼痛拒按，心胸满闷，恶心呕吐，神昏口噤，面、唇、舌色紫暗，脉涩。

治法

（1）将醋烧沸，令患者吸入蒸气，有急救回苏之功。

（2）用好醋一碗，炽红火炭数块，淬入醋碗中，即将醋气熏患者口鼻，即苏醒。也可用韭菜代替醋，连根带叶的10根韭菜切碎，捣烂放瓶中，另取黄酒煮沸，趁热冲入韭菜瓶中，取其气，熏患者口鼻。

（3）干荷叶为细末，每服5g，温酒调下。

新解

（1）产后流血过多而引起急性脑缺血，治宜活血祛瘀、开闭醒神。

（2）醋具有活血化瘀之功，烧沸能刺激脑神经中枢，以凑回苏之效。

（3）韭菜，性温，有温中开胃、行气活血、补肾散瘀的功效。韭菜中含有植物性芳香挥发油，刺激脑神经中枢，具有回苏之效。

（4）酒性升散，具有活血化瘀之效，与韭菜同煎，鼻吸入，能化瘀通窍，回阳醒神。

（5）干荷叶其气清芳，轻清升散，善走头目，用于血瘀气逆所致的昏迷血晕。

（三）阳气暴脱

主症

治产后下血不止、心闷、昏迷、面青、身冷、脉微欲绝者。

治法

（1）新羊血150g，饮，妙。

（2）韭菜切碎，装入瓶内，以热醋再灌入瓶中，令气入患者鼻中，即醒。

（3）韭菜200g，捣烂用酒半斤煎煮，装入酒壶内，将壶嘴对准患者鼻腔，使气吸入，即可苏醒。

新解

（1）对于羊血的功效应用，各本草著作中均有描述。如《唐本草》记载羊血："主女人中风，血虚闷，产后血晕、闷欲绝者，生饮一升。"《医学入门》记载羊血："治卒惊悸，九窍出血，取新热血饮。"《本草纲目》记载羊血："治产后血攻，下胎衣。"羊血温阳固托、补益气血，适宜于治疗阳气暴脱所致的产后血晕。

（2）韭菜又叫"起阳草"，性温，有温中开胃、行气活血、补肾助阳、散瘀的功效。韭菜中含有植物性芳香挥发油，刺激脑神经中枢，具有回苏之效。醋能刺激脑神经中枢，以凑回苏之效。

（3）酒性升散，具有活血化瘀之效，与韭菜同煎，鼻吸入，能化瘀通窍，回阳醒神。

附：子宫收缩方

主症

产后子宫收缩不良，血流不止，导致血晕。

治法

荔枝干8~10个，和水炖服，用于产后，能帮助子宫收缩。

新解

（1）产后子宫收缩良好，能有效地促进止血，复旧子宫。

（2）本方为刺激产后子宫收缩方。荔枝干味甘、酸，性温，具有益心脾、养肝肾之功。炖服荔枝干能使子宫得到营养，发挥良好的收缩作用，有效制止出血。正如《玉楸药解》评价荔枝干能暖补脾精、温滋肝血。《医林纂要》评价荔枝干补肺、宁心、和脾、开胃，治气血滞痛、胃脘寒痛、子宫收缩无力等。

二、产后痉证

产后痉证又称为“褥风”。为古人所称新产三病之一。见于产褥期内，产妇突发抽风。本病虚证相似于西医学“产后搐溺症”；感染邪毒型类似于西医学“产后破伤风”。病因多由阴血亏虚、感染邪毒所致。

主症

产褥期内，产妇突然四肢抽搐，手足瘛疭，角弓反张，甚至口噤不开。

治法

（1）黑豆250g，童子尿1大碗，黄酒1大碗，先将黑豆炒热，纳童子尿、黄酒煮十来沸，澄清，分3次温服。

（2）干蚱蜢10余个，瓦上煅存性，好酒调服。

新解

（1）产后痉证的治疗，以滋阴养血，柔肝，或祛风解毒，以熄肝风。

（2）黑豆乃肾之谷，能滋水涵木。童子尿又名童尿、童便，其味咸，性寒，能滋阴降火、凉血散瘀，适宜于治疗肾阴亏虚、肝火上升所致的痉风之证。黄酒能促进药物的运行及吸收。三药合用，适宜于治疗产后痉证。

（3）干蚱蜢归肺、肝、脾经，善于走窜，功效祛风解痉，适宜于治疗产后痉证。

三、产后发热

产后发热，又名“产褥热”、“褥劳”。指产后发热持续不退，或寒颤高热者，最常见的为血虚、血瘀、感染邪毒、外感等因素引发。产后1~2天的发热，热势轻微，短期内发热可自行消退，属生理现象，不必处理。

主症

产妇分娩后持续发热，或突然高热，并伴有其他症状。

治法

（1）猪肾1对，切细片以盐酒拌之。先用粳米50g，葱姜适量煮粥，盐醋调和。将腰子铺于盆地，以热粥浸于上盖之，合粥食之。适宜于因气血亏虚所致的产后发热。

（2）螃蟹壳，烧灰存性，用童便或米酒冲服。适宜于因气滞血瘀所致的产后发热。

新解

（1）根据临床特征进行辨证论治。产后发热应根据病因及临床表现不同，分别治以补血益气，或活血化瘀，或疏风解毒法。

（2）猪肾，咸、平，无毒。具有理肾气、通膀胱、消积滞、止消渴之功。煮粥后能治疗产后气虚发热。

（3）《本草纲目》："螃蟹壳烧存性，蜜调，涂冻疮及蜂虿伤；酒服，治妇人儿枕痛及血崩腹痛，消积。"螃蟹壳，烧灰存性，能积食消，止发热，适宜于因气滞血瘀所致的产后发热。童便、米酒活血化瘀，瘀祛则热止。三药可以相互为用，适宜于因气滞血瘀所致的产后发热。

四、产后腹痛

产后腹痛又名"产后子宫痛"，指产妇在产褥期内，发生与分娩或产褥有关的小腹疼痛。其中因瘀血引起者，称为"儿枕痛"，以新产后多见。产后腹痛病大多是瘀和寒引起，但也与失血过多，子宫失于滋养有关。西医称之为"产后宫缩痛"。生理性的宫缩痛隐隐持续，2~3天自行消失，无需处理。

主症

产后出现下腹阵发性疼痛，难以忍受，或腹痛绵绵，持续不解。

治法

（1）腹部每日按揉数次，轻重自己掌握，一则可以帮助胃肠消化排气，二则有利于子宫复旧、及时排清恶露。

（2）生姜30g（切细），盐15g，麦皮100g，炒热布包敷于腹痛部。

（3）干丝瓜壳，烧酒炖服。

（4）玉蜀黍缨100个，红糖50g，煎服。

（5）柚皮一味，适量，煎服。

（6）山楂50g，红糖250g。以山楂煎汤调红糖服，轻者1剂，重者2～3剂，可愈。

新解

（1）产后腹痛的治疗重在散寒、化瘀、补虚。

（2）按摩是最简单而且实用的方法，能化瘀排浊，促进子宫复旧，对于产后腹痛有效。

（3）生姜、盐、麦皮炒热布包敷能温经散寒，化瘀止痛。

（4）丝瓜壳化痰，行气，“气行则血行”；酒温经活血。二药相配，对于调理月经不顺，以及产后腹痛有效。

（5）蜀黍缨利水湿；红糖补脾益气，化瘀血。二者相伍能散寒化瘀、补虚，以止疼痛。

（6）柚皮化痰，消食，下气，快膈。使“通则不痛”，对于产后腹痛有效。

（7）山楂、红糖，二者相配散寒、化瘀、补虚、止痛。

五、产后恶露不尽

胎儿娩出后，胞宫内遗留的余血和浊液，称为“恶露”。正常情况下，一般在产后20天以内，恶露即可排除干净。但如果超过这段时间仍然淋漓不绝者，即为“恶露不尽”。如不及时治疗，迁延日久，则可影响产妇的身体健康并引发其他疾病。本病与血瘀、气虚、血热有关。产后恶露不止，不能单纯过早地收敛止血，以免“闭门留寇”，宜消除病因以制止出血。

（一）血瘀

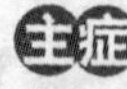

产后恶露持续3周以上仍淋漓不止。血色紫黑或夹血块，少腹疼痛，拒按，胸腹胀痛，舌质正常或边紫，脉沉涩或沉实有力。

治法

（1）生山楂、焦山楂、山楂炭各25g，炒后，水煎服。适用于血瘀型产后恶露不尽。

（2）益母草30g，红糖适量，水煎服。适用于血瘀型产后恶露不尽。

新解

（1）血瘀型的产后恶露不尽，治宜活血化瘀。

（2）生山楂能活血化瘀，焦山楂能消导积滞，山楂炭能收敛止血。三者相伍，适宜于治疗血瘀型的产后恶露不尽。

（3）益母草、红糖均能活血化瘀，"瘀血祛则血自宁"。二者相伍，适宜于治疗血瘀型的产后恶露不尽。

（二）气虚

主症

产后恶露持续3周以上仍淋漓不止。血色淡红，量多，质稀，少腹下坠，精神倦怠，舌质淡，苔正常，脉缓弱。

治法

黄芪60g，大枣15g，适用于气虚型的产后恶露不尽。

新解

（1）气虚型的产后恶露不尽，治宜益气摄血。

（2）黄芪、大枣均能补气健脾，"气能摄血"、"脾能统血"。故适宜于治疗气虚型的产后恶露不尽。

（三）血热

主症

产后恶露持续3周以上仍淋漓不止。血色红，质稠而臭，面色红，口干舌燥，舌红，脉细数。

治法

（1）马齿苋30g，水煎服。

（2）红鸡冠花1个，鸡蛋2个。煎水送鸡蛋做一次服。

（1）血热型的产后恶露不尽，治宜清热益阴止血。

（2）马齿苋清热解毒、凉血止血。适宜于治疗血热型的产后恶露不尽。

（3）鸡冠花清热解毒、收涩止血。正如《辞海》载鸡冠花："清热止血，主治赤痢，便血，崩漏，带下等症。"鸡蛋滋阴清热。二者相配，适宜于治疗血热型的产后恶露不尽。

六、产后恶露不下

以胎盘娩出后，胞宫内的余血浊液留滞不下或下亦甚少，并伴见小腹疼痛为主要表现的产科病证。恶露不下多由产时或产后情志不畅、肝气郁结、气机不利、血不得畅行而瘀滞，或临产受寒，或素体阳虚，伤于风冷，血为寒凝等引起恶露不下。

（一）气滞血瘀

主症

恶露不下，或下之甚少，或时下时止，色暗红，或挟有血块，小腹胀痛，胸胁胀满，精神抑郁，舌质正常，脉弦。

治法

（1）生山楂25g，炒后，加红糖适量，水煎服。

（2）益母草适量，水煎频服。

新解

（1）气滞血瘀型产后恶露不下的治疗，以活血化瘀为主，促使瘀血尽快排出，以收缩复旧子宫。

（2）生山楂活血化瘀，红糖温经散寒，理气解郁。生山楂用红糖煎，适宜于气滞血瘀型和寒凝血瘀型的产后恶露不下者使用。

（3）益母草活血化瘀，是产后常用的药物，适宜于气滞血瘀型产后恶露不下者使用。

（二）寒凝血瘀

主症

恶露甚少或不下，色紫暗，有瘀块，小腹疼痛拒按，按之痛甚，得热稍减，肢冷畏寒，舌质紫暗，脉沉紧。

治法

艾叶适量，水煎服。

新解

（1）寒凝血瘀型产后恶露不下的治疗，以温经散寒、活血化瘀为主，促使瘀血尽快排出，以复旧子宫。

（2）艾叶温经散寒而活血，适宜于治疗寒凝血瘀型的产后恶露不下。

七、产后遗尿

产后遗尿症是指产后小便淋漓，不能自止，甚至小便自遗，无力约束。临床所见多因产后肾虚不固，开合失职；或气血虚弱，气不能约束津液而外泄；或产伤膀胱受损，导致尿液外泄所致。

（一）肾虚

主症

产后遗尿不禁，兼见头晕耳鸣、腰膝酸软。

治法

（1）猪尿脬、猪肚各1个，糯米500ml，如脬内，更以脬入肚内，与五味同煮食。

（2）外治疗法，即填脐疗法。用桑螵蛸5g，研为细末，清水适量调匀，外敷于肚脐处，敷料包扎，胶布固定，每日换药1次，连续5～7天。

（3）取吴茱萸5g，研为细末调敷亦可。

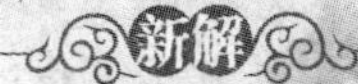

（1）肾虚型的产后遗尿不禁，治当补肾缩尿。

（2）猪尿脬有补肾缩尿之功，主要用于肾气不固所致遗尿或小便余沥不尽。猪肚、糯米健脾益肾，肾强则能封藏，脾健则能统摄。猪尿脬猪肚糯米粥源自《医林集要》，是治疗产后遗尿方。

（3）桑螵蛸补肾、涩精缩尿；吴茱萸温暖脾肾，引火归元，敷脐对产后遗尿效好。二药相伍，适宜于治疗肾虚型的产后遗尿不禁。

（二）气血虚弱

主症

产后遗尿不禁，兼见头晕乏力，倦怠汗出等。

治法

（1）大鲤鱼1条，只取鳞，用油煎，令酥脆，加以盐醋姜料拌鳞食之。

（2）雄鸡翎烧灰，酒服，1勺匙。

新解

（1）气血亏虚型的产后遗尿不禁，治当补益气血，以缩尿止遗。

（2）鲤鱼鳞具有散血化瘀，益气补中之功，适用于治疗气血虚弱所致的产后遗尿不禁。

（3）鸡翎烧灰能收涩止遗，取其“炭药收涩”的作用，适宜于气虚不能统摄津液所致的产后遗尿不禁。

（三）产伤

主症

产后遗尿不禁，兼见有外伤病史。

治法

产伤损及膀胱，宜结合手术修补。

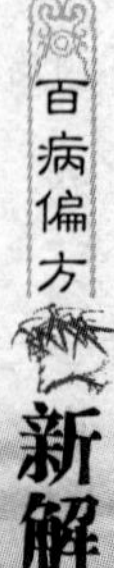

新解

产伤所致的遗尿不禁，只有手术疗法才是治疗产后遗尿不禁的根本大法。

八、产后便秘

产后便秘，或称“产后大便难”，是最常见的产后病之一。由于怀孕晚期子宫增大，腹部和盆腔的肌肉被子宫胀大而松弛，部分肌肉纤维断裂而收缩无力，致使腹压减弱，解大便十分困难。加之本病产生的病因主要是产后亡血伤津、肠道失润，或素禀气虚，因生产而阳气更伤，气虚无力推送大便。根据其临床表现可分为血虚津亏型产后便秘、肺脾气虚型产后便秘。

（一）血虚津亏

主症

产后饮食如常，但大便数日不行，或排便时干燥疼痛，难以解出。伴有面色萎黄，皮肤不润，头晕心悸，舌淡，苔薄，脉细。

治法

（1）生首乌30g，水煎服。适于血虚津亏型。

（2）胡麻油2～3勺，饮锅上蒸一炊时，一顿饮服。适于血虚津亏型。

（3）肥皂水灌肠。

新解

（1）血虚津亏型的产后便秘，治宜养血润燥。

（2）生首乌养血、润肠通便，适于血虚津亏型的产后便秘者使用。

（3）胡麻油能补虚、润滑肠道，适于血虚津亏型的产后便秘者使用。

（4）肥皂水灌肠亦能润滑肠道，便秘者均可使用。

（5）产后几天内卧床休息为多，活动减少，肠蠕动也不活跃，排便也会有困难。故产后宜及早下地，适当活动，预防产后便秘。

（二）肺脾气虚

主症

产后大便数日不行，有时虽有便意，但努责难出，而大便不坚硬，伴有气短汗多，舌淡，苔薄白，脉缓弱。

治法

（1）蜂蜜1大勺，开水1杯（温度不可过高，宜在60℃以内），溶化后服。

（2）陈皮15g，大葱白3根，乳汁半茶杯，混合炖服。适于脾肺气虚型。

新解

（1）肺脾气虚型的产后便秘，治以补脾益肺，润肠通便。

（2）蜂蜜补气，润肠通便，适于肺脾亏虚型的产后便秘者使用。注意水温宜控制在60℃以下，以防有效成分受到破坏而降低疗效。

（3）陈皮、乳汁，均健脾润肺，益气扶正；陈皮、葱白味辛，均能行气，促进大肠的蠕动。三药合用，适于肺脾亏虚型的产后便秘者使用。

九、产后二便闭止

产后二便闭止可因气虚、肾虚、产伤所致。

主症

产妇因生产而致会阴部受伤，导致大、小便的排泄受到影响，排泄二便时干涩疼痛，难以解出。

治法

（1）豆豉50粒捣细，盐15g炒黑，大葱3根，生姜25g。姜葱捣碎，再与豆豉、盐同炒热，敷脐上，循环换敷。

（2）母猪子宫1个，焙干为末，黄酒冲服，分3次服。

（3）下腹部正中放置热水袋，刺激大肠、膀胱收缩，促其二便得以排泄。

（4）利用听流水声、温开水冲洗外阴来刺激排尿。

新解

（1）治疗产后二便闭止，宜健脾益肾以治本，修复产伤以治标。

（2）豆豉具有补益脾肾，安神定志的作用，对产伤所致二便闭止者有治疗作用。大葱、生姜，均能促进血液的运行；盐炒黑后能入肾，药性变温能温暖脾胃。四药配合，治疗产后二便闭止，无论是气虚还是肾虚型者均为适宜。

（3）中医认为“同气相求”、“以脏补脏”，猪子宫具有补益脾肾之功。黄酒促进药效吸收。二者调服，治疗产后二便闭止，无论是脾气虚还是肾虚型者均为适宜。

（4）物理疗法，热敷以促进肠道蠕动，帮助膀胱气化，均有助于治疗产后二便闭止。

十、产后虚汗

产后虚汗又称“产后褥汗不止”。产后虚汗属古代产后“三急”之一，多因产后耗气伤血，气虚卫阳不固，阴虚内热，迫汗外出所致。相当于西医的褥汗。

主症

产褥期产妇出现汗出过多，或日久不止者。如产后出现涔涔汗出，持续不止者，称“产后自汗”；若睡后汗出湿衣，醒来即止者，称“产后盗汗”。

治法

（1）如用太子参8~10g，红枣6颗，加1大碗水煮开后小火煎10分钟，当茶喝。

（2）糯稻根30g，碧桃干10g，浮小麦30g，煎服。

（3）煅牡蛎、黄芪、浮小麦、糯稻根、大枣等，诸味药酌量，任选几味进行配伍，水煎服。

（4）五倍子粉1.5g，研粉，用温开水调湿，敷脐孔。

（1）根据中医“虚则补之”的法则，益气养阴为主，辅以固表止汗。尤其对气虚或气阴两虚引起的自汗、盗汗效果显著。

（2）太子参、红枣气血双补，长期服用，对于产后虚汗可从根本上予以治疗。

（3）糯稻根为固表止汗药；碧桃干，即为未成熟的桃或山桃，又名“瘪桃干”，有止虚汗的功效。二者相配，固表止汗以治标，无论自汗或是盗汗，均可使用。

（4）浮小麦、煅牡蛎、黄芪、五倍子均能固表止汗，善治虚汗。其中煅牡蛎兼能滋阴，善治阴虚盗汗；黄芪兼能益气，善治气虚自汗。浮小麦、五倍子，均为止汗专药，无论自汗或是盗汗，均可配伍使用。

十一、产后风

产后风，是妇女在生产孩子时期，因筋骨腠理大开，身体虚弱，内、外空疏，不慎风寒侵入所致。属于“月子病”。产后风原因主要是因为分娩而虚弱，同时身体受到风寒之邪，寒气从下腹部开始扩散全身所致。

主症

浑身怕冷、怕风、出虚汗，活动关节疼痛，遇冷、遇风，疼痛症状加重，喜欢着衣以求保暖，严重的患者夏热天喜保暖。

治法

（1）花椒、醋各500g，同炒熟装袋内，坐臀下熨之出汗。

（2）高粱花10g（早晨采集阴干），红糖100g，小黑豆200g。高粱花炒黄，研末，然后再煎水，外加红糖服用。

新解

（1）中医对于此病的治疗不能一概而论，应因人而异，辨证论治。如若是产妇本人素体欠佳，可能在没有受凉的情况下就有身体冒风的感觉，或感到头经不起风吹，或有脚跟痛等症，这样的情况应以补虚为主。

（2）中医讲血虚生风，肾虚则腰脚痛，此为虚证。如果是不慎受凉，这时虚中有实，应该在祛寒的同时注意产妇的身体情况，适当补充气血。切不可单纯发汗，同时应该注意固表。这样才能标本兼治。

（3）在产妇处于恢复期“月子里”，筋骨腠理逐渐合闭，若风寒侵入体内，则为月子产后风难治的原因，治疗宜持久用药。

（4）花椒、醋炒熟熨出汗，是为了祛除体内寒邪，适宜于治疗浑身怕冷、怕风、出虚汗，活动后关节疼痛的产后风。

（5）《四川中药志》：“高粱花性平，味甘涩，无毒。”能补虚敛汗，炒黄后力量增强。红糖补血，小黑豆补肾健骨。三药相配，适宜于治疗浑身怕冷、怕风、出虚汗、活动后关节疼痛的产后风。

十二、产后缺乳

产后缺乳又称为“产后乳汁不足”。指产妇在哺乳期内，乳汁甚少或全无，本病有虚实之分。虚者多为气血虚弱，乳汁化源不足所致；实者因肝气郁结，或气滞血凝，乳汁不行所致。

主症

产后乳汁不足。虚证乳房柔软而无胀痛，或乳汁稀薄或伴一派虚象；实证乳房胀硬或疼痛，或伴身热等症。

治法

（1）用结籽的老莴苣梗1条，煎汤服下，乳汁即下，最多2剂，颇为灵验。

（2）猪蹄2只，通草适量，炖熟，去通草食猪蹄饮汤。

（3）鹿角粉，每次4.5g，每日2次，

（4）烧鲤鱼头为末，酒服三指撮。

（5）猪膀胱（尿脬）1个，鸡蛋不拘，共煮熟，做一顿饭。

（6）白芝麻200g，食盐少许。二者共炒，发出香味为度，一日吃完。

（7）丝瓜、莲子烧存性，研末，酒服5~10g。

（8）穿山甲、当归、王不留行、漏芦、甘草等。任选数味，酌量共煎，通经下乳。

（9）临产时，挤出自己胎盘的脐带血7滴，酒冲服之。

（10）健康妇女胎盘浸出液。即用白酒300g，浸泡胎盘7天后，将液体滤过即可内服，日服3次，每次15~30g。

（11）鲜白马虾200g。用虾煎汤，煮面条，两碗，服之发汗。

（12）核桃数颗，捣碎，滚酒冲服，即愈。

新解

（1）缺乳的治疗大法：虚者宜补而行之，实者宜疏而通之。

（2）莴苣治疗产后无乳，用结籽的老莴苣梗效果很好。莴苣菜煎酒服，效果亦满意。《海上方》有方："莴苣子一合，生甘草三钱，糯米、粳米各半合，煮粥频食，治疗缺乳。"

（3）《随息居饮食谱》所载猪蹄，能"填肾精而健腰脚，滋胃液以滑皮肤，长肌肉可愈漏疡，助血脉能充乳汁，较肉尤补"。猪蹄一般多用来催乳，治疗产后气血不足，乳汁缺乏。可单用本品或加黄芪、当归炖熟服食。《名医别录》记载有猪蹄可下乳汁。《本草图经》认为猪蹄可行妇人乳脉，滑肌肤。张仲景指出猪蹄上的皮有"和血脉"的作用。通草能下乳通经。通草炖猪蹄，相须为用，下乳汁，效果尤奇。

（4）鹿角粉味甘、咸，性温。能补肾阳，活血散瘀，有助乳汁的化生。《本草纲目》："鲤鱼，古方多以皮、鳞烧灰，入崩漏、痔漏药用，盖取其行滞血耳。"

（5）鲤鱼头、猪膀胱（尿脬）、鸡蛋，均能补益、行滞血、化乳汁，故亦可以通乳下乳。

（6）白芝麻、莲子具有补益气血、化生乳汁的作用。

（7）丝瓜活络通乳、莲子烧存性，研末酒送服，补益兼能疏通经脉，对产后缺乳有效。

（8）民间常有“穿山甲，王不留，妇人吃了乳长流”之说。穿山甲通经下乳；王不留活血通经、下乳消肿；当归补血活血、化生乳汁；漏芦具有清热解毒、下乳之功。组合成方，能痛经下乳。

（9）脐带血是胎儿娩出、脐带结扎并离断后残留在胎盘和脐带中的血液。脐带血对产妇有益，能增加泌乳素，有助于下乳。

（10）胎盘液内含有大量的蛋白质、荷尔蒙。荷尔蒙可促进母体乳房发育。中医界称胎盘为“紫河车”，可晒干保存使用或泡酒喝，平补人之阴阳气血，能够下乳。

（11）鲜白马虾属于发物，能下乳汁，促使乳汁排出。橘皮行气健脾，对于乳汁郁积者效好。《本草纲目》记载：“虾作羹，托痘疮，下乳汁，法制壮阳道。”

（12）核桃数颗，捣碎，滚酒冲服，即愈。治疗产后元气虚损，气血不足且运行不畅，导致产后缺乳等症。

附：产后回乳

妇女产后气血旺盛，奶多、奶胀或无小儿吃奶，或婴儿长至2岁左右需要断乳，宜适时回乳。

治法

（1）炒大麦芽100g，炒为末，每服25g，白汤下，煎汤代茶，甚良。

（2）生大黄6g、怀牛膝、炒麦芽各15g，分2次煎服，每日1贴。

（3）生山楂、六神粬(包)，各30g煎汤代茶。

（4）朴硝120g，粉碎布包，置两乳房外敷，湿潮后更换。

（5）番泻叶3g，开水冲泡代茶。

（6）淡豆豉，放入3匙酒中泡软并捣烂。取汁涂于乳房，干后再涂。

（7）若乳汁不多，可逐渐减少授乳次数，少喝汤水，乳汁分泌可自行减少。

（1）炒麦芽、六神粬、枇杷叶，均入手太阴、足阳明经，能下气和胃，胃气下行，促使排泄降浊，则可使乳汁减少，以便回乳。

（2）生大黄、怀牛膝、生山楂，均能活血化瘀、清热解毒、下气消食；促使水谷代谢，不致于转化水乳汁。

（3）朴硝味咸，软坚散结，疏泄乳汁郁积，也可使硬结胀痛消退。

（4）番泻叶开水冲泡服，通利大便，下行胃气，减少乳汁的分泌。

（5）广西《中草药新医疗法处方集》中记载有治疗乳胀及断奶的方剂："豆豉半斤，水煎，服一小碗，余下洗乳房。"《千金·食治》："豆豉味涩。"《珍珠囊》："豆豉纯阴。"故豆豉对于生发乳汁有抑制作用。

（6）逐渐减少授乳次数，使生理反射逐渐减弱，泌乳减少，有助于回奶。

十三、产后败血冲心

产后败血冲心属于"产后三冲"之一。多因分娩后恶露不下或下而不畅，以致恶血随气上冲，胸阳不展的病证。寒凝、气滞、血瘀均可导致发生。

主症

轻则胸部满闷疼痛，惊悸心慌；严重者则发展至神志错乱等。

治法

（1）荷叶烧香为末，每服1勺，七沸汤或童子小便下，或烧灰，或煎汁皆可。治湿阻气滞胸闷，败血冲心。

（2）荔枝核烧灰存性，为末，温淡醋调下。治寒凝所致胸闷心痛。

（3）鸡子煮酒食，即安。治寒凝瘀血胸痛。

（4）猪心1枚，以豉汁，煮食之。治疗心血不足，心失所养所致心神不安。

（5）琥珀、丹参、蒲黄、五灵脂、郁金，任选数味，酌量，水煎服，治疗产后败血冲心所致满闷疼痛、惊悸心慌，效果好。

新解

（1）产后败血冲心包括产后胸痹（即产后胸痛，甚则胸痛彻背，短气，喘息不得平卧为主症的一种疾病）、心悸等。

（2）产后气血、阴阳俱损，同时瘀血内阻，“不荣则痛”、“不通则痛”，伤及到心，便会出现产后心痛、惊悸。

（3）荷叶，味苦辛微涩、性凉，归心、肝、脾经，清香升散，具有消暑利湿、健脾升阳、散瘀止血的功效。童子尿滋阴化瘀，改善“不荣则痛”、“不通则痛”的症状。二者相须为用，适宜于治疗湿阻气滞，瘀血阻滞所致的胸闷心痛。

（4）荔枝核行气止痛，能缓解胸痹疼痛。正如《本草衍义》记载荔枝核：“治心痛及小肠气。”

（5）鸡子即鸡蛋，鸡蛋尤其是鸡蛋黄，能养心安神；对于心悸、心前区不适有效。

（6）猪心，同气相求，“以心养心”。猪心能补心血、养心神，针对惊悸、心慌有效。豉汁芳香行气、通胸阳、安心神。二者相须为用，适宜于产后败血冲心所致的胸闷心痛者使用。

（7）琥珀、丹参、蒲黄、五灵脂、郁金，均能活血化瘀、宁心安神，适宜于治疗瘀血阻滞所致的胸闷心痛。

十四、产后败血冲胃

产后败血冲胃属于“产后三冲”之一。多因分娩后恶露不下或下而不畅，以致恶血随气上冲反胃。寒凝、气滞、血瘀均可导致。

主症

产后烦闷不食，呕逆，恶心，腹满胀痛，泄痢。

治法

（1）生、焦山楂，二者适量等份，水煎后放入红糖，频服。

（2）豆腐锅渣若干，焙干为末。每服25g，3次可愈。

（3）江米200g，红糖100g。把江米炒黄为末，红糖、江米拌炒面吃。

（4）糯米50 ~75g，煮粥。并用黑山栀子末5g，调食之。重者服2次，轻者服1次。此方治妇人在产后1个月内下痢，更有效。

（5）苍术、厚朴、陈皮、干姜、肉桂，任选数味，酌量，水煎服，对寒湿阻胃所致产后败血冲胃者效果好。

（6）蒲黄、五灵脂、檀香、桃仁、红花，任选数味，酌量，水煎服，对产后败血阻滞胃府者有效。

新解

（1）产后肾阳不足，元气大亏，恶血随气上冲反胃，出现胸中烦闷、不欲饮食、泄痢、下痢无度等症。

（2）生、焦山楂，红糖分别具有化瘀、消食之作用，适宜于治疗气上冲反胃。

（3）豆腐锅渣容易消化吸收，清黄酒能促使恶露败血彻底排除，适宜于治疗气上冲反胃，烦闷不食、呕逆、恶心、腹满胀痛、泄痢等症。

（4）《别录》记载："江米温中，令人多热，大便坚。"孙思邈评价："江米脾病宜食，益气止泄。"《本草纲目》记载："江米暖脾胃，止虚寒泄痢，缩小便，收自汗，发痘疮。"孟诜评价："江米治霍乱后吐逆不止，清水研一碗，饮之。"红糖化瘀。二者相配，适宜于治疗产后败血冲胃证。

（5）糯米食品宜加热后食用，煮稀薄粥服食，不仅滋补营养，而且极易消化吸收，以养胃气，适宜于治疗产后烦闷不食、呕逆、恶心、腹满胀痛、泄痢。黑山栀子即炒栀子，能"利小便以实大便"，治疗泄泻、腹满胀痛、呕逆、恶心、烦闷不食等。

（6）苍术、厚朴、陈皮、干姜、肉桂，均能温化寒邪，燥湿和胃，适宜于治疗产后败血冲胃所致的产后烦闷不食、呕逆、恶心、腹满胀痛、泄痢等。

（7）蒲黄、五灵脂、檀香、桃仁、红花，均能活血化瘀。化瘀则能行气，行气则能祛湿，故能治疗产后胸中烦闷，不欲饮食，泄痢，下痢无度等症。

十五、产后败血冲肺

产后败血冲肺属于“产后三冲”之一，又名“产后气喘”。多因分娩后恶露不下或下而不畅，以致败血冲肺。

主症

咳逆气喘，日久口干，气短，甚则呼多吸少，张口抬肩，面色黧黑。

治法

（1）干柿切碎，水煎之，嚼。治疗产后咳逆、气喘。

（2）胡桃肉、人参各5g，水煎炖服。治疗产后元气损伤，肾不纳气所致气喘。

（3）男儿胎盘1具，将上面一层皮去掉，将胎盘切碎，用水2000ml，微火煮之，早、晚各服一次。治产后五劳七伤，咳逆日久气短。

（4）干紫河车1具，淮山药500g，研细末，每服6g，开水送服，一日3次。治疗产后咳逆日久，气短。

（5）红花10g，蒲黄6g（包），肉桂3g，陈皮10g，当归15g，桔梗10g，生姜6g。水煎服，一日1剂。

新解

（1）宣降功能失职，故气逆而喘；咳喘日久，伤津耗气，故口干气短；“久病及肾”，肾之摄纳功能失调，出现呼多吸少，张口抬肩；面色黧黑为肾虚之象。

（2）柿能降泄肺气及胃气，适合于治疗咳喘、气逆等症。

（3）胡桃肉润肺，补肾阳，纳气平喘；人参补益脾肺之气阴。二者相配，肺肾兼治，适宜于治疗产后体虚，败血冲肺，咳喘日久，肾不纳气所致虚喘气短之证。

（4）紫河车即胎盘，胎盘具有益气养血、补肾益精之功。山药益气补肺，养阴固肾，为肺肾之气阴两虚证的要药，兼顾久咳耗气伤阴之证。二药相配，补气养阴，肺肾兼顾，适宜于产后败血冲肺者使用。

（5）红花、蒲黄，能逐瘀行血；肉桂温肾而纳气平喘；陈皮、生姜，化痰行气；当归养血祛瘀以新生，并能"主咳逆上气"；桔梗、葱者，宣肺理气，引药入肺。诸药相配，攻补兼施，气血同调，肺肾并治，共奏补气养血生津，化痰平喘之功。适宜于治疗产后败血冲肺所致的咳逆气喘、日久口干、气短，甚则呼多吸少、张口抬肩、面色黧黑之症。

十六、产后抽筋肢麻

产后腠理空虚，容易受寒，寒主收引，加之产后血虚，血不养筋，故出现抽筋肢麻。

主症

四肢抽搐、痉挛、麻木。

治法

（1）木耳50g（白的更好），红糖25g，蜂蜜50g，共放碗内蒸熟，取出分3日量，白开水送服。

（2）木耳20g为末，核桃200g，桂圆肉100g，大枣6个。共捣成泥，炼蜜200g，共为丸20粒，每天早、晚分两次服，每次1丸，黄酒送下，忌生冷食物。

新解

（1）产后抽筋肢麻，治疗应当补益气血、温阳散寒。气血充足，筋脉得养，寒邪祛除，收引得缓，抽筋、肢麻皆能消除。

（2）木耳、大枣、红糖、蜂蜜，均有补益气血、养筋缓急的作用；生姜重在温经散寒，活血通脉。经脉通畅，气血调和，则肢节得养。诸药共奏补益气血、温阳散寒之功，适宜于治疗产后抽筋肢麻。

（3）抽筋肢麻，病在下肢筋骨，下肢筋骨由肝肾所主。木耳、核桃，均有补肾精，益肝血的作用。桂圆肉、大枣，均有补益气血、温阳散寒的功效。诸药相配，适宜于治疗产后抽筋肢麻。

十七、产后虚羸

产后因失血，气血虚弱，肾阳不足，故出现了一派虚羸之象。

主症

产后虚羸，乏力倦怠，容易疲惫，少气懒言，语言低微，怕冷畏寒，汗出。

治法

（1）羊肉1kg，切，制如常，调和服之。

（2）黄母鸡1只，去毛，腹上开破，入生百合3枚，白粳米250g，缝合，入五味汁中煮熟，开腹取百合并饭和汁，做羹食之，并食肉。

（3）胎盘酒煮，捣泥，加入茯神末，治产后五劳七伤。

新解

（1）产后虚羸治以益气养血、滋阴助阳。

（2）羊肉、黄母鸡，均温阳，大补元气，对虚羸效果明显。

（3）百合、粳米，均养阴但不滋腻，为清补之品，久食无妨。

（4）胎盘能益气养血、补肾益精，适用于虚劳羸瘦、虚喘劳嗽、气虚无力、血虚面黄；茯神安神。二者相配，相须为用，效果更好。

（5）气血亏虚、营卫不固、腠理失和、汗出不止时，加入黄芪、浮小麦、煅牡蛎、五味子等，以固表敛汗。

十八、产后经、带异常

（一）产后月经异常

主症

产后月经异常，即产后未哺乳的情况下，出现先后不定期，即月经周期提前或延后7天以上，连续3个月经周期以上。

治法

羊肉1kg，香豉、大蒜各150g。水五碗煎两碗，纳酥油半碗，更煮，成一碗，服用。

新解

（1）产后先后不定期，其病因多由于肾虚、肝郁所致。

（2）羊肉，归肝、肾经，壮阳益精；香豉辛香，行散疏肝；大蒜助阳。三者配伍，温补肾阳，疏理肝气，调理月经，适宜于产后月经异常者使用。

（二）产后带下异常

主症

产后带下赤白，阴道流出颜色红白相间，似血非血的黏液。

治法

山药60g，粳米50g，煮粥。每日1次，7天为1个疗程。适用于脾肾两虚型产后带下异常。

新解

（1）产后带下异常，多因忧思伤脾，运化失职，郁怒伤肝，肝郁化热，湿热下注于带脉而成，其病位主在肝脾肾。

（2）山药、粳米，二药健脾益肾，利湿而疏肝养肝。脾肾健旺，则能运化水湿，水湿通利则有助于实带下；肝气得疏则有助于使带下异常转正。

十九、产后杂症

（一）产后眼睑红烂

产后气血不足，脾肾亏虚，体内生湿，湿邪郁而化热，产生湿热，致眼睑红烂。

主症

眼睑发红，甚至溃烂。

治法

槐枝400g，青盐、食盐各100g，水煎洗之而愈。

新解

眼睑发红，甚至溃烂属于脾胃湿热所致；槐枝、青盐、食盐均性质寒凉，能清热泻火，水煎洗之，适宜于治疗产后眼睑红烂。

（二）产后口干、舌缩

产后口干、舌缩多由津血亏虚所致。

主症

产后口舌干燥，舌体涩滞，好似短缩。

治法

（1）鸡蛋1枚，打破，水一盏，搅服。

（2）用炼过的蜜，不计多少，温水调服，即止。

新解

（1）产后口干，舌缩治宜养血滋阴以润燥。

（2）鸡蛋、蜜，均能补益精血、生津润燥，对于产后口干，舌缩有效。

第五节　乳房疾病

一、乳痈

乳痈是发生于乳房部的一种急性化脓性疾病。属于乳房疾病的常见病，多见于哺乳期妇女，以初产妇多见，好发于产后3~4周。多因肝气郁结、胃热壅盛而成。分为三期：郁乳期、成脓期、溃脓期。乳痈的治疗方法：初期应当“消”、中期应当“托”、后期应当“补”。相当于西医学之急性乳腺炎。

（一）郁乳期

主症

患侧乳房肿胀疼痛，多在乳房外下象限出现硬块（或无硬块），乳汁排出不畅，同时伴有发热、寒战、头痛骨楚、食欲不振等全身症状。

治法

（1）葱白若干。葱白捣汁热敷，一日4~5次。

（2）猪胆汁、红糖，均不拘多少，兑水少许，共熬成膏，摊布上敷患处。

（3）橘核（略炒）25g，黄酒煎，温服，或水煎，加黄酒服。

（4）南瓜把10g，丝瓜瓤连子26g，藕节10节，烧灰存性，血余炭5g，研细末。内服。

（5）皮硝加水制成溶液，将布浸入，取出敷于患处，1~3小时更换1次，在使用前应先将乳汁排空。

（6）用20%芒硝溶液湿敷；或用大黄、芒硝各等份研末，适量凡士林调敷。

（7）鲜野菊花、鲜蒲公英、鲜地丁草、仙人掌（去刺）等洗净捣烂外敷。

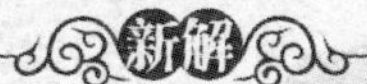

（1）乳痈郁乳期的治疗重在消散。

（2）葱白、胆汁能消散痈肿；红糖活血化瘀、散瘀消肿。均适宜于乳痈郁乳期使用。

（3）橘核疏肝行气；黄酒活血化瘀。二药配合，适宜于乳痈郁乳期使用。

（4）南瓜把消肿散结，正如《安徽药材》中记载，南瓜把，焙末用麻油调涂，治疗疮、背疽。丝瓜及其瓜瓤，疏肝行气；藕节、血余炭，均能化瘀。诸药配伍，消散瘀肿，适宜于乳痈郁乳期使用。

（5）皮硝即芒硝含有杂质者，味咸，功同芒硝，能软坚散结；大黄、芒硝，均能解毒消肿。适宜于乳痈郁乳期使用。

（6）鲜野菊花、鲜蒲公英、鲜地丁草、仙人掌，均可解毒消肿，适用于乳痈郁乳期。

（二）成脓期

主症

乳痈中期，症状加重，硬块增大，皮肤发红灼热，疼痛呈搏动性，患侧腋窝淋巴结肿大，并伴有高热不退，此为化脓的征象。

治法

（1）发面引子，或做黄酒的酒曲子，敷于患处，1~2天即愈，其有效率可达90%。

（2）虾酱加适量醋，蒸熟敷之。

新解

（1）乳痈成脓期的治疗重在托毒排脓。

（2）发面、虾酱具有透发之性，均适用于乳痈成脓期。

（三）溃脓期

主症

乳痈后期，脓肿自然破溃后或脓肿切开引流后，一般肿消痛减，寒热渐退，逐渐向愈。

治法

（1）白面粉250g，炒黄，用醋煮微糊，外敷。

（2）蜂蜜涂患处，内服鹿角霜，适量黄酒饮。

新解

（1）乳痈脓溃期的治疗重在补益气血、敛疮生肌。

（2）白面粉、鹿角霜、蜂蜜，均属于补益气血之品，适用于乳痈溃脓期。

二、乳头破裂、溃烂

乳头破裂、溃烂，即乳头皲裂，中医又称为“乳头风”、“乳疮”，多因肝火不能疏泄，肝胃湿热壅结而成。

主症

乳头、乳颈、乳晕部裂口、疼痛，揩之出血或流黏水，或结黄痂。易继发外吹乳痈。

治法

（1）枯矾20%，轻粉10%，石膏10%，凡士林60%，调成软膏，适宜于湿烂者。

（2）石榴数个，捣汁熬膏，摊布上，贴患处。

（3）白果250g，一半研酒服，一半研粉敷之。

（4）经霜的茄子阴干烧存性，研末水调，涂之。

（5）茄子花，霜后采，阴干研末，香油调涂患处。

（6）榕树叶400g捣烂，白酒200g。蒸熟，取汁饮之，其渣加面粉煮糊敷患处。

（7）鲜葱须不拘多少，枯矾酌量，共捣成丸，如黄豆大，每次服4丸，每日3次，开水送下。

（8）鸡子黄3个，鹿角霜2.5g，蛋黄炒出油，俟冷加鹿角霜调匀，涂患处。

（9）干地软（即地皮菜、地达菜）酌用。研细末，若乳头湿润，干末撒敷；若乳头干燥，香油调涂。

（1）有效保护疮面的治疗方法是消除病因、补益气血、促使疮口的愈合。

（2）枯矾收敛固涩；轻粉敛疮生肌；石膏选用火煅之品，能敛疮生肌；凡士林作为赋型之品，将他药作用到病灶处，有效保护疮面。

（3）石榴、白果均具有涩味，能止痛止血、敛疮生肌，适宜于治疗乳头破裂、溃烂。

（4）茄子及其花经霜后采收，意在取其肃杀寒凉之性，使其寒凉凝敛之性增强。烧炭存性的药物亦均味转苦涩，具有收涩、吸附之性。茄子烧存性或用其花涂之，加速疮口的愈合。

（5）榕树叶涩味，能收敛固涩、止痛止血、敛疮生肌，并且能清热祛湿解毒，以祛病因；酒能促进气血的运行。二药合同，适宜于疮口的快速敛合。

（6）枯矾可敛疮生肌；鲜葱须能运行气血、通阳。二药相配，对于治疗乳头破裂、溃烂有益。

（7）蛋黄油、鹿角霜，均能生发气血，促使新肉的长成。对于治疗乳头破裂、溃烂有益。

（8）香油可有效保护疮面；黄酒促进局部血运，加入适当的黄酒配用，能促进疮口的新陈代谢，促进疾病向愈。

（9）地皮菜能清热祛湿解毒，以祛除病因，推陈出新，适宜于治疗乳头破裂、溃烂。

三、乳癖

乳癖又称为“奶脾”、“奶积”，是乳房部位形状不一的硬结肿块。一般多为单发，好发于20~25岁的青年妇女。多由思虑伤脾、郁怒伤肝，以致气滞痰凝而成。类似于乳腺增生及乳房良性肿瘤。

主症

乳房中生肿块，形如梅李、鸡卵，或呈结节状，质硬，无痛，推之可移，不发寒热，皮色不变，可随喜怒而消长。

治法

（1）山慈菇研极细末，过筛，猪板油或醋磨调，涂敷患处。

（2）胡芦巴子200g，加水炒干，研末。每服15g，一日1次，黄酒冲服。

（3）螃蟹15只，烧焦研末，开水兑酒服。

新解

（1）因“胸为肝之分野”、“脾主肌肉”，乳癖病在肝、脾经，属于肝气郁结、脾虚生痰所致。

（2）山慈菇入肝、脾经，有小毒，以毒攻毒，能清热解毒、消肿散结，最善治乳腺增生及乳房良性肿瘤。

（3）胡芦巴又称为“芦巴”、“苦豆”，具有健脾祛湿，化痰散结之功。西医学认为其中含有催乳成分，但无性激素样作用，能使乳腺充分发育通畅，则乳房结节消、疼痛止。

（4）螃蟹为发物，能使凝结之湿痰、结肿得以透发消散。

四、乳岩

乳岩是指发生在乳房部的肿块，坚硬如石，溃后状如岩穴者。多见于中年以上的妇女，因忧怒不解、思虑过度所致，也与遗传、生育及哺乳有关。宜及早手术治疗。本病相当于西医学之乳腺癌。

（一）发作期

主症

初起乳中结核大如枣栗，表面不平，坚硬不痛，后渐增大，始觉疼痛不止，未溃时，肿如堆粟或如覆碗，肿块处皮核相连，推之不移，乳头内陷。或顶透紫色，则渐溃烂，溃后状如岩穴，形如菜花，时流污水或出血。

治法

（1）醋青皮200g，水煎服。

（2）土贝母注射液，一次2ml，一日1～2次。也可外用，取本品适量，擦患处。

新解

（1）青皮具有疏肝破气的作用，力量较峻猛，可用于乳岩所致胸胁疼痛。

（2）土贝母清热解毒，除湿散结，临床常用于治疗湿热蕴毒证，以及扁平疣、肿瘤等。但应注意土贝母注射液严禁与其他药物混合使用。本品注射后如出现局部肿胀，宜热敷并对症处理。

（二）术后期

主症

因手术导致气血俱虚，全身出现一派虚损症状。

治法

黄芪30~60g，当归6~12g，水煎服，一日1剂。

新解

（1）乳岩术后期出现一派虚损症状，治疗宜补益气血，促其早日康复。

（2）黄芪补气健脾；当归养血活血。二者相配，益气而生血，适宜于术后期气血两亏者使用。

（3）经研究女性宜多吃粗粮，以降低乳岩（乳腺癌）的风险，而且杂粮多具有消食导滞之功，有助于乳腺癌术后的康复。乳腺癌患者由于体质弱，胃口差，应当同时加强营养。

（4）乳腺癌术后期的调理，应当注意在烹饪上多下工夫。如用牛奶发面制作粗粮馒头，做粗粮米粥时放点牛奶，杂粮和蔬菜蒸着吃容易消化等，均值得参考食用。

第六节　妇科杂病

一、阴痒、阴肿

（一）阴痒

阴痒又名“外阴瘙痒”，多因外阴不洁，虫蚀感染，或湿热郁结，流注于下而致，也有因阴虚血燥而致者。

1．治疗滴虫感染、白色念珠菌性及细菌性阴道炎、产门虫疽痛痒。

主症

外阴部或阴道内瘙痒，甚则奇痒难忍，坐立不安。

治法

（1）蛇床子、川椒、枯矾、苦参、百部、艾叶，各适量，水煎，熏洗。

（2）大蒜泡汤洗。

新解

（1）治疗滴虫病、白色念珠菌性及细菌性阴道炎、产门虫疽痛痒，治疗以杀虫止痒、清热燥湿为大法。

（2）蛇床子、川椒、枯矾、苦参、百部、香艾以及大蒜，均有杀虫止痒、燥湿的作用，适宜于治疗妇人阴痒。

2．治疗老年性阴道炎，或卵巢切除、盆腔放疗、雌激素缺乏所致的外阴瘙痒症。

主症

外阴部或阴道内瘙痒、干涩、灼痛。

治法

（1）杏仁去皮烧存性，捣烂。棉裹纳入阴道。

（2）蜂蜜10ml，硼砂3g。用适量的水溶解硼砂，再加入蜂蜜，以棉花蘸药液，塞入阴道。

（1）老年性阴道炎，或卵巢切除、盆腔放疗、雌激素缺乏所致的外阴瘙痒症，均属于局部缺乏分泌物所致，阴道瘙痒的同时伴有局部干涩疼痛。治宜养血生津、润燥止痒。

（2）杏仁、香油、蜂蜜起到了滋养润燥以止痒的作用。

（3）硼砂能解毒防腐，控制炎症发作及蔓延。

（二）阴肿

阴肿又名“阴疮”，相当于前庭大腺炎，好发于生育年龄的妇女，多因经行产后，感染湿热毒邪，或恣食膏粱厚味，情志郁结，酿生湿热，直犯阴部所致。

主症

外阴局部肿胀、疼痛，有灼热感。多发生于一侧。

治法

（1）芥菜叶1把，捣敷之。

（2）矾石（即白矾）2g，炒，甘草末适量拌之，方棉裹导之，取瘥。

新解

（1）阴肿的治疗大法是清热解毒，但应当注意药物不可过寒，以免伏遏邪气。

（2）芥菜性温，具有豁痰、温中利气、解毒消肿之功，能抗感染和预防疾病的发生，抑制细菌毒素的毒性，促进伤口愈合，可用来辅助治疗感染性疾病。芥菜叶捣敷，适宜于治疗阴肿。

（3）白矾用在体外对多种革兰阳性、阴性球菌及杆菌均有抑制作用。但应注意适当浓度白矾有消炎、收敛、防腐作用，但如果白矾浓度过高，则会引起局部溃烂，使用时应当注意。

（4）甘草用生者为宜，因为生甘草能解毒，炙甘草重在扶正补虚。

二、慢性子宫炎

慢性子宫炎属于女性生殖系统炎症较常见者之一，包括子宫肌炎、子宫内膜炎。

主症

长期出现持续性下腹痛、月经不调等。

治法

鸡蛋黄之油1瓢，鲤鱼鲜血50滴，薏苡仁细粉，莲子细粉，黑大豆炒研粉，均适量。混合为丸20粒，晾干，用时消毒，薄绢包裹，每晚临卧时用1颗塞入阴道内，对各种子宫病所致子宫冷痛、月经困难、不妊娠者均有效。

新解

（1）慢性子宫炎的治疗宜扶正与祛邪兼顾，解毒与祛湿并行，做到脾肾同调，气血双补，使祛邪不伤正，扶正不恋邪。

（2）蛋黄油是从鸡蛋的蛋黄中煎取的油。蛋黄油治疗湿疹，涂抹患处，一般用药后局部发红、渗液，瘙痒等症即能减轻，经3~5次即可痊愈。各种体表溃疡、唇风、鼻前庭炎、中耳炎、乳头皲裂、宫颈糜烂均有效，尤其是慢性子宫炎。

（3）薏苡仁除湿排脓；莲子、黑大豆，均可健脾补肾祛湿；鲤鱼血以血补血。诸药相配，祛邪扶正兼顾，脾肾并调，适宜于治疗女性疾患。

附：妇人性交阴道疼痛、出血

妇人性交阴道疼痛、出血，多是由于女性生殖系统的炎症，如阴道炎、宫颈炎、盆腔炎所致局部溃烂；或因女性生殖器肿瘤等疾病性交时受压、出血所致。

治法

（1）熟艾帛裹纳阴中，或用乱发、青皮烧灰敷之，血自止。

（2）莲蓬3个，甘草5g，水煎服，连服9次，即愈。

（1）女性生殖系统的炎症出现局部溃烂，因而疼痛、出血。

（2）乱发炭、青皮炭、莲蓬，均收涩止血；艾叶、甘草，均解毒消炎以止疼痛。炎症消除，疮处收敛愈合，则妇人性交时阴道的疼痛、出血症状自能缓解。

三、子宫瘤

（一）良性子宫肿瘤

子宫肿瘤即子宫肌瘤，属于女性常见的良性肿瘤之一。

主症

表现为子宫肌层变厚，子宫增大，阴道出现不规则出血，腹痛、腰痛、下腹坠胀，乃至不孕、贫血等。

治法

艾粮25g，用麻油3g炒、煎汤，泡鸡蛋白2个，服。

新解

艾粮，即艾叶，温经活血、解毒消炎；鸡蛋白扶正祛邪。二药共奏补虚解毒之功。适宜于子宫肿瘤患者的调理使用。

（二）恶性子宫肿瘤

恶性子宫肿瘤又称为“子宫体癌”、“子宫内膜癌”。

主症

阴道不规则流血、浆液性或血性排液，可伴恶病质等。

治法

（1）生的菱肉，20~30个，加足量水，文火煮成浓褐色之汤，令每日2~3次饮下。此方还治胃癌，长期多用方有效。

（2）脐带（胎盘可代用，中药店有卖）干燥，研末成细粉，每次3g，一日2次。

（3）白砒、白矾、雄黄、乳香，加工制成药饼或酊剂，消毒备用。贴敷宫颈外口或插入宫颈。适用于宫颈癌早期及癌前病变或肥大性宫颈炎。

新解

（1）菱肉有抗癌的功效。脐带，又名砍炁，功似胎盘，能补益气血，温肾纳气，治虚劳羸弱，气血不足。治疗各种恶病质时，二药相伍为用最宜。

（2）白砒、雄黄，以毒攻毒；白矾、乳香，生肌敛疮。适宜于宫颈癌早期及癌前病变或肥大性宫颈炎者使用。

四、干血痨

因虚火久蒸，干血内结，瘀滞不通，久则瘀血不去，新血不生，精血不能外荣。

主症

身体羸瘦，经闭，不思饮食，骨蒸潮热，肌肤甲错，两目黯黑。

治法

白鸽1只取净肠，入血竭30g，以线封住，用无灰酒煮沸，令患者食之，瘀血即行。

新解

白鸽为上等的气血有情之品，补而不腻；血竭、酒，均活血祛瘀。三者相配，祛瘀生新，长期食用则经血行，身体健，食欲复，骨蒸退，心神安，肤色明亮，两目有神。

五、妇女手指拘急，抽搐

因为血不养筋，出现的肌肉收缩，不能伸展自如。

主症

妇女手指拘急，抽搐，晨起僵硬，活动欠自如。

治法

（1）鸡蛋壳2个（炒黑），海螺10g（微煅），当归50g。共研细面，每次服10g，一日3次。

（2）大鲫鱼10条，去鳞下水洗净，加水煮熟。每次食鱼一条，鱼骨集在一起，瓦上焙干为末，每服3g，一日3次，黄酒冲服。

新解

（1）鸡蛋壳能强筋健骨，缓解肌肉痉挛、抽搐；海螺能养阴止痉；当归补血活血、润养筋脉。三者配伍，适宜于手足拘挛抽搐者。

（2）鲫鱼甘微温，能补脾开胃，利水除湿，养阴舒筋。适宜于治疗血不养筋，出现的肌肉收缩，不能伸展自如者。

（3）鲫鱼骨“以骨补骨”，强筋健骨，适宜于治疗筋骨活动不利、手指拘急、抽搐、晨起僵硬、活动欠自如者。

（4）黄酒运行气血，使经脉得养，则痉挛、抽搐症状自然能够减轻。

六、妇人脏躁证

脏躁证指妇人因情志烦乱所表现的喜悲伤欲哭、情志烦乱、抑郁的病症。多因情志损伤心脾，化源不足，脏阴亏耗，也可在大病、失血、产后之后发生；或产乳、房事太过，使精血内亏、五脏失养、五志之火内动，上扰心神所致。

主症

精神忧郁、烦躁不宁、哭笑无常、呵欠频作等。

治法

甘草25g，小麦1杯，大枣10个。水两碗煎1碗，分3次同服。

新解

（1）“脏”指五脏，“躁”即躁扰不宁。躁扰不宁乃脏阴不足使然。

（2）甘草补气，缓急；小麦、大枣补气血，除烦。三药相伍，气血充足，情绪缓解，心、肝之血脏得以滋养，精神及情志转为正常。此方即是治疗妇人脏躁证的甘麦大枣汤，出自《金匮要略》。

七、阴挺

妇女子宫下垂，甚至挺出阴户之外；或阴道壁膨出。前者为子宫脱垂，后者为阴道壁膨出。统称“阴挺”，亦称“阴脱”、“阴菌”。因多发生在产后，故又称“产肠不收”，主要原因是气虚导致提摄无力所致。相当于西医学的“子宫脱垂”、“阴道壁膨出”。

主症

阴道有物脱出，劳动、行走、咳嗽时加重，睡卧多能使下垂的子宫自行缩复还纳而缓解，严重者往往不能回缩。伴有小腹下坠、腰酸、带下量多。严重脱垂者以致子宫口糜烂，排尿困难，甚或尿失禁或便秘。

治法

（1）枳壳50g，益母草25g，升麻10g为基本方。肾虚者，加入首乌50g；气虚者加入黄芪30g。水煎服或早晚热熏坐浴。

（2）醋三分，冰水七分。将上二味和匀，一噀（含在口中喷出的意思），一缩。反复数次即可。

（3）定时放置“子宫托”。

新解

（1）本病的治疗以益气升提、补肾固脱为大法。

（2）益母草祛瘀生新，能复旧子宫，适宜于治疗妇女子宫下垂。

（3）首乌补肾固脱，黄芪益气升提，亦适宜于治疗妇女子宫下垂。

（4）醋能收涩，冰水性寒，主收引。醋冰水含口中，反复吮吸，能迫使腹壁收缩，增加腹压，取收涩上托之意，适宜于治疗妇女子宫下垂。

（5）定时放置“子宫托”取其物理托举作用，使下垂的子宫上托。

第四章

小儿科常见病证

第一节　肺系病证

一、感冒

感冒俗称“伤风”、“伤风感冒”，婴幼儿时期最多见，四季均可发病，春冬季尤多，气候剧变、失常时发病。是因感受风邪、肺卫失调引起的肺系病证。相当于西医学“急性上呼吸道感染”。

主症

发热、恶寒、鼻塞流涕、喷嚏、咽痒或痛。

治法

（1）大青叶、马鞭草各10g，羌活5g，甘草1g。水煎服。适用于感冒发热不退、头身疼痛、无汗者。

（2）葱白（连头和根须）3~7根，生姜3~5片。水煎取汁后加红糖适量口服。适用于风寒感冒轻证。

新解

（1）小儿感冒，容易化热，治疗宜在辛散解表的同时，配以清热解毒之品。

（2）羌活具有辛散解表作用，能发散风邪，解除表证；大青叶、马鞭草均具有清热解毒作用，对上呼吸道感染有效；甘草，又名“国老”，味甘，具有解毒、缓急止痛、缓和病情的作用。四药合用，共奏辛散解表，清热解毒之功，适宜于治疗小儿感冒。

（3）葱白、生姜，均辛温，具有辛散解表作用，能发散风寒之邪，以解除表证；葱白尚具有解毒之功；生姜尚能温肺化饮；红糖温散寒邪、补虚、鼓邪外出。三药相配，共奏辛散解表、清热解毒、扶正化饮之功，适宜于治疗外感风寒之邪所致的风寒表证。

附：喉痧

鸡蛋每日生吞一枚。

新解

鸡蛋性味甘，平，归脾、胃经，可补肺养血、滋阴润燥、防腐，适宜于辅助治疗小儿的喉部疾患。

二、咳嗽

咳嗽是以咳嗽症状命名的肺系病证，有声无痰谓咳，有痰无声谓嗽，有痰有声谓咳嗽。四季均可发生。多见于婴幼儿。相当于西医学小儿支气管炎，以及其他慢性疾病以咳嗽为主症者。

主症

咳嗽、咳痰，因于伤风感冒者，兼见恶寒发热，头身疼痛，咽痒咽痛；因于脾虚生痰者，痰多，兼见胸闷纳呆，倦怠乏力。因于阴虚燥咳者，痰少或夹杂血丝，咳痰不爽，兼见口鼻干燥，声音嘶哑。

治法

（1）葱白。将葱白切细，开水泡汤趁热熏口鼻。治疗小儿伤风初起，咳嗽，流鼻涕。

（2）生姜30g，捣取汁为1份，加4份蜂蜜，混匀，隔水蒸10~15分钟，分2~3次口服。适用于风寒咳嗽或脾虚生痰咳嗽。

（3）川贝、冰糖适量，少许花椒，上三药与冬果梨炖煮，吃梨喝汤。治疗小儿咳嗽咳痰。

（4）甜杏仁6g，冰糖10g。研杏仁为末，用冰糖冲服，此乃2岁小儿用药量，其他岁数小儿可以斟酌加减剂量。治疗小儿咳嗽日久。

（5）生明矾50g，研细末，用米醋调成糊，贴足心。治小儿咳嗽有痰。

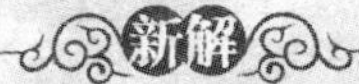

（1）葱白能祛风散寒解表，表邪除则咳嗽止，鼻流清涕症缓。

（2）生姜祛风解表散寒，且能温暖脾胃，使水湿得以运化，加入补中健脾之蜂蜜，以达表里兼顾之目的。既适用于风寒咳嗽，也适用于脾虚生痰之咳嗽。

（3）川贝清化热痰；花椒温脾化痰，镇咳；冰糖、梨滋阴润肺。诸药相配，寒温并用，清养结合，适宜于治疗多种咳嗽咳痰。

（4）“久咳必虚”，杏仁、蜂蜜、冰糖，均味甘，能润肺止咳，对于咳嗽日久者尤为适宜。

（5）生明矾既能化痰，又能敛肺止咳。配伍味酸养阴、敛肺止咳的米醋，疗效尤彰。

三、哮喘

哮喘是小儿时期常见的肺系疾患，哮喘发作有明显的季节性，以冬、春季多见，积极治疗可获痊愈，若失于防治，反复发作，甚至遗患终身。病因是内有痰饮，外有诱因，常因外感、情志失调、过于劳累或接触花粉等异物而诱发。相当于西医学之支气管哮喘、喘息性支气管炎。

主症

哮鸣气促，呼气延长，不能平卧，喉间痰鸣，甚至出现“三凹征”、发绀等。

治法

（1）人参3g，连皮核桃打碎，水煎，无人参可代以党参6g。治小儿痰喘、小儿咳痰、哮喘等。

（2）地龙研末，每次1~3g，口服。用于热性哮喘等。

（3）雾化超声吸入：鲜竹沥水适量，制成雾化液，每次吸入15~20分钟，每日1~2次。适用于痰湿壅塞等。

（4）萝卜籽为末，姜汁蒸饼为丸（即清金丹），每服1丸，津液下。

（5）白前6g，莱菔子10g。水煎服，用于小儿寒性哮喘等。

（6）胡桃肉3~5g，每日3次。用于哮喘缓解期等。

（1）哮喘发作期以攻逐痰饮为先，缓解期以补益肺、脾、肾为主。

（2）人参、党参，均具有健脾益肺之功；连皮核桃，具有补肾敛肺、纳气平喘之效。诸药合用，补敛结合，祛痰外出，适宜于治疗小儿痰喘、小儿咳痰、哮喘等。

（3）地龙、鲜竹沥均性寒，具有较强的清化热痰、平喘作用，对于热性哮喘有效。

（4）雾化超声吸入可以稀薄痰液，有利于痰涎的排出。

（5）根据小儿疾病多夹滞夹痰，以及“病痰饮者当以温药和之”理论，萝卜籽（即莱菔子）、生姜汁、白前均辛温，具有温肺化痰之功，痰饮得温运，则痰涎消，咳喘止。萝卜籽尚兼有消食化滞之功。莱菔、生姜汁、白前，均味辛，能宣降肺气，“气行则痰消”，从而达到制止咳喘之目的。

（6）胡桃肉，能温肾助阳、纳气平喘。对于哮喘缓解期有奇效。

第二节 脾胃系病证

一、呕吐

呕吐是因胃失和降，气逆于上，以致乳食由胃中上逆，经口而出的一种常见病证。古人称有声有物谓之呕，无声有物谓之吐，有声无物谓之干呕。因呕与吐常并发，故名呕吐。常因乳食积滞、外邪、胃中受寒或热，或跌仆惊恐引起。相当于西医学消化功能紊乱以及消化系统疾病以呕吐为主症者。

主症

胃内容物从口中而出，伴有嗳腐食臭、恶心纳呆、脘腹胀闷等症。

治法

（1）旧铁有锈者，水煎服。

（2）生姜适量噙口内，或烹饪时重点加入食用。

（3）绿豆粉15g，鸡蛋清和为饼，吐者贴囟门穴，泻者贴足心，治疗夏天小儿吐泻不止。

新解

（1）小儿呕吐宜和胃降逆，结合审因论治为基本原则。

（2）旧铁有锈者，质地沉重，性能潜降，具有降逆和胃之功。

（3）生姜被喻为“止呕圣药”，适宜于小儿脾胃虚寒所致的呕吐。

（4）囟门穴，即百会穴，经属督脉，为手足三阳、督脉之会，适宜于治疗因气滞不降，甚或不降反升所致的疾患。刺激百会穴具有降逆平冲的作用。胃气上逆出现呕吐，宜取百会穴，并且选用泻法，能达到良好的降逆止呕的作用。用绿豆粉、鸡蛋清和饼贴囟门穴，能清胃和胃、降逆止呕。

（5）足心涌泉穴，为全身俞穴的最下部，乃是肾经的首穴。肾经之气犹如源泉之水，来源于足下，涌出灌溉周身四肢各处，在人体养生、防病、治病、保健等各个方面显示重要的作用。用绿豆粉、鸡蛋清和饼，贴于涌泉穴，以散热生津，并加强肾之收摄封藏之功，适宜于治疗小儿泄泻。

附：小儿哕

小儿喉中发出一种高昂的、不能自制的、频频连续的声音。多由于体虚加之感受寒邪所致。

牛乳1000ml，煎取100ml，分五服。

新解

（1）哕即呃逆，由于胃失和降，气机上逆所致。相当于西医学膈肌痉挛。

（2）牛乳性温，能散寒暖胃，养胃和胃，适宜于治疗胃失和降所致之呃逆。

二、泄泻

泄泻是以大便次数增多，粪质稀薄，甚则呈水样为主的病证。是小儿最常见的疾病之一。四季皆发，秋季多见。病因多为伤食、外感、脾虚所导致。西医学小儿腹泻、婴儿腹泻治疗可参考之。

（一）伤食泻

主症

大便次数增多，大便质地稀溏，夹有乳片或不消化的食物残渣，气味酸臭，或如败卵，脘腹胀满，痛时欲泻，泻后痛减，嗳气酸馊，不思乳食，夜卧不安，舌苔黄腻或微黄，脉滑有力，指纹沉滞。

治法

谷芽晒干，用陈醋浸6小时左右，锅中焙干，研细末，每次服3~6g，开水冲服。若内脏有热时，加胡黄连3g，有寒时，加炮姜3g，煎汤和服。寒热不显者，白水送下。

新解

（1）小儿泄泻以伤食泻最为多见，此种泄泻、便稀，加有乳片及食物残渣，气味酸臭或如败卵为特征，伴嗳气酸馊等。宜消食运脾。

（2）谷芽具有消食导滞的作用；陈醋能解毒收涩。二者配伍，适宜于食积所致泄泻。胡黄连清热燥湿，退虚热，除疳积，伴有热象时应当配入；炮姜为温中散寒第一要药，伴有寒象时应当加入。

（二）风寒泻

主症

大便稀溏，呈水样或呈蛋花汤样。色淡夹有白沫，臭气不甚，肠鸣腹痛，或兼恶寒发热，鼻流清涕，舌苔薄白或腻，指纹色深，脉象浮紧。

治法

（1）童便炒盐巴，敷肚脐上，包。

（2）藿香正气散，口服，适量。

新解

（1）风寒泻治宜疏风散寒，化湿止泻。

（2）10岁以下的童尿叫童便，能滋阴降火，凉血散瘀，善于治疗久泻所致的阴亏之证。炒盐巴热熨法有发散风寒，疏通经络，化湿利尿的功效，“利小便则可以实大便”。炒盐的温热刺激能够使毛细血管扩张，血液循环加速，提高局部新陈代谢，同时还能改善脾阳不足的作用，有助于止泻。童便炒盐巴，敷肚脐上，温阳、利尿、滋阴，三管齐下，温阳又能护阴，滋阴而不敛邪，适宜于治疗小儿风寒所致的泄泻。

（3）藿香正气散被誉为“胃肠道感冒的首选方”，具有疏风散寒、化湿止泻之功，适宜于治疗风寒泻。

（三）脾虚泻

主症

大便泻溏，色淡不臭，多于食后作泻，时轻时重，面色萎黄，形体消瘦，神疲倦怠，食欲不振，舌淡苔白，脉细，指纹色淡。

治法

（1）石榴皮12g，水煎服。1日量。

（2）石榴皮25g，陈谷米1把（炒焦），水煎红糖冲服。服后忌生冷。

新解

（1）“久则必虚”，小儿久泄治疗应当健脾益气，助运止泻。

（2）石榴皮涩肠止泻，配以陈谷米养胃益脾；红糖暖胃，缓急止痛。三药共奏健脾益气，助运止泻之功，适宜于治疗小儿脾虚泄泻。

（四）脾肾双虚泻

主症

泻下无度，甚或脱肛，泻下物颜色如米泔水，色白混浊。伴有尿少或无尿，皮肤干燥，眼眶、囟门凹陷，精神萎靡，形寒肢冷，面色㿠白。舌淡苔白，脉细弱，指纹淡。

治法

山药半生半炒为末，不满周岁者每次5g，2~3岁者每次10g，每日2次，小米粥送下。

新解

（1）脾肾双虚型的泄泻，治宜温补脾肾、固涩止泻。

（2）对于2~3岁小儿的泄泻，治疗应当求本，健脾补肾为治疗泄泻的第一要旨，脾肾健旺则泄泻自止。山药气阴双补，脾肾兼顾，小米粥是养胃健脾益肾的最佳食品，故山药小米粥适宜于治疗脾肾双虚泻。

附：脱肛

脱肛，又称肛管直肠脱垂，是直肠黏膜、肛管、直肠和部分乙状结肠向下移动，脱出肛门外的一种疾病。小儿骨盆腔内支持组织发育不全、气血不足、气虚下陷而不能收摄，均导致肛管直肠向外脱出。习惯性便秘、长期咳嗽容易导致直肠外脱。

主症

早期大便时直肠黏膜脱出，便后自行回纳。反复脱出者，直肠黏膜充血、水肿或糜烂，常有血性黏液从肛门流出，刺激肛门周围皮肤，引起瘙痒。伴有大便不畅、腰痛下腹坠痛等。

治法

黄芪30g，党参10g，炒白术15g，升麻、柴胡各6g，陈皮10g，当归10g。水煎服。一日1剂，连用数日。

新解

（1）治疗小儿脱肛，关键在于平素避免便秘，保持大便通畅。

（2）黄芪、党参、白术、陈皮健脾益气，脾健则盆腔内肌富有弹性，清气上升；当归补血，以求气血兼顾；升麻、柴胡能升阳举陷。

三、积滞

积滞是指内伤饮食，停聚中焦，积而不化，气滞不行所形成的一种脾胃病证。

主症

不思乳食，食而不化，烦躁不安，脘腹胀满，嗳气吞酸，大便泄泻或大便干结，气味酸臭等。日久并发疳积，出现形体消瘦、毛发焦枯如穗、午后潮热等。

治法

（1）葱白、白萝卜，共打汁，多量饮服，即效。治疗小儿食积停滞、消化不良。

（2）山楂40g，烧炭存性，萝卜子100g炒，共为细末，储瓶备用。年长小儿每服15g，年幼小儿酌减，服时加红糖作引，开水送下，其效更佳。慢性者日服1次，急性者日服3次。治疗小儿食物停滞、肚腹胀痛、伤食泄泻、消化不良、喜吃泥土、痢疾脓血。

（3）发面酵子若干，用温开水少许泡之，再用温开水冲之，去渣，在发热前3小时服之。治小儿食积、午后潮热。

（4）陈核桃烧灰存性3g，一日2次服，泻黑便，10日后，鼻出血，患者勿惧，待黑便变成黄便，则痞渐消散，适宜于痞积初期。

（5）大枣百枚去核，生大黄切如枣核大，塞入枣内，裹面，煨熟，捣烂做丸，如黄豆大，每服10丸，日服1次，适用于痞积日久。

新解

（1）积滞的治疗应以消食导滞为基本原则。

（2）葱白行气通阳，可助食物运行。

（3）白萝卜、萝卜子、山楂均能消食导滞，为消食要药。

（4）发面酵子最好做熟服。此法相当于增加了胃酸，故有助于消化饮食，治疗积滞。

（5）陈核桃烧灰存性服，是为了取其滑肠通便，祛除肠腔陈积的作用。

（6）大枣补益气血，促进肠道蠕动。“少量泻下即健胃消食”，故用泻下药生大黄。二者相配，以治疗积滞日久、痞积成块。

四、疳证

因肠道寄生虫、疾病影响或喂养不当，使脾胃受损，气津耗伤所形成的一种慢性疾病。相当于西医学小儿营养不良，多种维生素缺乏症。

主症

形体消瘦，饮食异常，精神萎靡，烦躁不安，面黄发枯，肚腹膨胀或凹如舟，肌肤干瘪。

治法

（1）红石榴根皮50个，瘦猪肉50g，炖食，连用数次。治小儿疳积，骨瘦如柴。

（2）红糖、白糖、冰糖、黑矾各50g，用微火熬煮，晾冷，每服3g，早晚各1次。治小儿疳积，面色萎黄。

（3）在患儿两手虎口内侧食指横纹下一韭菜叶处，按之觉有小颗粒，视为有痞。经过消毒，切开此处，见有小白颗粒，剪去，止血包扎，数日即愈。治小儿面黄肌瘦，腹胀时痛，喜怒无常，爱吃异物。

新解

（1）疳证通常是肠道寄生虫的并发症。疳证的治疗原则以顾护脾胃为本，以杀虫消积、补虚为治疗大法。

（2）石榴根皮杀虫，瘦猪肉补虚强壮。二者相伍，炖食，适宜于治疗疳积。

（3）红糖、白糖、冰糖，三者补气健脾。黑矾分子式为$FeSO_4$，一种铁的二价硫酸盐，又名硫酸亚铁，含铁、硫等微量元素。医疗上用作补血剂，以此配合以上三药，健脾以助运化，适宜于治疗小儿疳证。

（4）中医的挑割疗法，是临床常用治疗小儿疳积的好方法，经临床验证效果可靠，值得推广。

五、小儿流涎

小儿因脾热、脾虚寒，升降失调，不能收摄，均能导致小儿流涎。

主症

小儿口中流涎不收。

治法

（1）热水1脸盆，入白矾1勺（约15g），频洗两足，连洗2~4日即愈。

（2）牛口中涎沫，涂小儿口中或颐上，流涎自愈。

新解

（1）小儿流涎的治疗应当急则收敛固涩治标，缓则审因论治治本。

（2）白矾味涩，能收敛固涩，摄涎唾。外用洗足，能够治疗小儿口中流涎不收。

（3）牛涎沫含淀粉酶、溶菌酶、黏蛋白，具有抗菌作用、消化作用。唾液具有消炎止痛、止血、杀菌解毒的作用，日常生活中擦破点皮肤，人们总爱涂一点儿唾液来疗伤止痛。舌尖和嘴唇被咬伤之后，伤口的愈合速度往往比其他部位快得多。动物受伤后，亦常用舌头去舔舐伤口。说来更叫人难以置信的是德国巴伐利亚有一家奇特的皮肤病医院，用乳牛的舌头舔患者皮肤，治疗神经性皮炎和头皮癣等，而且还很有效。唾液中含有多种生物酶，如溶菌酶、淀粉酶等，呈弱碱性，可以消除面部皮肤分泌的油质，杀灭一些细菌。还能分解淀粉，有消化作用。牛涎涂小儿口中或颐上，对于脾的消化功能有辅助作用，从而达到健脾之功，脾健则津液得以统摄，故能治疗小儿流涎。

六、腹痛、腹胀

腹痛、腹胀，是指胃脘以下、耻骨以上部位发生的疼痛、发胀。多因感受寒邪、乳食积滞、脏腑虚冷或瘀阻气滞导致。

主症

胃脘以下，脐之四旁，以及耻骨联合以上部位发生疼痛胀满。

治法

（1）生姜1块，放入隐火中烧至皮焦，剥开敷脐眼处，贴数次，直到不痛不胀为止。

（2）生柚子皮晒干，瓦上煅黑，研成细末，每天敷2~3次，每次2~4g，对乳儿消化不良，胃肠充气有效。

新解

（1）婴幼儿腹痛、腹胀时，因不能用语言表达，极易漏诊、误诊，全面细致地查体，尽快明确诊断，显得十分必要。

（2）腹痛、腹胀治疗原则以调理气机，疏通经络为主，据不同原因辨证施治。

（3）生姜烧至皮焦，温散寒邪力量增强，“能守能走”，对于感受寒邪、脏腑虚冷或气滞所致的腹痛、腹胀均为适宜，敷脐能止痛消胀。

（4）生柚子皮本身行气宽中，煅黑后则行气温中力量变强，有助于推导宿食在胃中的积留，对于感受寒邪、脏腑虚冷或气滞所致的腹痛、腹胀均为适宜。

七、便秘

便秘指小儿大便干结，坚涩不通，难以排出。多因热伤津液，肠道干涩，或因寒凝气滞，不利推动，或因气血亏虚，推动无力所导致。

主症

大便次数减少，或次数不减但粪质干燥坚硬，排出困难，或伴有腹胀腹痛、食欲减退、烦躁不安。

治法

（1）葱白、人乳。葱白捣取汁，与人乳等份。服用。

（2）老萝卜头煎汤，冷服。

（3）萝卜籽（炒）250g，皂角末10g，适量服用。

新解

（1）小儿便秘不宜单纯通下，而宜审因论治。

（2）葱白散寒通阳，行气通便；人乳补益气血，润肠通便。二者相配，无论是因热伤津液，肠道干涩；或是寒凝气滞，不利推动所致的便秘；甚或气血亏虚，推动无力所致的便秘，均为适宜。

（3）萝卜消食导滞，除积消胀，“生开熟补”，老萝卜头作用较强。萝卜生用则行气克食力量较强，萝卜熟用则补脾运脾功效彰显。老萝卜头煎汤，冷服，具有较强的通便作用。

（4）炒萝卜籽，即中药消食要药莱菔子，能消食导滞，消胀除满；皂角末化痰通便。二者相配，通便力量明显。

八、鹅口疮

鹅口疮又名雪口病、鹅口、雪口、鹅口疳、鹅口白疮。是在黏膜表面形成白色斑膜的疾病，多见于婴幼儿。本病由白色念珠菌感染所引起。这种真菌有时也可在口腔中找到。当婴儿营养不良或身体衰弱时可以发病。新生儿多由产道感染，或因哺乳奶头不洁或喂养者手指的污染传播而来。

主症

轻症可见口腔黏膜表面覆盖白色乳凝块样小点或小片状物，可逐渐融合成大片，不易擦去，强行剥离后局部黏膜潮红、粗糙，可有溢血，不痛，不流涎，一般不影响吃奶，无全身症状；重症则整个口腔均被白色斑膜覆盖，甚至可蔓延到咽、喉头、食管、气管、肺等处，可伴低热、疼痛拒食、吞咽困难。取白膜少许放玻片上加10%氢氧化钠1滴，在显微镜下可见真菌的菌丝和孢子。

治法

（1）鸡内金为末6g，乳汁调服。

（2）新鲜桑树粗枝1根，明矾1块，把桑木棒的一头挖一个槽，将明矾放在里面，在火上煅成枯矾，研细末，撒敷在患处。

新解

（1）小儿鹅口疮宜清热解毒，敛疮生肌，对症治疗。

（2）鸡内金是健胃消食的常用药物，具有消导积滞，助运化的作用，将其为末，用乳汁调服，能消导积滞，从而有助于口腔的清洁，故对于小儿鹅口疮有辅助治疗作用。正如《本草纲目》所载鸡内金："治小儿食疟，疗大人（小便）淋漓、反胃，消酒积，主喉闭、乳蛾，一切口疮，牙疳诸疮。"

（3）"口腔为肺之门户"，桑树粗枝，即桑枝，具有清肺泄热功能。肺热得清，则口腔处热毒得以清除。新鲜桑树粗枝药效较强。明矾清热解毒，收敛生肌，煅成枯矾，则收敛生肌的功效增强。明矾放在桑枝里面，在火上煅成枯矾，则枯矾吸收了桑枝清热解毒之功，相须为用。研细末后，撒敷在患处，能起到解毒敛疮之功，适宜于治疗鹅口疮。

九、口疮

口疮，即口腔溃疡，是发生在口腔黏膜上的表浅性溃疡。病因多与热毒、阴亏、虚火等有关。西医学认为口疮的致病机制仍不明确。诱因可能与局部创伤、精神紧张、食物、药物、激素水平改变以及与维生素或微量元素缺乏有关。系统性疾病、遗传、免疫及微生物在其发生、发展中可能起重要作用。

主症

好发于唇、颊、舌缘部的溃疡，溃疡大小可从米粒至黄豆大小，呈圆形或卵圆形，溃疡面为凹形，周围充血。溃疡具有周期性、复发性及自限性等特点。

治法

（1）用荸荠烧存性，研末掺之。

（2）甘蔗皮烧灰，研末，加冰片1g，掺之。

（3）大栗子煮熟，日日与之，甚效。

新解

（1）口疮的治疗主要采取清热解毒法、滋阴生津法、清退虚火法，以局部治疗为主。严重者尚需辨证论治，进行全身整体调理。

（2）荸荠口感甜脆多汁，营养丰富，含有蛋白质、脂肪、粗纤维、胡萝卜素、维生素B、维生素C、铁、钙、磷和碳水化合物，具有清热解毒、养阴生津、利湿化痰、降血压作用。用于热病伤津烦渴、咽喉肿痛、口腔炎、口疮等证。烧存性后增加了敛疮生肌之功，研末掺之，治疗口疮，能减轻疼痛，缩短病程。

（3）甘蔗皮口感甜脆多汁，营养丰富，含有蛋白质、维生素、微量元素等，具有清热解毒、养阴生津、利水渗湿等功效。烧灰，研末，增加了敛疮生肌之功，单用适宜于治疗虚证口疮。正如《简便单方》记载甘蔗皮："治小儿口疳：蔗皮烧研掺之。"冰片具有清热解毒之功，单用适宜于治疗实证口疮。二者相伍，相须为用，能增强疗效，口疮无论虚实，均可应用。

（4）栗子，即栗果，味甘性温，无毒，是补益脾肾的佳品，补肾为主，兼能健脾益气、清热解毒、活血止血、止泻治咳。脾气健旺则有助于清退虚热，印证了"甘温除热"理论。因为"气能生津"，故有助于生化津液，清退虚火。因此将大栗子煮熟，日日与之，清解与补虚同时作用，攻补兼顾，标本同治，对于口疮，无论虚实，均可应用，甚效。

第三节　心肝系病证

一、惊风

凡是临床上出现抽搐、昏迷者，都属于惊风的范畴。5岁以下儿童多见，病情严重且变化迅速，被列为中医儿科四大病证之一。急惊风多由感受外邪或温热疫毒所引起，以高烧伴有神昏为主要临床表现。慢惊风多由脾虚肝旺、阴虚动风所致，表现为以形神疲惫、睡时露睛、手足蠕动、筋惕肉动、抽搐无力为主要临床特征。西医学小儿惊厥可参照此病证进行论治。

主症

惊风发作时抽搐风动，表现为搐（牵动，肌肉不自主地剧烈收缩）、搦（手拳握固）、颤（手足颤动、震颤）、掣（四肢牵掣）、反（角弓反张）、引（颈项后引）、窜（两目上窜）、视（斜视）八候，伴有热、痰、惊、风四证。

治法

（1）虾蜢不拘多少，煅存性，砂糖服立效。

（2）蚯蚓不拘多少（芭蕉树下挖得更好），洗净擂成浆，冲开水服，服至小便利，痉挛自止。体温随之下降。

（3）蚯蚓5条，放入碗内加香油数滴，待吐出涎沫后挑出蚯蚓，焙干研末，水兑服。

（4）痰鸣时，以大拇指控其人中穴，然后将捣烂的石榴叶心放其口内，用开水送服。

新解

（1）小儿急、慢惊风均应息风止痉，但急惊风属阳、属实、属热，治疗以清热、豁痰、镇惊、息风为基本原则。慢惊风属阴、属寒、属虚，治疗以补虚治本为本，佐以养心开窍、柔肝息风。

（2）虾蜢中含有丰富的蛋白质、钙、铁、硒、维生素A等营养元素，能促进食欲，健脾养血，以制肝阳，改善小儿“脾常不足，肝常有余”的生理特点，适宜于治疗小儿脾虚肝旺、阴虚动风所致的慢惊风证；而且适量食用对身体颇有益处。

（3）蚯蚓化痰开窍、清热利尿、搜风通络、利窍，为治疗急惊风抽搐的要药。

（4）刺激人中穴能开窍醒神，适宜于治疗惊风抽搐。石榴叶心收敛止泻，杀虫，适宜于治疗肠炎导致的阴虚津亏的虚风证。同时石榴叶心还能祛风，对于急惊风也颇为适宜。

二、痫证

痫证即癫痫，俗名“羊羔疯”，是一种发作性的神志异常疾病。起病年龄愈小，发作愈频繁。伴有智力低下或脑瘫，以及呈持续状态者，预后多不良。病因与先天之“胎惊”以及后天之惊、风、痰、食等因素有关。西医学称之为癫痫。

主症

典型的癫痫发作以突然昏倒，不省人事，口吐涎沫，四肢抽搐，喉中或发出异音，不时苏醒，醒后一如常人。

治法

（1）羚羊角烧存性，以酒服少许。

（2）夹竹桃叶适量（需用开白花的，红的无效），将药捣成酱，水煎服，于病发前服一酒盅，兑开水少许，令温，分3~4次服。此为1~2岁者剂量，老人量可酌增。如有痰鸣声，可另服月石少许。本方治7岁以内儿童癫痫者确有良效。

（3）青羊肝1具，薄切水洗，和五味酱食之。

（4）鸡子黄和乳汁搅服，不过2～3枚，风自定。

新解

（1）治疗小儿痫证，当辨别虚实。发作时治标为主，以豁痰息风、镇惊开窍为基本原则；反复发作者，正气已虚，当标本同治；发作控制后，据患儿体质，或健脾化痰，或调补气血，或养心益肾，图以治本。

（2）羚羊角烧存性息风止惊，烧酒活血化瘀，二者配伍，对产伤、跌仆伤脑所致瘀血阻滞脑窍之痫证，四肢抽搐者有效。

（3）夹竹桃强心利尿、祛痰定喘、镇痛、散瘀止痛，善于治疗心脏病心力衰竭、喘息咳嗽、癫痫、跌打损伤肿痛、经闭。月石即硼砂，具有解毒防腐、清热化痰作用。二者相配，化痰与镇静安神兼顾，标本同治，对于小儿痫证属痰迷心窍者有效。

（4）青羊肝、鸡子黄、乳汁，均能调补气血、养心益肾，对痫证病情稳定期起到调护预防的作用。五味起到调味作用。

三、夜啼

夜啼是指小儿夜间睡眠中，突然恶梦惊醒，做惊恐状，啼哭，喊叫，或瞪目起坐，神情恍惚，面露惊恐，伴有出汗、气促，有时出现睡眠中游走，但能够被叫回到床上，或自己返回床上睡觉，醒后完全不能回忆。3~7岁小儿多见。相当于西医学之睡眠障碍中之“梦恐症或夜间惊悸”。主要原因是小儿神气怯弱，突受惊恐所致。

主症

小儿夜间入睡后，做惊恐状，神情恍惚，面露惊恐，有时惊叫啼哭，不能安睡，但白天能安静入睡。

治法

（1）马蹄研末，敷乳上，饮之。

（2）伏龙肝10g，水煎服。

新解

（1）夜惊的病变主要责之于心肝，涉及到脾肾。心藏神，肾藏志，惊则伤神，恐则伤志。小儿具有“心常有余”、“脾常不足”的生理病理特点，按照“实者泻之，虚者补之”原则，实者泻其心肝之火；虚者养心健脾，补益气血，整体调治人体阴阳。

（2）马蹄，即荸荠，味甘多汁，能滋肾阴以降火，养心血以安神。多用有效，适宜于治疗小儿夜惊。

（3）伏龙肝，又名“灶心土”，性温，质重，能重镇安神、平肝镇惊、温暖脾胃。临床常用于治疗小儿心神无能潜藏、守舍失职所出现的夜啼、惊哭。

第四节　肾系病证

一、水肿

小儿水肿是指小儿体内水液潴留，溢泛肌肤，引起面目、四肢甚则全身水肿的一种病证。本病好发于2~7岁小儿，根据其临床表现可分为阳水和阴水两大类。阳水预后较好，病程较短；阴水预后较差，病程较长。小儿水肿以阳水居多。

主症

阳水水肿先从眼睑开始，继而四肢，甚至全身水肿，皮肤光亮，按之凹陷即起；阴水水肿从下肢开始，且水肿以下肢为主，皮肤苍白，按之凹陷难起。

治法

（1）白茅根50g，煎水代茶饮，为一日量。适用于各型水肿，尤其是适用于阳水。

（2）鲜车前草、鲜玉米须各60~120g，煎水代茶饮，为1日量。适用于各型水肿，尤其是适用于阳水。

（3）生黄芪15~30g，石韦10~20g，玉米须、白茅根各15g，每日1剂，水煎服。阴水、阳水均适宜。

（4）鲜老丝瓜皮、鲜玉米须、鲜冬瓜皮各30g，共捣烂，外敷于脐部，上盖纱布，胶布固定，每日1次。适用于各型急性期水肿。

（5）黑鱼1条，赤小豆500g。煮熟后食用，不加食盐。适用于阴水。

新解

（1）水肿的治疗要辨清邪实与正虚之孰轻孰重。邪实为主者，当发汗、利尿、解毒等；由实转虚者，当配合培本扶正之法；迁延不愈者，当利尿消肿、培本扶正并用；根据“久病入络”之理，可配伍活血化瘀法。

（2）白茅根、车前草、玉米须，三药均能利水消肿、清热解毒，适用于阳水。

（3）黄芪“气中阳药”，固表止汗，健脾祛湿；石韦利水通淋；玉米须、白茅根均为消肿要药，并兼能清热解毒。诸药合用，攻补兼施，健脾以祛湿，利尿不伤正。适用于各型急性期水肿。

（4）鲜老丝瓜皮、鲜玉米须、鲜冬瓜皮，均能利水消肿；通过敷脐疗法，适用于治疗各型急性期水肿。

（5）黑鱼、赤小豆，均利尿消肿，健脾祛湿。二药相配，增强疗效，适用于阴水。

二、遗尿

遗尿是指小儿3岁以后经常发生或5岁以后有时发生（至少每月1次）的睡眠中不自主排尿，醒后方觉的一种病证。主要是因为膀胱约束无力所致，如下元虚冷，肾气不固，导致膀胱失约，或肺脾气虚，肝经湿热也均会导致膀胱失约。

主症

遗尿的治疗首先当辨虚实寒热。虚证以扶正为先，温肾固摄；实证以祛邪为主，清利湿热。

治法

（1）猪尿脬1个，放砂锅罐内煮熟，不加食盐，淡食。营养不良的儿童，则遗尿一度制止，但仍有再发可能，可再服之。

（2）五味子、五倍子、菟丝子，三者比例2：1：3。研末，取适量温水调，敷于脐部，纱布覆盖，塑料薄膜覆盖，每晚1次。

（3）覆盆子、金樱子、桑螵蛸、山萸肉、补骨脂各60g，丁香、肉桂各30g。研末入瓶内备用，每次2g，填入脐，滴1~2滴白酒后，外用暖脐膏固定，2~3天换药1次。

新解

（1）尿脬即膀胱，根据中医“以脏补脏”的理论，猪尿脬煮熟食用，强壮膀胱约束功能，日久淡食，则遗尿自止。

（2）五味子、五倍子、菟丝子，均能补肾，收涩止遗。敷脐疗法，简单方便，效果可靠。

（3）覆盆子、金樱子、桑螵蛸、山萸肉、补骨脂，均能补肾，收涩止遗；丁香、肉桂，均归肾经，温通气血，引药入经络。白酒行气活血，促进药物的吸收。诸药合用，作为敷脐疗法，简单方便，效果可靠。

三、热淋

热淋是以小便频数为主要临床表现的病证，属于淋证范畴。多发于学龄前儿童，尤以婴幼儿发病率最高，女孩多于男孩。

主症

小便频数，淋漓涩痛，或伴发热、腰痛。较小婴儿以高热、烦躁不安等全身症状为主，尿频症状可不明显。

治法

（1）黑豆约120粒，生甘草6g，水煎，纳滑石粉35g，趁热服。治小儿砂淋。

（2）向日葵杆或根若干，水煎，加红糖服。治小儿膏淋、白浊。

（3）土茯苓、蒲公英、车前子，任意取适量，水煎服或坐浴。治疗热淋。

新解

（1）热淋的治疗要分清虚实。虚证病势缓，病程长，尿淋漓不畅，尿清无痛，全身一派虚象。实证病势急，病程短，尿路刺激征明显，伴有恶寒发热等。治疗虚证当温补脾肾或滋阴清热，实证当清热利湿。

（2）黑豆补肾；生甘草、滑石粉，均清热，利尿通淋。三药合用，适用于小儿热淋虚证者。

（3）向日葵杆，即向日葵茎髓，健脾利湿止带，可治疗淋症、前列腺炎。向日葵根清热利湿、行气止痛，可治疗淋症尿频、尿急、尿痛。红糖发挥温通作用，有助于药物的吸收，提高疗效。诸药合用，适宜于治疗小儿热淋。

（4）土茯苓、蒲公英、车前子，均能利尿通淋、解毒。三药合用，共奏清热、利尿之功，适用于治疗淋证的实证期。

四、尿闭

尿闭，多见于癃闭者。指排尿困难，点滴而下，甚则闭塞不通的病证。本证见于各种原因引起的尿潴留。实证多因肺气壅滞，气机郁结，水道瘀浊阻滞所致；虚证多因脾肾阳虚，津液不得输化引起。

主症

初生儿不尿、小便不通、滴尿不利。

治法

（1）人乳1杯，葱白1寸，煎沸，分作4次服。

（2）蝼蛄1个，用砂锅焙干研细，黄酒冲服，微汗，小便自利。

（3）将韭菜阴干，炒成黄色，研末，黄酒、开水或米汤送下。

新解

（1）尿闭的治疗当分虚实。实证的治疗当行气利尿、化瘀排浊为先；虚证的治疗当温补脾肾、助阳化气为主。

（2）人乳扶正健脾，脾健则水湿行；葱白中空通阳，有助于气化。二者相配能够排尿。若将葱白捣烂，贴于耻骨联合之上进行热敷，内外兼治，效果将会更好。

（3）蝼蛄是一味作用较强的利尿药；黄酒具有活血化瘀、辛温发汗、开泄腠理、通畅气机的功效。二药合用行气与利尿并施，气行则湿行，活血则有助于气化，适宜于治疗小儿尿闭证。

（4）韭菜温阳补肾，有助水道的气化；韭菜尚能行气化瘀，配以黄酒或米汤，气血并调，脾肾兼顾，多方调理，均有利于利尿消闭。

第五节　时行病证

时行疾病是指有特异性致病因素引起的一类疾病，具有传染性、季节性、流行性，并与年龄、地域有明显的关系。由于小儿卫外功能不足，易发此病，并且起病急，病情重，变化快，多数会出现发热、皮疹等。

一、麻疹

麻疹是指感染麻毒时邪引起的一种急性出疹性肺系时行疾病。0.5~6岁小儿发病率高，可通过飞沫经呼吸道传播。本病可通过接种进行预防，病后可获终身免疫。

主症

潜伏期：10天左右。

初热期：3~4天。发热、咳嗽、鼻塞流涕、目赤胞肿、眼泪汪汪、口腔两颊出现麻疹黏膜斑。

出疹期：发热后3~4天。全身透发斑丘疹，咳嗽明显。从耳后、额、面、颈、躯干、四肢、手足心，由上而下，依次出疹，逐渐成片，疹色由红到暗红。

恢复期：出疹后3~4天。疹退，之后有皮屑及色素沉着为主要临床特征。

（一）麻疹透发不快、不匀

治法

（1）芫荽、烧酒。用芫荽200g，烧酒适量煎之，趁热喷颈项至踝足，不喷头面。同时患儿身体左右常令有芫荽放置，能避去汗气，促使疮疹均匀速出。

（2）山楂5个，酒煎出水，温服，麻疹即出。

（3）常用鲫鱼煮汤，病儿饮服，对于均匀透发麻疹确有极大帮助。

（4）用鸡蛋清、荞麦面和成团，再加香油3~5滴，搓儿胸背、四肢部，如此疹出既快又匀。

新解

（1）遵从“麻为阳毒，以透为顺”、“疹以发表透为先，最忌寒凉毒内含”、“麻不厌透”等古训，务必使腠理开，微汗出，使麻毒及时透发。

（2）芫荽为发散透表药，具有解表透疹之功，善于治疗麻疹、风疹等疹毒透发不畅者。烧酒运行气血，与芫荽相配外用，使腠理开，毒邪散，有助于疹毒速出。

（3）山楂具有行气活血作用，酒煎则活血力量增强，温服后气血运行加速，促使麻疹快速透出。

（4）鲫鱼汤富有营养，促使人体正气的产生，使正气鼓邪外出；同时鲫鱼汤又属于“发物”，能促使麻毒外邪的透发。

（5）鸡蛋清滋阴清热；荞麦面性凉，能祛热毒；香油润养肌肤。鸡蛋清与荞麦面和成团加香油，揉搓小儿胸背、四肢部，促使气血的运行，腠理的开泄，麻毒的外散，是一种用于治疗小儿痘疹透发不畅的好方法。简便易行，有理有据，值得一用。

（二）麻疹高热

治法

以葱涎入麻油内，手指蘸油，摩擦小儿五心、头面、项背诸处，治疗小儿时行痘疹伴见发热者，辄愈。

新解

（1）治疗麻疹，针对前期（初热期）、出疹期、恢复期不同阶段，分别采用透发、解毒、养阴等方法。

（2）葱涎性温，具有发散、外透、解毒的作用；麻油起着润滑的作用。葱涎入麻油内，手指蘸油摩擦五心（两手心、两足心、胸前区）、头面、项背，使全身的腠理毛孔受热而得以开泄，热毒外泄，则麻疹发热症缓解，体温下降，适用于麻疹前期（初热期）和出疹的高热期使用。

（三）麻疹并发症

1. 麻疹靥急

治法

（1）芫荽1束，水芹菜1束，白芝麻50g。上三味用清水洗净，捣烂挤汁，加白公鸡冠血数10滴，内服，药渣焙热擦全身。

（2）葱白、芫荽、鸡五脏，共捣如泥，贴前后心。

新解

（1）麻疹靥急，又称“回疹”，即麻疹回陷。指皮疹透发不畅，甚至疹未出齐突然隐退的病证。病因或是感受寒冷，或是服药太过寒凉，以致麻毒伏遏所致。

（2）芫荽、水芹菜利尿排毒；白芝麻润养肌肤，补益正气，鼓邪外出；鸡冠血为“发物”，透发伏遏麻毒，逼邪外出。四药合用，通过发汗、利尿排出毒邪，内服、外擦，表里同施，迫使内陷之麻毒透发。

（3）葱白、芫荽发散透疹；鸡五脏为“发物”。诸药合用，共达透发伏遏麻毒，逼邪外出之功。

2. 麻疹并发肺炎

治法

鲜桑叶2~3kg，将桑叶洒在床上布均匀，上覆盖一块布单子，将小儿放在上面，盖上被子，使其发汗，即行好转。

新解

（1）麻疹并发肺炎为麻疹最常见的逆证之一，当麻疹已出，因为调理不当，迎风受凉；或失治误治，使疹子收得太快，以致麻毒炽盛，不得透发，郁闭于肺，出现肺炎，见高热、咳嗽气促、鼻翼翕动等症状。

（2）桑叶性凉，具有发散热毒，清肺止咳，兼能滋阴润肺之功，是治疗肺炎的要药。依据“肺和皮毛相表里”理论，此方法通过药物对肌肤的渗透作用，解毒并促使人体发汗，使肺部毒邪有所出路，肺炎症状则能有所好转。

（3）麻疹并发肺炎治疗应当清热解毒，宣肺化痰。桑叶具有疏散解毒之功。睡在桑叶热床上以治疗麻疹并发肺炎的方法，只能作为一种辅助的治疗方法配伍他法进行。

3．疹后身肿

治法

老丝瓜1个，烧存性，研细末，开水送服。

新解

生丝瓜性凉，具有利水消肿，健脾生津的作用。老丝瓜烧存性后药性变平，健脾作用更强，利水作用更猛。丝瓜烧存性服用，适宜治疗疹后水肿。

4．疹后便血

治法

梨5个，灶心土250g，将梨捣碎取汁，灶心土水澄清，去土所剩的汤液和梨汁混一起，每日服2~3次。

新解

（1）疹后便血病因有二：一是由于麻疹后，津亏热结，大便秘结，容易出现便血；二是由于麻疹热盛，气伤津亏，以致脾虚，故脾之统摄血液能力降低，而出现疹后便血。

（2）梨清热生津，凉血止血；灶心土温脾止血。二者相合内服，无论是津亏热结的疹后便血，还是脾虚无力摄血的便血，均适宜运用，证治吻合。

附：预防麻疹法

小儿经以下方法的使用，于流行季节、流行区域内，两年内不易被麻疹感染。

治法

（1）用棉花蘸取鸡蛋清，循环擦拭关元穴（脐下3寸处），擦至显现出数条如发的乌丝为止。

（2）南瓜藤水煎，煎至10ml溶液中约含南瓜藤5g，半岁以内的孩子服5ml，每日4次；半岁至3岁的孩子服10ml，每日3次。

（3）取新生儿脐带一根，放瓦上焙干为末，朱砂1g用水飞过，拌入黄连、甘草末各3g，和蜜糖拌匀。在流行季节前，予小儿服食，一次1~3g，一日2次。

新解

（1）关元穴是一个强身保健穴，棉花蘸蛋清擦拭关元穴，直至显现出数条如发的乌丝，相当于在做刮痧保健，培补一身的元气，并增强抗邪能力。

（2）南瓜藤清肺、和胃、通络，具有调和脏腑、清肺和营、舒筋活络作用，能预防时疫疾病。古方中南瓜藤多用以治疗肺结核低热、胃痛、月经不调、烫伤等。正如《本草再新》记载南瓜藤："平肝和胃，通经络，利血脉，滋肾水，治肝风，和血养血，调经理气，兼去诸风。"《随息居饮食谱》记载南瓜藤："治虚劳内热，秋后南瓜藤，齐根剪断，插瓶内，取汁服。"总之，南瓜藤不仅治病还能防病。

（3）脐带，又名"坎炁"，功似紫河车，能补益气血阴阳，扶助正气；朱砂、黄连、甘草末，均能清热解毒，具有预防时疫的作用；蜂蜜能扶正、解毒、矫味。五药相配，能够有效预防麻疹，减少并避免感染麻疹。

二、风痧

风痧，又称"瘾疹"，是感染风热时邪引起的急性出血性肺系时行疾病。西医称本病为"风疹"，认为是感染风疹病毒，经空气飞沫传播所致。1~5岁儿童多见，冬春季多发，病后有持久的免疫力。

主症

轻度发热，咳嗽，有似感冒症状，耳后、颈部、枕部臀核肿大。发热1~2天后全身出现细小淡红色斑丘疹；色淡红，细小而痒；头面、躯干多，四肢较少。疹出2~3天后热退疹消，无脱屑及色素沉着。

治法

（1）绿豆粉、滑石粉，和均匀，外扑于患灶的皮肤上使用。

（2）丝瓜叶200g，捣烂取汁，搽皮肤上。

（3）生姜捣烂，以布包擦之而止。

（4）芫荽3棵，樱桃树皮100g。水煎服，每日3次。

新解

（1）风痧病情轻浅者，主要为邪郁肺卫，治以疏风透疹，清热解毒为基本原则；风痧病情较重者，治宜凉血透营。

（2）绿豆粉、滑石粉，均性寒，能清热、利尿、解毒，通过利尿使痧毒有所出路。外扑方法简单方便，容易操作。

（3）丝瓜叶清热透络，捣烂取汁，搽皮肤，能开泄腠理，疏风透疹，有助于郁邪的透发，止痒、清热、消疹。

（4）生姜疏风透疹，以布包生姜碎末擦皮肤，通过摩擦作用，以使腠理开泄，郁毒外泄，从而达到热降、痒止、疹退之目的。

（5）芫荽能够疏风透疹；樱桃树皮具有发汗透疹解毒的作用。麻疹流行时，给小儿饮用樱桃汁亦能够预防感染。

三、丹痧

丹痧，即小儿火丹。是因感受温热时毒所引起的一种急性出疹性肺系时行疾病。由于发病时肌肤布发皮疹，色鲜红如丹，故称“丹痧”。本病邪伏，毒深伏于营血，化火最速，致咽喉肿烂，又称“烂喉痧”、“烂喉疫痧”。本病具有极其强烈的传染性。北方发病率高，通过飞沫传播，3~15岁好发。西医学称之为“猩红热”。

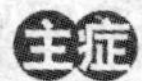

起病急，突发高热，咽喉红肿疼痛，甚则腐烂。发热第2天

开始出疹，热势更高，皮肤弥漫性潮红，布有针尖大小的猩红色丘疹，触之似砂纸，伴有瘙痒，皮疹先于颈部、腋下、腹股沟，继则全身，皮肤皱褶处皮疹密集。3~4天皮疹消退，疹退1周后脱皮，无色素沉着。热退，咽痛减，出现一派阴虚症状。

治法

（1）灶心土、鸡蛋清调涂之。

（2）合谷、少商、曲池、大椎穴上点刺放血。

新解

（1）丹痧以清热解毒、凉血利咽为基本的治疗原则。但初期以透痧为主，后期宜养阴为主。

（2）灶心土入脾胃，走肌肤，能温经散瘀，对丹痧、丘疹有消散作用。鸡蛋清能清热解毒养阴，二者相合涂于肌肤，有助于凉血、退热、止痒之功。

（3）高热时，三棱针在合谷、少商、曲池、大椎穴上点刺放血；咽痛甚时，三棱针在大肠、肺、胃经的商阳、少商、委中穴上点刺放血以降温。

（4）治疗过程中始终要水分充足，饮食清淡，注意口腔、皮肤清洁。脱皮时不可撕剥，以防感染。

四、水痘

水痘是由于外感时行邪毒而引起的一种急性出疹性时行疾病。因疱疹浆液色泽清亮如水疱，故名。亦称“水花”、“水疱”、“水疮”。水痘传染性极强，通过飞沫传播，6岁以下儿童多见，愈后不留瘢痕。

主症

初期似感冒，发热、咳嗽、流涕，2天内出疹，皮肤、黏膜分批出疹，头面、躯干为主，呈向心性分布；初期红色斑丘疹，继则变为疱疹，内有浆液，周围红晕，容易破溃，瘙痒明显；1天后浆液变浑，3~4天后结痂脱落。

治法

（1）龙胆紫溶液，外涂。治疗痘疹破溃者。

（2）青黛粉、牡蛎粉、滑石粉，等量，适量麻油搅拌成糊状，涂于患处，每日1~2次。

新解

（1）水痘治疗以清热解毒、利湿为总的原则。轻症治以疏风清热，佐以解毒利湿；重症清热凉营解毒，佐以利湿。

（2）龙胆紫具有干燥收敛之性。外涂，适宜于治疗痘疹破溃者，以及治疗种痘后局部感染糜烂者。

（3）青黛、牡蛎、滑石，三者相合，具有清热解毒、利湿的功效，适用于水痘成浆期使用。

五、痄腮

痄腮是由于感受风温时毒，壅阻少阳经脉所引起的时行疾病。通过飞沫、接触传播，一年四季均可发生，冬春季多见，传染性很强，儿童易发，患病后可获得持久免疫。西医学称本病为“流行性腮腺炎”。

主症

初期发热，继则腮肿疼痛，以耳垂下为核心形成漫肿，热痛，边缘不清，皮色不变，压之疼痛有弹性感，先单发，继则波及双侧或双侧同时发病，腮肿3~4天达到高峰，整个病程1~2周。

治法

（1）木耳水浸15g，白糖15g，共捣如泥，敷患处。

（2）丝瓜烧存性，研末水调涂之。

（3）蚯蚓5 ~ 6条，白糖150~200g。现将糖置盘内，再将蚯蚓放入，约12小时，蚯蚓死后，而糖化水，即以该水满面涂之，约敷2日可愈。

（4）中药六神丸是治疗腮腺炎的特效药。用法：1岁者，每日1粒，晨起空服，白开水送下；2岁者，每日2粒，晨起空服，白开水送下；3岁者，每日2次，早、晚各服3粒；4岁者，早、晚各服4粒；5岁者，早、晚各服5粒；6~8岁者，早、晚各服6~9 粒；9~10岁者，早、晚各服10粒。

新解

（1）本病的治疗原则是清热解毒、消肿散结、疏风清热。

（2）木耳具有益气润肺、补脑轻身、凉血止血、涩肠活血、强志养容等功效。水发后利用其清热凉血解毒之功，用于治疗痄腮。正如孟诜所说：木耳“利五脏，宣肠胃气拥毒气”。白糖能清热滋阴。二药相配，清热而不伤阴，养阴而不恋邪，适宜于治疗痄腮。

（3）丝瓜清热通络，烧存性，增加了收湿消肿之功，研末水调涂之，治疗痄腮有效。

（4）蚯蚓清热通络、化痰散结、消肿止痛，临床常用以治疗痄腮。白糖清热养阴，并与蚯蚓反应，能强烈快速地使蚯蚓液渗透出来。

（5）六神丸是著名的治疗咽喉、口腔疾病的含化药，具有清热解毒、消肿散结之功。

六、顿咳

顿咳是由感受时行邪毒引起的肺系时行疾病。临床以阵发性痉挛性咳嗽，咳后有鸡鸣样吸气性回声为特征。病程较长，可长达2~3个月。又名“鹭鸶咳”、“天哮咳”、“疫咳”，西医学称本病为“百日咳”，认为是感染百日咳杆菌所致。本病传染性强，冬春季多发，通过飞沫传播。病后免疫力持久，即使再感染症状也较轻。

主症

初期似感冒，咳嗽发热，1~2周。进入痉咳期，出现阵发性痉挛咳嗽，有单声咳嗽发展为一连串不间断的痉咳，咳后有鸡鸣样吸气性回声。如此反复多次，直至咳出大量黏稠状痰液为止。痉咳常常日轻夜重，并伴呕吐，面目水肿，目睛出血。初生儿及小婴儿无典型痉咳，咳呛憋气，唇面青紫，甚则惊厥抽搐。病程历时

2~4周。最终进入恢复期，咳轻，吸气样回声消失，逐渐痊愈。

治法

（1）大蒜剥皮捣烂，冲入开水，密盖10小时，用纱布滤过，加糖少许。1~5岁者，每次用5~8ml；5岁以上儿童，每次用约15ml。2小时1次，每日8~10次喂服。

（2）干蚱蜢10~15g，煎汤服，一日量。

（3）甜杏仁15g，冰糖15g，研细末，麦冬15g去心。水煎送下，每日3~4次，每次少许，剂量酌定。

（4）甜杏仁5g，银杏5个。焙黄研末，每次2g，每日3次。

（5）杏仁、核桃仁各5g。捣烂嚼服，同生姜2片煎汤，送下。

（6）剥食核桃仁，每日早、晚嚼食。

（7）白糖、红糖、香油、蜂蜜各等份，水炖沸，服之。

（8）橄榄膏。橄榄捣碎煎膏，每次3g，一日3次。年龄稍长的儿童加大至9g，开水和服。

（9）猪小肠（选两边有油膜者）1节（约1尺长），葱连头3根，均洗净，纳入猪肠内，切成5~6段，微炒，加少许老酒，适量米泔水煎，用热汤喂病儿。一日2次，连服2~3日。肠、葱可以不吃。

（10）白萝卜汁、饴糖等份，蒸熟饮之。

（11）生姜汁、蜂蜜等份，适量口服。

（12）百部、白前各10g，鸭梨1个（连皮切碎）。水煎，加适量冰糖，去渣饮汤。适用于痉咳期。

新解

（1）本病以清热润肺、化痰降逆为治疗原则。不同时期分别予以宣肺（疏风达邪）、泻肺（化痰降逆）、养肺（益气养阴）。

（2）大蒜具有明显的抗菌、杀菌能力，尤其是对百日咳杆菌效果明显。糖能矫正大蒜味，同时又能滋阴润肺。二者合用，攻补兼施，适宜于顿咳的各期使用。

（3）干蚱蜢祛风解痉，止咳平喘，活血疗疮；适宜于治疗小儿惊风、破伤风、小儿痉挛性咳嗽（百日咳）、哮喘等。

(4) 甜杏仁、冰糖均能润肺止咳，益气健脾。适用于小儿顿咳。

(5) 银杏味涩，敛肺止咳。甜杏仁、银杏相配，适用于小儿顿咳久咳不止者使用。

(6) 核桃仁能润肺止咳、纳气平喘。早晚嚼食核桃仁，对于百日咳具有预防和治疗作用。

(7) 白糖、红糖、香油、蜂蜜，四药均具有养阴润肺，健脾益气作用。炖服，适宜于小儿顿咳无痰的恢复期。

(8) 橄榄具有化痰、滋阴润肺的功效。捣碎煎膏，适用于小儿顿咳痉挛性咳嗽期或恢复期使用。

(9) 猪小肠润肺健脾，滋阴益气；葱连头即葱及葱须，能疏风达邪、杀菌；老酒矫味；米泔水润养肺金。诸药合用，祛邪不忘扶正，补虚不忘祛邪，适用于小儿顿咳各期使用。

(10) 白萝卜汁滋润肺阴，化痰止咳；饴糖健脾益气，滋阴止咳。二者等份蒸熟饮，针对百日咳初期、痉挛阵咳期，以及痉挛过后的恢复期均为适宜。

(11) 生姜化痰，蜂蜜润肺止咳，二者等份，适量口服。适宜于百日咳初期、痉挛阵咳期，以及痉挛过后的恢复期使用。

(12) 百部、白前，二药化痰、止咳、润肺，适宜于百日咳初期、痉挛阵咳期以及痉挛过后的恢复期。

七、疫毒痢

疫毒痢是由于感受湿热疫毒引起的时行疾病。起病急，传遍速，病势凶，死亡率高。又称为“疫痢”、“时疫痢”、“暴痢”。西医学称本病为中毒性细菌性痢疾，简称中毒性菌痢。

主症

突然高热、烦躁、嗜睡、谵妄、昏迷、抽搐，甚则出现内闭外脱，大多先不见下痢脓血，须经肛试或灌肠检查方可发现黏液脓血便。血常规见白总分、中性粒细胞均增高，并见有核左移，粪常规见有大量脓细胞、红细胞、吞噬细胞。

1. **治小儿痢疾，里急后重，泻下无度**

治法

（1）苹果1~2个，杵碎成细泥糊状或榨出汁，服之。一日数次，最宜于小儿痢疾、肠炎。

（2）酸石榴籽，榨出汁，熬膏，贴脐上。

（3）小鲫鱼1条，烧灰末，服之。

（4）骨头烧灰，水和服之。

新解

（1）疫毒痢的治疗以清热解毒为基本原则，临床治疗宜灵活配伍。

（2）“急则治标，缓则治本”，当泻下无度时，为防止出现虚脱，应当首先涩肠固脱。

（3）苹果富含鞣制，能涩肠止泻，作用平和而疗效可靠，口感较好，经配伍治疗小儿泻下无度者，尤为适宜。

（4）酸石榴籽味极酸，能涩肠止泻，经配伍清热解毒药，常用于治疗疫毒痢。正如《本草纲目》记载酸石榴籽：“酸涩，温，无毒。功能治疗滑泻、久痢、崩漏、带下。”孟诜评论酸石榴及其籽：“治赤白痢腹痛者，取一枚并子捣汁顿服。”《蜀本草》转载酸石榴籽：“《图经》云，止痢。”

（5）小鲫鱼健脾并以利尿见长，脾健则有助于运化水湿，“利小便则可以实大便”，烧灰可增加收涩止泻的作用，经适当配伍可用于治疗小儿泻下无度者。

（6）骨头烧灰，性温，功效及来源似煅龙骨，具有收敛固涩的作用。经配伍解毒药，适宜于治疗疫毒痢泻下无度者。

2. **治小儿冷痢，质稀气腥，质如胶胨**

治法

大蒜捣如泥，缚敷两足心。

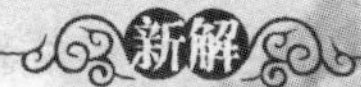

（1）冷痢，又名“寒痢”。即疫毒属寒者，因过食生冷，

寒气内凝，脾阳受损所致。

（2）大蒜性温，捣如泥，缚敷两足心，能温脾肾之阳，适宜于治疗因脾肾虚寒、运化失司所致的寒痢。

3．治小儿赤白痢疾，状如脓涕或脂脑

治法

（1）绿豆3粒，胡椒3粒，掺入枣内，共捣烂，敷脐上。

（2）牛角烧灰，水煎服，1匙，日2次。

新解

（1）小儿赤白痢疾，状如脓涕或脂脑者是湿热夹滞，阻于肠胃，气分血分均受邪之侵袭所致。

（2）绿豆清热利湿解毒，治病之根本；胡椒性温，行气活血，温经散寒，燥湿；大枣补益气血。三药共捣，调气行血，适用于治疗湿热阻滞，气血分均受累之赤白痢疾。

（3）牛角凉血，清热解毒，烧灰后增加了收湿止痢的作用，标本兼治，止痢而不恋邪，解毒而不伤正，适用于治疗湿热阻滞，气血分均受累之赤白痢疾。

4．治小儿噤口痢，饮食不进，或呕不能食

治法

猪苦胆1个，黄豆装满，将猪苦胆口扎紧阴干，每次1粒为末，开水冲服，并用红糖冲鸡蛋服之。

新解

（1）小儿噤口痢多由疫痢、湿热痢演变而来，或见于疫痢、湿热痢病程中的某一个阶段。是痢疾比较严重的证型之一，多因邪毒亢盛，中气败损所致。症见饮食不进，或呕不能食、下痢频繁、肌肉瘦消等。

（2）猪苦胆清热解毒，避秽；黄豆养阴益气，和胃补中；红糖冲鸡蛋矫味，并增强了黄豆的益气扶正、养阴护胃之功效。共同达到扶正补虚以治本为主，祛邪解毒以治标为辅之目的。标本兼顾，正邪同调，则噤口痢自愈。

第六节　杂　病

一、汗证

小儿汗证是指在安静状态下，全身或局部无故过多出汗，甚至大汗淋漓，为异常出汗。本病多见于5岁以下儿童，有自汗、盗汗之分，盗汗者多为阴虚所致；自汗者多为阳虚所致。小儿常自汗、盗汗并见。

主症

小儿在安静状态下，全身或局部无故过多出汗，甚至大汗淋漓。盗汗者睡中出汗，醒时汗止；自汗者不分寤寐，无故出汗。

治法

（1）五倍子，研粉，用陈醋调成糊状，每晚睡前敷于肚脐上，再用胶布固定，有固表止汗的作用。

（2）煅龙骨、煅牡蛎、五倍子等份，共研细末，适量外扑。用于虚汗。

（3）黄芪、生地、煅牡蛎等量，共为细末，每服5g，每日2次，开水送服。

新解

（1）五倍子、煅龙骨、煅牡蛎、醋味均酸涩，具有收涩之性，能固表止汗以治标象。无论是自汗还是盗汗，也不论是内服还是外用，均起到制止出汗的作用。

（2）黄芪、生地，二药益气养阴，是从本治疗，通过祛除病邪，消除病因，以达到止汗的目的。黄芪益气温阳，以治自汗；生地性凉滋阴，以治盗汗。二药相配，辅以固表止汗以治标象的煅牡蛎，标本兼顾，自汗、盗汗均可使用。

二、维生素D缺乏性佝偻病

小儿佝偻病，主要是因为维生素D缺乏，而导致钙、磷代谢失常的慢性营养性疾病。以正在生长的骨骺端软骨板不能正常钙化而造成骨骼病变为其特征。

主症

烦躁夜啼，多汗，方颅，囟门迟闭，鸡胸，漏斗胸，肋缘外翻，串珠肋，下肢弯曲，“X”或“O”型腿，脊椎后突或侧弯。

治法

醋炒鱼骨50g，炒鸡蛋壳25g，胎盘粉15g。共研细末，开水送服，每日1~2g，每日2次，连服3个月。

新解

（1）“脾主肌肉”、“肾主骨”。本病的治疗，当以调补脾肾为要。在服药的同时，注意多晒太阳，补充维生素D，合理膳食等综合措施进行治疗。

（2）鱼骨、炒鸡蛋壳，二药均富含钙、磷微量元素；胎盘粉健脾补肾，强壮筋骨。三药为粉，强身补骨，治疗佝偻病有效。

三、五迟、五软

五迟、五软为小儿生长发育障碍的病证。五迟指立迟、行迟、发迟、齿迟、语言迟；五软指头项软、手软、足软、口软、肌肉软。五迟、五软可单独存在，也可同时发病，二者病机相似，多是由于先天不足，后天失养所致。

主症

2~3岁不能站立行走，头发稀少，为立迟、行迟、发迟。1岁未长出牙齿，为齿迟。2岁不会说话，为语迟。1岁前后头下垂，咀嚼无力，时流清涎，为头项软、口软。2~3岁手握不紧，不能站立行走，为手软、足软。肌肉松软无力或瘫痪，为肌肉软。

治法

（一）小儿解颅

（1）骨头炙为末，鸡子白和涂之。

（2）雄鸡冠血滴之，以赤芍药末兑入，稍蒸，内服，甚良。

新解

（1）小儿解颅，当以补益肝肾、益气养血作为治疗大法。

（2）骨头补益肝肾，鸡子白健脾滋阴，合用可治愈小儿解颅，宜长期调补。

（3）雄鸡冠血性温热，健脾养心，气血并补；赤芍药凉血活血。二药相配，补益而不滋腻，活血而不伤正。久服不会存在虚不受补之嫌。

（二）小儿头皮不生毛发

（1）烧鲫鱼灰末，以酱汁和调敷之。

（2）桑葚、龙眼肉、核桃仁各5g。嚼服，每日2次，15天为1个疗程。

新解

（1）小儿头皮不生毛发主要责之于肝、肾，肝血不足，肾精亏损，均会导致毛发稀少不生。

（2）烧鲫鱼灰末补虚扶正，益气养血，促使毛发生长。酱汁成分为豆类，能补肾，“肾其华在发”。烧鲫鱼灰末，以酱汁和调敷，能促使头发的生长。

（3）桑葚配核桃仁，能补益肝肾；桑葚配龙眼肉，能补益气血。三药共用，能乌发生发。

（4）在使用以上方法时，首先用鲜姜外擦头皮，促使头皮毛囊复活再用药，效果较好。

四、紫癜

紫癜是小儿常见的出血性疾病，血液溢于皮肤、黏膜之下，出现瘀点瘀斑，压之不褪色为特征。好发于学龄儿童，可反复发作。

主症

下肢、臀部出现针尖至米粒大小出血点，呈红或紫红色斑丘疹，对称性分布，略高出皮肤，压之不褪色，常伴有齿龈、鼻子出血，尿血，便血及关节、内脏等处出血。

治法

（1）花生衣5g，红枣10枚。水煎服，适宜于气不摄血的轻证。

（2）“云南白药”每次0.5~1g。温开水冲服，可用于紫癜出血。

（3）白茅根30g（鲜品100g）。煎汤代茶饮，用于皮肤紫癜、衄血、尿血。

新解

（1）紫癜初期多为实证，宜祛风清热解毒；久病多为虚证，宜补益脾肾，统摄、封藏外溢之营血。

（2）花生衣具涩味，富含维生素K，能收敛止血。唯力量较薄弱，久服方见疗效。

（3）“云南白药”的主要成分为三七，三七具有较强的化瘀止血作用，能够止血不留瘀，化瘀不伤正，是治疗紫癜的理想要药。

（4）白茅根凉血止血，因其中空，能引热下行；适宜于治疗血热妄行所致的皮肤紫癜、鼻血、尿血及便血。

五、肠道寄生虫病

肠道寄生虫病是小儿多发的一种疾病。任何年龄均可见，尤其是好发于卫生条件较差的地区。肠道寄生虫主要包括蛔虫、钩虫（均属于大线形虫，即大圆形虫）、蛲虫(属于小线形虫，又名线头虫，其长有0.5~2cm)、绦虫（属于体内最大的扁形虫，又名寸白虫）。肠道寄生虫病多发生于小儿群居的幼儿园中。

（一）蛔虫、钩虫

主症

患有蛔虫、绦虫等大型肠道寄生虫，则表现为阵发性绕脐痛，伴有面部虫斑，白睛蓝斑，烦躁多动，睡时磨牙，流涎，嗜食异物，有排蛔、吐蛔病史；日久继发疳积。粪检可见有蛔虫、绦虫等不同类别的虫卵。

治法

（1）乌梅煎汤频服。治蛔虫上行。

（2）石榴根皮25g，煨服。

（3）老葱白、香油，取葱捣汁，调香油少许，调服。

（4）使君子仁，炒黄嚼服，每岁1.5粒，最多20粒，晨起空腹服，连用3天。服药时勿进热饭热水，以防出现呃逆症状。

（5）苦楝皮、贯众、榧子，任选1~2味，取适当量，水煎服，能驱蛔。

新解

（1）蛔虫和钩虫的治疗应分清病情的缓急，因蛔虫和钩虫上窜，出现腹痛急症、蛔厥、虫瘕时，应遵从“虫得酸则静，得苦则下，得辛则伏”理论，应先安虫止痛，待急症腹痛得以缓解后，再择机驱虫。

（2）乌梅味酸，既能安虫，同时又能酸甘化阴，以止疼痛。煎汤频服，能治蛔虫上行以及因上行而出现的疼痛。

（3）石榴根皮味酸，能安蛔止痛，同时具有小毒，具有驱杀蛔虫的作用。煨服，药性平稳。

（4）老葱白味辛，能使蛔虫降伏；香油润滑肠道，炖热服，能引蛔下行，以止疼痛。

（5）以上三种治疗方法，主要是用来安虫止痛，以及引虫下行，属于缓解急腹证腹部急剧疼痛的方法。

（6）使君子是驱蛔虫和钩虫的要药。适宜于疼痛未发生之时做驱蛔使用。

（7）苦楝皮、贯众、榧子，三者均善于驱杀蛔虫和钩虫，适宜于疼痛未发生之时做驱蛔使用。

（二）绦虫

主症

患有肠道寄生绦虫，表现为阵发性绕脐痛，伴有面部虫斑，白睛蓝斑，烦躁多动，睡时磨牙，流涎，排绦虫节片病史，日久继发疳积。患者有食生肉的病史。粪检可见有绦虫的虫卵。

治法

（1）胡萝卜心2g，晒干研末，开水吞服。

（2）葱籽、韭菜籽各50g，和起放罐内烧，坐其上熏之。

（3）南瓜籽120g，研粉，用槟榔15g煎水，送服。

新解

（1）绦虫又名“寸白虫”，具有断体的功能。如果用药不够量，则打下的绦虫不完整，谓之驱虫不理想。治疗绦虫宜做到够量、持久，检查打下了完整的虫体，才算驱绦成功。

（2）鹤虱是野红萝卜的种子，具有明显的驱杀绦虫作用，已被临床所验证。胡萝卜心功似鹤虱。

（3）葱籽能通阳活血、驱虫解毒、发汗解表，用于风寒感冒、恶寒发热、无汗，头痛和阴寒内盛的腹痛、二便不通、虫积内阻、痢疾等。韭菜籽辛，甘，温。 归肾，肝经。功效温补肝肾、壮阳固精、暖腰膝。二者相配，消补并施，预防并治疗小儿各种肠道寄生虫。

（4）南瓜籽、槟榔，二者是治疗扁形虫的首选药。南瓜籽兼有润肠通便之功；槟榔尚具有行气利水之效。二药相配，有助于虫体的排出。

（三）蛲虫

主症

患有蛲虫，感染后无腹痛，但肛门周围瘙痒，烦躁，睡眠不宁，大便干结时蛲虫也可随干便排出体外。并可见尿频、尿急、腹痛等。粪检可见蛲虫卵。

治法

（1）生百部研为细末，每次2~6g，晨起顿服，连服2~3次，开水送下，用于驱杀蛲虫。

（2）生百部研为细末，与龙胆紫调成膏状，注入或敷抹在肛门处，能驱杀蛲虫。

（3）利用虫喜食甘酸的特点，将生山楂研成细粉，与蜂蜜调成膏状，搓成梭形，冷却成型后塞入肛内，每晚睡前使用。引诱蛲虫钻入其内而驱除蛲虫。

（4）以猪脂和马蹄灰，棉裹导入谷道，日数度，治虫蚀肛烂，瘥。

新解

（1）由于蛲虫常寄居于直肠及肛门处，每晚当肛门括约肌松弛时，蛲虫便爬到肛门附近进行活动，故治疗蛲虫一般选用外治法，最好睡前用药。

（2）百部杀虫止痒，是治疗蛲虫的首选药。

（3）龙胆紫具有干燥作用，蛲虫接触龙胆紫后能迅速脱水而死亡。

（4）生山楂、蜂蜜，味酸甘，因为“虫喜食甘酸”，利用这一特点，做成的山楂蜜丸，能引诱蛲虫钻入山楂蜜丸内，通过排便而驱除蛲虫。

（5）马蹄即荸荠，是寒性食物，具有良好的清热泻火、润燥止痒功效。马蹄烧灰能增加收涩敛疮之功。猪脂润滑肠道，并能作为赋型剂。猪脂和马蹄灰，纳入谷道，能敛疮生肌，适宜于治疗蛲虫腐蚀所致的肛烂。

第七节　新生儿疾病

一、胎毒

孕妇恣食辛辣肥甘，可酿成五脏火毒；孕后忧思郁怒，五志化火，火极生毒。这些火毒均可传给胎儿成为胎毒。小儿生下后咽下口中秽浊之液，也可酿成胎毒。

主症

小儿出生后目闭面赤，眼胞浮肿，遍身壮热，口气热，啼哭不已，小便量少色赤，大便干结；或胎毒发于肌肤而出现头面部疮疡，甚至浸淫湿烂，出现一派热毒证候。

（一）发热尿少

治法

黑豆15g，甘草5g，灯芯2g，竹叶3g。水煎服。

新解

黑豆解毒补肾；甘草补气、解毒、利尿；灯芯、淡竹叶，均药性平和，能清热解毒、利尿通淋。“利尿乃导热之上策”，四药合用，攻补兼施，利尿而不伤阴，扶正而不恋邪，解毒而不伤脾。适宜于治疗小儿发热尿少。

（二）头面疮疡

1．治小儿头面热疮

治法

（1）黑豆炒存性研粉，盐水调敷之，或豆油底子、黄蜡，融化成流膏，一日1次，涂患处。

（2）蛋黄炒油和淀粉，敷头疮。

（3）大黄、蜂蜜，用量酌定。将大黄研细末，蜂蜜调匀涂患处，每日早晚各涂1次，7日而愈。

新解

（1）黑豆具有活血、解毒、利水、祛风作用，善治痈疮肿毒。黑豆具有丰富的蛋白质、脂肪、B族维生素等。黑豆炒存性，盐水调或豆油底子加黄蜡融化成流膏，其作用似当今临床应用的黑豆油膏，具有良好的解毒敛疮作用，且药性平和，适宜于小儿的各种疮疡，是临床常用治疗痈疮肿毒的方法。

（2）蛋黄炒油即是蛋黄油。蛋黄油具有敛疮生肌、清热解毒之功，药性平和，无任何毒副作用，临床常用于治疗一切外科疮疡及水火烫伤，尤其适合于小儿。和上淀粉，药性更加平和，外敷适宜于治疗小儿头疮。

（3）大黄泻火解毒、清热凉血；蜂蜜解毒、缓急止痛；大黄末，蜂蜜调匀涂患处，适宜于治疗胎毒所致的头面疮疡。

2．治头上浸淫湿烂

（1）黄花（金针）不拘多少，烧存性，涂上，即愈。

（2）南瓜秧200g（炒枯），枯矾50g，共为细面，香油调，抹患处。

（3）黄瓜秧适量，烧炭存性，研细末，油调摊布上敷患处。一日换1次。

（4）土豆削皮，捣碎敷患处，一日4次换药。治脓痂性湿疹。

（5）猪胆2个，取汁，白糖50g。二药混合外敷，治头部黄水疮红肿溃烂，流黄水，结疮痂，疼痛发痒。

（6）烧鸡蛋壳，和猪脂敷之。

（7）猪蹄甲1副，烧成炭末研细，香油调搽。

（8）雄壮之鸡肾1对，蒸热去皮，枯矾15g。共捣匀，加冰片1g敷之。治小儿胎毒及头面、耳前耳后一切湿疮。

新解

（1）头上浸淫湿烂，治宜清热祛湿。禁忌用手乱摸，以防留瘢痕。

（2）黄花烧存性能收湿敛疮，涂头上，适宜于治疗小儿头上浸淫湿烂。正如《云南中草药》记载黄花："养血补虚，清热利湿。"

（3）南瓜秧清热利湿，炒枯增加了收湿敛疮之功。枯矾具有燥湿、止血、解毒之功。《医学入门》记载枯矾："治耳卒肿出脓等。"枯南瓜秧、枯矾，共奏清热收湿之功，适宜于治疗小儿头上浸淫湿烂。

（4）黄瓜秧清热利湿，烧炭存性，增加了收湿敛疮之功。《四川中药志》记载黄瓜秧："性平，味淡，无毒。利水，解毒。治痢疾、淋病、黄水疮。"《陆川本草》记载黄瓜秧："治疮痈，流注。"香油护肤、赋型。二药共为细面，香油调，抹患处，适宜于治疗头上浸淫湿烂。

（5）土豆富含淀粉，能护肤，收湿敛疮。土豆削皮，捣碎敷患处，能够治疗脓痂性湿疹。

（6）猪胆，味苦可清热燥湿、解毒；白糖润养肌肤、清热解毒。猪胆汁和白糖外敷，适宜于治疗小儿头部黄水疮红肿溃烂、流黄水、结疮痂、疼痛发痒。

（7）烧鸡蛋壳能收湿敛疮；猪脂润养肌肤，且有赋型作用。二药相合敷之，适宜于治疗小儿胎毒所致头上浸淫湿烂疮。

（8）猪蹄甲富含胶质，补益正气并敛疮生肌，烧成炭末研细，香油调搽，收湿敛疮生肌作用增强。适宜于小儿头上浸淫湿烂，疮口不易敛合者使用。

（9）鸡肾补益扶正，雄壮者药性更猛；枯矾收湿生肌敛疮；冰片清热解毒，燥湿止痒，且具有防腐作用。三药相合，适宜于治疗小儿胎毒及头面部一切湿疮。

二、脐风

脐风俗称"脐带风"，由于多发生在4~7天，故名"四六风"、"七日风"。本病因婴儿出生后断脐护理不当，为冷风水湿所伤而引起。邪毒侵入经络，深入脏腑而成。发病愈早，抽搐愈频，预后愈差。随着新法接生技术的推广与应用，本病的发病率已有明显下降。

主症

早期见有哭闹不安，吸吮困难，随后出现唇青口噘，牙关紧闭，苦笑面容，抽搐，角弓反张，可伴有二便不通。光、声触动等刺激均可诱发抽搐的发作。脐部分泌物培养可检查出破伤风杆菌。

治法

（1）鸡蛋清，揉前后心和尻尾处，见有毛出，拔去，可预防抽风。

（2）艾蒿心7个，鲜姜3片，大枣15g，茶叶3撮，面粉15g，白芥子面15g，百草霜15g，香油不拘多少，烧酒若干。先将艾蒿心、姜、茶、枣捣为细末，再将面粉、白芥面、百草霜和一处，用油、酒和匀，摊贴囟门，出汗，每日一次。

（3）艾绒球如豆大，灸之。患此证者，肚脐上有青筋，当青筋冲上心口时，用艾绒连续在筋头上灸，此筋即消。如牙根上有疱，用绵纸擦破可愈。注意清洁消毒，以防感染。

新解

（1）本病的治疗大法是祛风、通络、止痉为主，兼以清热解毒、泻肝。

（2）用鸡蛋清揉前后心和尻尾，目的是在清热通络、排毒外出。若见有毛出即拔去，则可以开腠理，泄体内热毒，达到凉肝息风之目的，故可以预防抽风发作。

（3）艾蒿心、鲜姜、大枣、茶叶，能祛散风毒、温经散邪。白芥子、面粉、百草霜，能透达肌腠，通行经络，迫汗外出。邪祛则有助于息风止痉。烧酒运行气血。香油作为润肤剂，调和后摊贴囟门，使药力渗透于人体的督脉，出汗，逼邪毒外出。

（4）患脐风者，肚脐上有青筋，说明风毒之邪已从脐部侵入人体，当青筋为冲，上至心口时，说明病情发展，病邪在不断深入人体。艾蒿能祛风解毒，温通经络，绒灸青筋，使腠理通畅，毛孔开泄，有助于排出风寒毒邪，使病情趋愈。

（5）牙根上有疱，说明毒邪聚集在一处，应顺势利导，擦破血疱，使毒邪外泄，以防邪阻经络，深入脏腑，侵犯肝脾而出现抽风。

附：脐疮

脐疮，又名“小儿脐烂”。属于小儿出生后，断脐结扎护理不当而发生的病证。脐烂是因水湿秽毒侵袭脐部所致，以脐部红肿灼热，甚至脐部流水、溃烂、经久不瘥，出现神昏抽搐为主要表现的疮疡类疾病。

治法

（1）杏仁去皮，研敷。

（2）伏龙肝研末敷之。

（3）柿蒂7个，焙干为细末，敷患处。

新解

（1）脐疮的治疗原则是清热解毒、化瘀消肿、收湿敛疮。

（2）杏仁去皮，研敷，解毒润肤，消肿祛湿，适宜于治疗脐疮。正如《本草纲目》记载杏仁：“杀虫，治诸疮疥，消肿，去头面诸风气皶疱。”

（3）伏龙肝解毒、收湿敛疮。研末敷之，适用于治疗小儿烂脐，脐部流水，溃烂者。

（4）柿蒂焙干为细末，敷患处，起到敛疮生肌之功，亦能治疗脐疮，脐部流水，溃烂者。

三、小儿乳疮

男、女小儿出生后3~5天后均会发生乳腺肿大，乳腺如蚕豆或鸽蛋大小，有的乳头可分泌少量乳汁，为孕妇雌激素对胎儿的影响所致。正常状况下2~3周自然消失。

主症

小儿乳部出现疮肿或结块，或伴有乳汁分泌。

治法

治法同小儿脐疮。

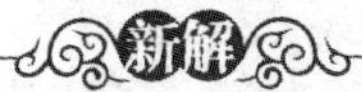

切忌强行挤压，以免感染。

四、小儿锁肛

小儿锁肛是指小儿出生后不排便，好似肛门锁住的病证。是因胎毒未尽，灼伤胎儿体内津液，以至于大便秘结不通所致。

主症

小儿出生后的几天内无大便排出，腹部胀满，硬而不软，疼痛，烦躁哭闹。

治法

猪胆1个，以竹管插入猪胆内，丝线扎定，以竹管另一头插入肛门，逼胆汁入，即通。

新解

猪胆汁味苦可燥湿、清热解毒。猪胆汁通入肛门能祛胎儿体内热毒，以解毒通便，适宜于治疗小儿锁肛。方法巧妙，作用可靠。但应注意：操作过程宜动作轻柔，勿伤损直肠黏膜。

五、婴儿出生假死昏睡不吃乳

治法

槐花50g，焙干研细末，用儿母口津和匀成饼，贴儿囟门。

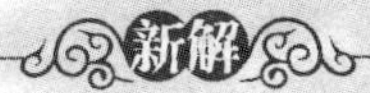

婴儿“肝常有余，脾常不足”。槐花具有凉肝疏肝之功。囟门穴经属为督脉，为手足三阳、督脉之会，常用于治疗因气机下降不及，甚至不降反升所导致的疾患。口津具有生津补脾之功。

将槐花焙干研细末，和儿母口津做成饼，贴儿囟门，能凉肝平肝、潜阳降逆、平冲，亦能健脾生津、振奋正气。适宜于改善并治疗小儿头晕，假死昏睡，甚至不吃乳的症状。

六、婴儿出生赤身无皮

生白米200g。将米研成粉过筛撒在小孩身上，或用燕子巢中之泥研细，经高温灭菌后，研末贴无皮处。

新解

婴儿出生赤身无皮，应当予以补益气血精微，促使皮肤及其黏膜尽快生长。米研成粉过筛撒在小孩身上，目的在于使小儿皮肤干爽，预防娇嫩的肌肤因无皮而出现溃烂损伤。燕子巢中之泥，其内含有大量燕子的唾液，具有一定的滋阴养血护肤作用，将燕子巢中之泥研细，并经高温灭菌后，贴于肌肤上，对婴儿出生赤身无皮者有辅助治疗作用。

第五章
骨伤科常见病证

第一节　金疮伤

金疮伤，又名金创、金伤、金刃伤、金疡。是指由金属器刃损伤肢体所致的创伤。亦有将受伤后夹感邪毒溃烂成疮，称为金疮或金疡。本病轻者皮肉破溃、疼痛、流血；重者伤筋，流血不止，疼痛难忍，并常因出血过多，引起面色苍白、头晕、眼花等虚脱证候。常见脉芤，或细微。轻者伤口外敷药，包扎即可；伤重者急救止血包扎，清创缝合。如系失血过多，必要时应输血补液。伤筋断骨者，进行整复治疗。

一、受伤初期

主症

皮肉破溃，肌肤出血，伤处疼痛。

治法

（1）胎发烧灰，敷之，出血即止。

（2）桑树皮烧炭存性，量不拘多少，研面，敷患处。

（3）胡桃1个，烧灰，入蛤粉、白矾少许，研细，油调涂患处。

（4）鲜艾叶。一撮，和桐油共捣，敷伤处。

新解

（1）创伤初期以加速血凝，制止出血为治疗大法。

（2）发烧灰，即血余炭，胎发者疗效更好。血余炭收涩止血，具有止血不留瘀，化瘀不伤正的特点。止血则血流止，化瘀则疼痛减。适宜于治疗金疮刀伤初期。

（3）桑树皮性凉，泻肺平喘、利水消肿、凉血止血。将桑树皮烧炭存性，增加了收涩止血之功。因“肺主皮毛”，研面，敷患处，伤处局部肌肤红肿热痛可以缓解，血流可以快速停止。

（4）胡桃，即核桃。将核桃烧灰，增加了收涩止血之功。蛤粉、白矾，二药均具涩味，能收敛止血。共研细粉，用油调涂，适宜于治疗金疮伤初期的伤口流血、渗血不止。

（5）鲜艾叶具有逐寒湿、温经、止血之功。《食疗本草》记载艾叶："主治金疮，崩中，霍乱，止胎漏。"桐油，甘辛，寒，有毒。探吐风痰，外用治疥癣、臁疮、汤火伤、冻疮皲裂、金疮伤。共捣，敷伤处，适宜于治疗金疮伤之初期。

二、伤口不愈

主症

伤口长久破溃，甚至潮湿，有分泌物不断渗出，疮面不能快速结痂敛合。

治法

（1）葱汁或葱油。葱汁湿布热敷疮口，或用葱的热气熏疮口，均可使疮口迅速缩小而痊愈。

（2）将绿豆粉炒黄，研为细末，用时以温开水洗净疮口，将药粉以醋调成软膏，摊布上，贴患处，7日左右即可痊愈。

（3）蚌壳、鸡蛋壳各100g，二者煅灰研细末，菜油拌，涂疮口上。治擦伤流水症。

新解

（1）伤口不愈治宜解毒、收湿，以促使疮面干燥，加速伤口愈合。

（2）葱汁或葱油具有解毒消肿之功。葱汁湿布热敷疮口，或用葱的热气熏疮口，起到杀菌消炎作用，均可使疮口迅速缩小而病趋痊愈。

（3）绿豆性味甘凉，具有清热解毒、祛湿之功。醋具有解毒杀菌，生肌敛疮之效。将绿豆研粉炒黄研末，以醋调成软膏，摊布上，贴患处，局部湿毒减轻，则疮口可以快速痊愈。

（4）蚌壳微苦，甘，凉，功能清热化痰、除湿通络、健脾消疳。鸡蛋壳收敛制酸，补钙，敛疮生肌。二者煅灰研细末，增加了敛疮生肌之功效。菜油润养肌肤，保护疮面。三药混合，拌涂于疮口，能收湿敛疮，适宜于治疗疮面有分泌物渗出、擦伤流水、疮口难愈者。

三、伤口化脓

主症

疮口因护理不当，导致化脓感染，局部出现红肿焮痛，甚至全身出现高热寒战。

治法

葱油外用于化脓性疮面。

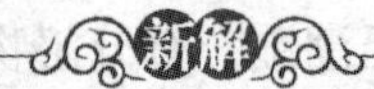

（1）伤口化脓，速宜清疮解毒，祛除脓毒及腐肉，促使疮面干燥洁净。

（2）葱油具有明显的解毒杀菌，消炎防腐，以及保护疮面的作用，将其涂敷于化脓性疮面之上能很快解毒，清除脓汁。适宜于治疗伤口化脓性疾患。

第二节　跌打损伤

跌打损伤，又名跌仆打伤、打仆伤损、跌打内伤等。包括刀枪、跌仆、殴打、闪压、刺伤、擦伤及运动损伤。伤处多有疼痛、肿胀、伤筋、破损、出血、骨折、脱臼等情况，也包括一部分内脏损伤疾患。治疗以散瘀行气，止痛止血，舒筋健骨为主。如有骨折、脱臼，可用手法整复；如有肌肤破损，治法可以参见金疮内容。

一、疼痛肿胀

主症

跌打损伤，局部出现肿胀疼痛，局部青紫。

治法

（1）将生韭菜连根洗净，捣碎和童便服下。

（2）韭菜、陈石灰。将上二药捣烂晒干研末，麻油调涂患处，红肿即消。

（3）韭菜（连头带根）1把，捣如泥，锅内炒热，加酒少许，趁热贴伤处，再用纱布缚紧，第2天再换一次，肿痛即可逐渐消失。适宜于治疗手足关节挫伤所致的疼痛肿胀。

（4）老茄子切片如指厚，瓦焙研为末，卧时温油调服10g。

（5）嫩丝瓜1根，将蒂切去，切薄片，用绳穿架晒干；再把丝瓜干放在铁锅内，用火烧，以铁杵翻动，俟烧燃半焦时，倒于铁板上；再用另一铁板压灭，研成细面，用箩筛之，即成。每服5~8g，用五加皮酒调合而服，服后便多用黄酒。凡跌打损伤，不能行动，骨未折者，服本药1~2剂，即行消肿止痛。凡身上肌肉、关节、骨骼，一切疼痛，均可治愈。疮疡开刀后，服本药可以止痛生肌。

（6）口嚼大栗子敷伤处。

（7）葱白、红糖各等份，捣烂和泥，敷患处。

（1）跌打损伤、骨折属于中医折疡的范畴。对于骨折接骨之后的处理同跌打损伤。治宜行气活血、补肾健骨。

（2）生韭菜具有温中开胃、行气活血、补肾健骨的功效。童便具有化瘀养阴的作用。生韭菜连根洗净，捣碎和童便服下，共达行气活血，补肾健骨之功，适宜于治疗跌打损伤导致的疼痛肿胀。

（3）韭菜行气活血，补肾健骨。《本草纲目》记载陈石灰："散血定痛。"麻油润养解毒。将以上二药捣烂晒干，麻油调涂，则患处红肿疼痛即消。

（4）酒能活血化瘀，配合韭菜行气活血，补肾健骨，则肿痛即可逐渐消失。适宜于治疗手足关节挫伤所致的疼痛肿胀。

（5）茄子具有清热止血、消肿止痛之功效。老茄子性猛。正如《随息居饮食谱》记载茄子："活血，止痛，消痈，杀虫。"《医林纂要》记载茄子："宽中，散血，止渴。"《唐本草》记载茄子："嚼生者涂病上，疗筋骨断碎、疼痛、肿瘀。"

（6）丝瓜味甘、性凉，入肝、胃经；丝瓜络味甘、性平，通行十二经。二者均有通行血脉的功效，适用于跌打损伤，局部出现肿胀疼痛、筋脉活动不利等。五加皮补肝肾、强筋骨、利水消肿。黄酒温经活络。诸药合用，行气活血，消肿止痛，适宜于治疗跌打损伤导致的疼痛肿胀。

（7）栗子味甘性温，无毒，有"益气补脾、厚肠胃、补肾强筋、活血止血"的作用。正如《浙江天目山药植志》记载栗子："治筋骨肿痛，板栗果捣烂敷患处。"《濒湖集简方》记载栗子治金刃斧伤："独壳大栗研敷，或仓卒捣敷亦可。"口嚼大栗子敷伤处，适宜于治疗跌打损伤，疼痛肿胀。

（8）葱白、红糖均解毒消肿、温通经脉、活血止痛。二药捣烂和泥，敷患处，使肿消痛止，对局部肿胀疼痛有缓解作用。

二、损伤出血

主症

跌打损伤，出血不止，疼痛。

治法

（1）艾叶烧灰，敷患处。

（2）杉木烧炭，敷患处。

（3）荔枝核炕干为细末，敷患处。

（4）霜南瓜叶若干，晒干为末，撒患处。

（5）老甘蔗15g烧灰，上梅片1g。共研末，香油调服。

（6）橄榄核磨水搽之，过宿无痕。治颜面抓伤。

（7）麻饼（即芝麻榨油后所留的粕饼），研成细面，将麻饼末裹入草纸内，卷成纸卷，燃烧一端，吹灭，令烟熏患处。每次用15g。能止血结痂，消肿止痛，生肌长肉。未破皮的发青肿伤，能消肿止痛。亦治皮肉割裂、切破、射击伤。

新解

（1）跌打损伤出血不止者，以止血不留瘀、化瘀不伤正作为治疗原则。

（2）艾叶烧灰温经收敛止血，温经而无出血之弊，收敛止血而无留瘀之虞，适宜于治疗跌打损伤，出血不止者。

（3）杉木祛风止痛，散瘀止血。烧炭增强止血之功，敷患处，适宜于治疗跌打损伤性出血，且无留瘀之弊。正如中医古籍记载杉木内服用于慢性支气管炎、胃痛、风湿关节痛；外用治跌打损伤、烧烫伤、外伤出血、过敏性皮炎。

（4）荔枝核行气散结，祛寒止痛。炕干为细末，敷患处，既能止血，又能收敛伤口，生肌，并且能行气活血，无留瘀之弊。适宜于治疗损伤出血。

（5）霜南瓜叶清热解暑、止血通络。主暑热口渴、热痢、外伤出血、痢疾、疳积等。无留瘀之弊，适宜于治疗损伤出血。正如《闽东本草》记载南瓜叶："治刀伤，晒干研末，敷伤口。"

（6）菜油或香油，具有保护疮面，减少血液渗出的作用。以药棉蘸油盖于伤口上，能够达到立时止血的作用，且无留瘀之弊。

（7）甘蔗烧灰，能收涩止血，老甘蔗烧灰作用更强。梅片解毒、防腐、保护疮面、通络化瘀。香油赋型而止血。共研末，调服，适宜于治疗跌打损伤性出血，且无留瘀之弊。

（8）橄榄核磨水搽之，适宜于治疗跌打损伤性出血，且无留瘀之弊。正如《本经逢原》记载橄榄核："灰末，敷金疮无瘢。生核磨水，搽瘢渐灭。"

（9）麻饼燃烧烟熏患处，能收敛止血，消肿止痛，促使疮口结痂，生肌长肉，化瘀消肿。治皮肉割裂、切破、射击伤等损伤性出血有效，且无留瘀之弊。

第三节　汤火伤

因热力因素，如火焰、沸水、钢水、蒸气；化学因素，如强酸、强碱；电力因素，如触电、雷电伤；放射因素，如X线、原子能等，作用于人体而引起的损伤。

主症

轻者皮肉损伤，表面红斑，局部红肿、灼痛，或形成大小不一的水疱，水疱皮若剥脱，疮面红润、潮湿、疼痛明显；甚或疮面感染。严重者全皮层烧烫伤，甚至伤及皮下、肌肉、骨骼者。

治法

一、基础方

（1）食盐和人乳，敷患处有效。

（2）米糠调醋，敷之。

（3）将香油、白糖搅拌均匀，涂布患处。

（4）黄瓜，榨汁装瓶内，封挂在屋檐下，取水刷之良。

（5）蜂蜜同薤白捣涂，敷患处，即时止痛。

（6）香油、鸡蛋清、生蜂蜜各等份，共和调研均匀，涂抹患处。

（7）羊髓涂之佳。

（8）鸡蛋煮熟，去壳，去鸡白，将蛋黄炒焦，即出油，谓之“蛋黄油”。擦患处。

（9）鸡蛋1个用蛋清，白酒25g。将鸡蛋清与白酒和一起调匀，敷患处，每日用3~4次。如伤处面积大，可按此比例适当增加；如白酒浓度较低，可多用。用后消炎止痛，患处有清凉感觉。

（10）向日葵花，用竹筷挟下花，不要用手直接接触，泡麻油内，搽上即愈。

（11）干豆腐皮，烧存性为面，香油调和，上于患处。或白糖200g，新鲜豆腐250g。二者混和一起敷患处。

（12）绿豆粉炒黄。俟用时取绿豆粉倾入白酒燃着，随燃随搅，呈酱样时即成，涂患处。

新解

（1）严重的全皮层烧烫伤者，伤损甚至会达到皮下、肌肉、骨骼，必须依靠植皮而愈合。小面积烧烫伤全身反应多不明显，以局部症状为主；大面积深度烧伤者，局部和全身反应均严重，临床会历经休克期、感染期、修复期，治疗宜局部、整体并重，综合治疗。烧烫伤面积较小或处于腐脱生新时，中医药治疗有其独特的优势。

（2）食盐消毒；人乳、米糠、醋、香油、白糖，均为保护疮面肌肤之品。适宜于烧烫伤者修复期使用。

（3）黄瓜汁也是温和的养肤护疮之品。黄瓜水外敷方适宜于烧伤损及表皮浅层，表面红斑、干燥，局部有烧灼感者使用。

（4）蜂蜜润养肌肤、清热解毒；薤白辛温，行气，杀菌解毒，捣后外涂，使热邪外发，行气活血止痛。蜂蜜同薤白捣涂，敷患处，对于烧烫伤者有效。

（5）鸡蛋清、香油，均有收敛生肌，降低毛细血管通透性的作用，和蜂蜜涂布后形成痂膜，起到了保护疮面的作用，能减少体液渗出，防止继发性休克的发生。同时痂膜又能防止不洁物质的污染和外来刺激，具有减轻疼痛的作用。

（6）羊髓、蛋黄油均能润养肌肤，故羊髓、蛋黄油外涂法，适用于伤在浅表皮层或表层，疮面红斑、灼痛，甚至有水疱者。应在疮面清洁的基础上，及早外搽药物，以控制感染。

（7）鸡蛋清具有保护疮面的功能；白酒行气活血，解毒。二者混和一起调匀，敷患处，消炎止痛，患处的热痛烧灼感能缓解，局部变得清凉而舒适。

（8）葵花花卉清热解毒，消肿止痛。自古就有用向日葵花适量，捣烂外敷或烘干研末，麻油调敷，可治疗疮痈疖肿、乳腺炎的记载。

（9）豆腐皮、豆腐，均能保护疮面。豆腐皮烧存性后，能增加敛疮生肌的作用，适用于烧烫伤后期脱腐生新之时，能加速烧伤处的愈合。

（10）绿豆粉能清热解毒，适用于烧烫伤初期，局部出现红肿热痛。

二、起疱方

（1）西瓜皮若干，烧灰存性为细末，香油调涂。

（2）鸡蛋清调盐外搽。

（3）活蚯蚓10条，白糖100g。将蚯蚓洗净拌白糖，将溶化的糖水擦患处，疱自然消失，伤处的皮也不脱，3~4日即愈。若加入适量冰片效果尤为显著。

（4）用陈年小麦炒黑研末收好，临时以筛极细，敷患处，如皮已溃烂，即干洒之，如尚未破，用陈茶水调涂，立刻止痛。

（5）公鸡骨头1具，烧灰研细面，香油调涂。

（6）鲜柳叶，炒焦研细，香油调搽。

（7）桃核烧黑研末，香油调敷。

（8）兔子皮1张，将兔子皮火煅成炭存性，研细末，香油调搽患处。

（9）伏龙肝（灶心土）研细末，用人乳汁调和，涂患处2~3次即愈。

新解

（1）汤火伤起疱，宜收湿敛疮，保持疮面干燥，促进疮面快速愈合。禁忌揭去受伤的皮肤及黏膜，以防疮口出现感染。

（2）西瓜皮性寒，凉血解毒、祛湿清热、开胃生津，烧灰存性后兼有收敛水湿的作用，因而能敛疮生肌。

（3）鸡蛋清性凉，滋阴润肤，保护疮面；盐解毒杀菌。适宜于烫伤起疱，能预防感染。

（4）蚯蚓善于走窜，凉血通络、止痛；白糖解毒养阴。白糖撒在蚯蚓体上能很快杀出许多分泌物。冰片解毒止痛，并能防腐，保护疮面。诸药合用，适宜于烧烫伤。

（5）茶中含有大量的鞣质，具有收湿敛疮之性。小麦炒黑能敛疮生肌。

（6）公鸡骨头烧灰能收湿敛疮，适用于汤火伤起水疱期。

（7）“诸药烧灰皆能收涩”，鲜柳叶炒焦、桃核烧黑研末、兔子皮火煅成炭，均能收涩，生肌敛疮。用香油、乳汁调敷，促使疮口生新结痂，均适宜于烫伤起疱者使用。

（8）伏龙肝，即灶心土，温经止血；人乳汁养阴生肌。二者配用，止血、敛疮、生肌，适宜于烧烫伤起疱者使用。

（9）对于烫伤的外治，注意无菌操作，严格消毒。外敷药物均宜在灭菌消毒后使用。

附：火药炸伤方

治法

南瓜蒂10个，捣烂，敷伤处。

新解

南瓜蒂善治痈疡、疔疮、烫伤。捣烂，敷伤处，可用来治疗烫伤、火药炸伤。正如江西《草药手册》记载：“用南瓜蒂晒干，烧灰存性，研末，茶抽调搽，以治烫伤。”

第四节　冻　伤

因感受寒邪，气血瘀滞，从而引起局部或全身性的损伤。主要发生在暴露部位，女性多于男性。临床以局部性者较轻，常出现局部肿胀、麻木、痛痒、青紫、起水疱，甚则破溃为主要特征。全身性的较重，表现为体温下降、四肢僵硬，甚至死亡。

主症

在此主要涉及局部性冻伤。手背、足跟、耳廓、鼻尖、面颊对称性发作。初期局部先白后红，肿块硬结，边缘焮红，中央青紫，灼痛麻木，遇热瘙痒，胀痛明显。重者有水疱或肿块，皮肤转为紫色，疼痛明显，或感觉消失。若出现紫血疱、糜烂溃疡、流水流脓，则收口缓慢。

治法

一、基础方

（1）棉花籽捣碎，煎水洗之，如有破裂处，可以红果烧熟，涂患处，即愈。

（2）茄根、葱白、花椒各50g，食盐少许，水煎，洗患处。或茄子根30g，烧焦研末调涂。或用茄茎1把，煎汤洗患处有效。或葱白、干茄子等份。二者水煎热洗。

（3）生萝卜。将白萝卜切成薄片，放在阴冷处，冻成硬块，贴在患处，待萝卜消软时再换，连续更换4~5次即愈。或胡萝卜1个，烘热搽。或萝卜缨1把，橘子皮100g，煮水，烫洗足。

（4）六月里取西瓜皮频擦手脚，产生热觉后停止，冬季即不生冻疮。如以前生过冻疮者，可用西瓜皮在原生冻疮处频频擦之。

（5）冰糖50g为末，炒山药150g。共捣如泥成膏，摊在白布上，贴于患处，1次即愈。

（6）嚼罢的甘蔗渣若干，晒干，烧灰为末，敷患处。

（7）辣椒4个，香油100g。未破者用水煎汤烫洗，已破者用香油熬膏涂搽患处。

（8）谷糠燃烤患处，日烤1次，数日即可生肌。

（9）将家雀脑去筋调成膏，涂患处，每日1次，一般的冻伤涂5次，即愈。

新解

（1）棉花籽药性温，补肝肾、强腰膝、暖胃止痛、止血。能振奋人体内阳气，散寒邪，适宜于治疗冻伤。红果即山楂，烧熟性温，温经散寒，行气活血。二者相伍，散寒温经，通脉，适用于冻伤。

（2）茄根在《日用本草》记载道："烧灰敷冻疮疮烂处。"典籍中多用于治疗热毒痈疮、皮肤溃疡、冻伤、口舌生疮、痔疮下血、便血、衄血等。葱白、花椒均能温经散寒，活血止痛。三药合用，增加疗效，适宜于治疗冻伤。

（3）生萝卜、萝卜缨、橘子皮，三药温经散寒、行气活血，以止疼痛。胡萝卜益气养血，润养并修复冻伤的肌肤。

（4）西瓜皮性寒凉、滋润，频繁外擦，进行耐寒训练，促进气血运行。贴于患处，能润养修复受损肌肤。

（5）冰糖、山药，均能养阴益气，促使局部受伤的皮肤得以修复及复旧。

（6）甘蔗渣烧灰为末敷患处，增加收湿，减少渗出的作用，促使疮口敛合。

（7）辣椒煎汤烫洗、谷糠燃烤患处，均能够刺激局部的气血运行，温经通脉，止痛止痒，消肿散结。适宜于治疗冻伤。

（8）家雀脑补益气血，润养肌肤，促使创伤愈合。

（9）一切外用药物作用于疮面处，均应当做到严格杀菌消毒，以防再度感染。

二、疮口溃烂方

（1）蚌壳煅研细末，香油调敷。如烂疮显湿，则敷干粉。

每日敷数次，数日愈。

（2）骨头数块，烧存性为细末，香油调敷。

（3）兔毛50g，烧灰存性，涂患处，三次有效。

新解

（1）疮口溃烂首先要清疮，并给予清热解毒，敛疮生肌药物。

（2）蚌壳煅研具有敛疮生肌之功；香油清热解毒。二者调敷，适用于冻伤疮口有溃烂、有渗出物流出者。

（3）黑狗骨、兔毛，二者烧存性，均能敛疮生肌。混合外涂或与具有清热解毒之性的香油调敷，适用于冻伤疮口有溃烂、渗出物流出者。

（4）注意无菌操作，严格消毒，保持局部干燥，有利于疮口的敛合。

三、新久冻伤方

山楂100g，烧熟，捣烂，敷患处。

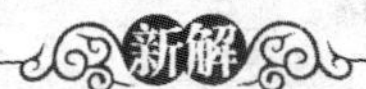

山楂性温味酸甘，具有活血化瘀作用，烧后增加了收湿敛疮的作用，无论旧疮还是新疮，均能促使受伤疮口愈合。捣烂敷患处，适宜于治疗新久冻伤。

第五节　虫兽伤

咬伤是指人或动物的上下颌牙齿咬合所致的损伤，在攻击和防御时均可形成。

主症

普通的咬伤只在人体伤处皮肤留下细小的齿痕，轻度刺痛，有的可起小水疱，无全身性反应。较重的咬伤在伤处可留下较深的齿痕，伴有全身反应。

一、通用方

治法

蒲公英根（秋后及冬季由地上掘出者最好）250g。洗净切成小节，加水煎熬，待水呈红色后过滤，将水熬成膏状，稍冷，装入大瓶内，并加入高浓度乙醇少许，封好。同时，以温水浸软皮肤上的痂壳，再用消毒刀将痂壳去掉，将药膏涂上数次（涂一层，干了再涂），不需包扎，不要洗掉，经过3~4日再涂，药力透入皮肤内，而痂壳脱落，如此反复涂抹。

新解

蒲公英根性味甘，微苦，寒。甘寒清解，苦以开泄。功专解毒消肿，为治疮毒肿痛要药，兼有利湿之功。蒲公英根水煎熬膏外涂，适宜于治疗各种咬伤所致的局部红肿疼痛。

二、专用方

（一）蜘蛛、蝎子、蜈蚣蜇伤

治法

（1）醉磨附子汁敷之。

（2）大蒜不计多少，捣烂如泥，敷患处。

（3）大蜗牛1个捣烂，涂之。

（4）鸡蛋敲一小孔，合于蜇伤及咬伤处，咬处立瘥。

（5）热盐水浸渍患处。

（6）生白矾火化，滴患处，痛止肿消。

（7）生铁石上水磨汁，涂。

新解

（1）蜘蛛、蝎子、蜈蚣蜇伤，以清热解毒为治疗大法。

（2）醉，即酒醉的醉床，具有行气活血的作用。附子有毒，“以毒攻毒”。酒醉的醉床磨附子汁敷疮口，解毒作用更强，适宜于治疗蜘蛛、蝎子、蜈蚣蜇伤。

（3）大蒜强力杀菌，其内含有硫化物，具有奇强的抗菌消炎作用，对多种球菌、杆菌、真菌和病毒等均有抑制和杀灭作用，是目前发现的天然植物中抗菌消炎作用最强的一种。捣烂如泥，敷患处，对蜘蛛、蝎子、蜈蚣蜇伤有辅助治疗的作用。

（4）蜗牛咸，寒，有小毒。清热解毒，利尿，用于痈肿疔毒、痔漏、小便不利、虫蛇咬伤。大蜗牛作用较强，捣烂，涂之，对蜘蛛、蝎子、蜈蚣蜇伤有效。

（5）鸡蛋清甘凉，具有一定的吸附毒液、保护皮肤黏膜的作用，对于蜘蛛、蝎子、蜈蚣蜇伤有辅助治疗作用。

（6）盐水具有解毒消炎的作用。热盐水浸渍患处，亦对蜘蛛、蝎子、蜈蚣蜇伤有辅助治疗的作用。

（7）生白矾具有消痰、燥湿、止泻、止血、解毒、杀虫作用，能够治疗虫兽伤。火化滴患处，能够起到止痛消肿作用。正如《医学入门》记载白矾：“治耳卒肿出脓，目赤，目翳，胬肉，口舌生疮，牙齿肿痛出血，历久碎坏欲尽，急喉风痹，心肺烦热，风涎壅盛，作渴泄痢。兼治蛇蝎、恶犬、壁镜、驴涎、马汗毒伤。”《医林纂要》记载白矾：“生用解毒，煅用生肌却水。”

（8）生铁中除铁外，还含有碳、硅、锰、磷和硫等元素。主要成分碳具有吸附作用，能减轻虫蛇毒汁的吸收。生铁石上水磨汁，外涂，对蜘蛛、蝎子、蜈蚣蜇伤有治疗作用。

（二）毒蛇咬伤

治法

（1）火柴3根。被毒蛇咬伤后，即将火柴合拢，并使发火，烙伤处，肿痛能立即消退。

（2）面碱适量沏水洗伤口。

（3）胡椒数量不拘。水煎，洗患处。

（4）生柿及柿饼捣烂，敷咬处，极效。

（5）雄黄、五灵脂、苦荞头、白芷等量研粉，每服3g，黄酒下并搽伤口。

新解

（1）蛇毒在人体内迅速传播，短期内可危及生命，积极有效地局部处理，排泄和破坏蛇毒，则可挽救生命，缓解病情。局部处理的方法和程序主要包括：结扎、冲洗、排毒。

（2）火柴烙能快速破坏蛇毒，是一种简便而有效的野战急救方法。烧灼后若有水疱或血疱者，可挑破，以排毒。

（3）面碱水洗伤口，也是快速破坏蛇毒的方法之一。

（4）胡椒洗患处，是为了直接破坏蛇毒和消除伤口中的毒液。

（5）引起柿子涩味的物质基础是鞣酸，又称单宁酸。生柿及柿饼捣烂，敷咬处，能收敛毒素，以防毒液蔓延。去水吗啡、士的宁、洋地黄、铅、银、铜、锌等中毒时，可用柿子及柿饼溶液洗胃。生柿及柿饼捣烂，敷贴于局部，能吸附毒液，对蛇毒有一定的治疗作用。

（6）雄黄解毒杀虫、燥湿祛痰、截疟，用于痈肿疔疮、蛇虫咬伤、虫积腹痛、惊痫、疟疾，为疮家要药。李时珍评价：“雄黄，乃治疮杀毒要药也。”

（7）五灵脂为鼯鼠的粪便，具有吸附毒液的作用。《贵州民间方药集》记载苦荞头：“健胃顺气，祛风除痰。能够治疗狂犬咬伤。外治恶疮，虫、蚊咬伤。”白芷芳香化湿，解毒。黄酒亦具有解毒作用。诸药合用，吸附、解除毒性，对于毒蛇咬伤有辅助治疗作用。

附1：避臭虫方

治法

芸香30g研末放席下。

新解

芸香辛、微苦，凉。剧毒。它具有特殊的香味，是一种名贵的药材，同时又是中国古代最常用的一种书籍防虫药草。具有祛风镇痉、清热解毒、防虫杀虫、散瘀止痛功效。其散发的特殊气味，能起到防虫杀虫的作用。芸香研末放席下能避臭虫。

附2：防蚊子方

治法

粗茶500g，木贼250g，雄黄120g。共研末，调醋做丸，如核桃大小，每晚烧1个。

新解

粗茶、木贼，容易助燃；雄黄具有杀虫解毒作用。三药合用，可以用来防虫防蚊。

第六章

五官科常见病证

第一节　眼　疾

一、胞睑疾病

（一）椒疮

本病因眼睑内面颗粒累累，色红而坚，状若花椒而得名。病因是外感风热邪毒，内有脾胃积热，内热与邪毒相结，上壅胞睑，脉络阻滞，气血失和所致。本病具有传染性，相当于西医学之沙眼。

主症

初期无异常感觉，或微觉痒涩，翻转胞睑，可见睑内近眦处红赤，且有少量细小颗粒，色红而硬，或夹有粟粒状颗粒，色黄而软。甚则伴有胞睑硬肿，重坠难开，黑睛上方有血脉深入。症重者，伴有白睛红赤，黑睛上有赤膜下垂，或生星点翳膜等，危害视力。最后睑内生成瘢痕。自觉有不同程度的沙涩羞明，多眵流泪，伴见倒睫拳毛，或生翳膜。变生花翳白陷等，则症状更加严重。

治法

（1）滴入人工泪液或生理盐水，治疗眼睛干涩不适。

（2）海螵蛸棒，削成1.5cm×3.5cm左右的棒状，顶端呈鸭嘴形，用黄连水或灯心草水煮沸消毒。术前用地卡因表面麻醉，多次轻快地摩擦眼睑内面颗粒处，以引起点状渗血为度。之后用生理盐水冲洗并涂眼膏。5天1次，反复进行。

新解

（1）人工泪液、生理盐水，均具有润养眼睛，缓解干痒及泪流不止的作用。将以上三种中的任意一种液体滴入眼睛，对于缓解并治疗沙眼、泪管炎所致的眼睛干涩，均有一定的作用。

（2）经修治并消毒的海螵蛸棒摩擦沙眼颗粒处，方法简便易行。但应注意严格规范地消毒，动作要轻柔，不可过重。无颗粒形成者不可摩擦，否则会形成更多瘢痕。

（二）倒睫拳毛

倒睫拳毛，又名眼睫毛倒刺。是椒疮后期，睑内结瘢，斑痕牵扯，睑弦内翻，内急外弛所致。

主症

睑弦内翻，拳毛触刺眼珠，羞明流泪，沙涩疼痛，甚至白睛红赤，黑睛生翳，视物朦胧。

治法

螃蟹体内黄液，擦眼。治眼睫毛往眼内生长，导致眼睛不适，不停眨眼。

新解

（1）治疗原发症，即能消除后遗症。有效治疗倒睫拳毛，应当首先治疗椒疮。以修复眼睑内所生的瘢痕为切入点，缓解目痒、沙涩及疼痛。

（2）螃蟹体内黄液，具有滋养目睛，修复瘢痕的作用。用其滴眼、擦眼，能使瘢痕平复，局部眼睑黏膜得以康复，改善眼睫毛往眼内生长所导致的眼睛不适、不停眨眼等症状。

（三）睑弦赤烂

本病以睑弦红赤、溃烂、刺痒为特征，故名。又名赤烂眦、风弦赤烂。俗称“烂眼边”、“烂睑风”。素有近视、远视或营养不良、睡眠不足，以及卫生习惯不良者容易罹患本病。本病病程冗长，顽固难愈，相当于西医学之睑缘炎。

主症

睑弦赤烂，灼热刺痛刺痒。若伴发睫毛根部有糠皮样白屑，则频喜揉擦；若睑弦溃烂，生脓结痂，睫毛乱生或脱落，痛痒并作，羞明流泪，眵泪胶黏。

治法

（1）蛋黄油膏，外擦。

（2）每晚睡前取白明矾一块，蘸热油在眼边上搽。勿间断，轻者10日可愈，重者多搽几次。

（1）外治睑弦赤烂，宜以收湿敛疮，清热解毒，祛风止痒为治疗大法。

（2）蛋黄油膏具有收湿敛疮，清热解毒之功，外擦，可治疗睑弦红赤、溃烂、刺痒。

（3）白明矾具有收湿敛疮、清热解毒之功；热油起到消炎解毒，以及润滑作用，有助于在摩擦眼边时缓解疼痛。睡前取白明矾蘸热油搽眼边，能缓解睑弦红赤、溃烂、刺痒等症。

二、两眦疾病

（一）胬肉攀睛

本病为目中胬肉由眦角横贯白睛，侵袭黑睛，故名胬肉攀睛。生于大眦角者较为常见，也有生于小眦角的，也可大、小眦同时出现，男性多于女性，老年人、户外工作者多见。病变进行缓慢，数月或数年始侵黑睛，深则可掩及黑睛及瞳仁，影响视力。相当于西医学之翳状胬肉。

主症

睑裂部位的白睛上起膜，渐渐变厚，有血丝相伴，红赤高起，而成胬肉。渐向黑睛攀侵。胬肉多呈三角形，自眦角开始，横向白睛的宽大部分称体部，攀向黑睛的尖部称头部。自觉眼部涩痒。胬肉色白体薄者，多发展缓慢；胬肉色赤体厚者，以及眵泪多者，多发展迅速，膜可侵袭黑睛中央，障漫黑睛则致视而不见。

治法

1．内治法

（1）生蒲公英20g，水煎服，一日内分3~4次服完。

（2）鸡肝1具，鸡蛋1个，每日食。

（3）桑叶10g，菠菜籽10g，黑芝麻1碗，白糖250g。将桑叶、菠菜籽为细末，再研黑芝麻如泥，加白糖和一起，于锅内蒸熟，每早晚各25g，开水送下。

（4）黄连末5g，羊肝1具，去膜，同研，令极细，手捻为丸，如梧桐子，每食以暖浆水吞2~7粒，连服5天。禁食猪肉和冷水。

新解

（1）胬肉色白体薄者，多采取眼部点药为主法；色赤体厚，眵泪多者，则眼部点药加内服药治疗。

（2）生蒲公英具有清热解毒之功，适宜于脾胃结热，邪热上攻，壅滞眼络，瘀滞于内的胬肉攀睛证，所治胬肉的色泽多鲜红或深红。

（3）鸡肝养血明目，鸡蛋解毒滋阴。二者配伍，适宜于预防并治疗因过度劳累，阴虚火旺，水不制火，虚火上炎于目而出现的胬肉攀睛证，所治胬肉的色泽多淡红。

（4）桑叶、菠菜籽、黑芝麻、白糖，四药均具有补血补阴、滋润降火之功，作用同鸡肝、鸡蛋。适宜于治疗阴虚火旺型的胬肉攀睛证。

（5）黄连末清热解毒；羊肝、浆水，二者滋阴降火。三药合用，实热和虚热兼顾，扶正与祛邪并施，胬肉攀睛无论虚、实者，均可应用。猪肉滋腻，冷水寒凉，均会使病邪伏遏，故治疗期间要严格遵守禁忌原则为宜。

2. 外治法

（1）白羊髓敷之。

（2）鲤鱼胆汁，阴干，用时用刀挑破取汁，溶解滴眼。

（3）上等梨，水分饱满者，捣汁，棉裹黄连末5g，浸汁中，仰卧点眼。

（4）生食盐25g，清水400g，熬至水干后，将析出的盐用人乳调，滴入眼内，即愈。

新解

（1）胬肉攀睛的外治法，以清热养阴、理气活血为大法。如发展较速，药物无效者，当采用手术治疗。

（2）白羊髓滋阴降火，适宜于治疗过度劳累，阴虚火旺，水不制火，虚火上炎于目而出现的胬肉攀睛证，所治胬肉的色泽多淡红。

（3）鲤鱼胆汁，清热、燥湿、解毒。溶解滴眼，适宜于湿热或热毒所致的胬肉攀睛证。

（4）梨生津养阴；黄连清热解毒。二者合用，解毒而养阴，治疗胬肉攀睛证，无论虚实，均可应用。

（5）生食盐清热解毒；人乳养阴生津。二者配伍，点眼，扶正与祛邪并施，实热和虚热兼顾，胬肉攀睛无论虚实者均可应用。

（二）流泪症

流泪症是以泪液经常溢出睑弦而外流为主要临床特征的眼病之总称。多因肝血不足、泪窍不密，或肾精亏损、约束无权所致。椒疮邪毒侵及泪窍，也可出现流泪不止。它类似于西医学的因睑弦位置异常、泪道系统阻塞或排泄功能不全所引起的“泪溢症”。多见于老年人。

主症

流泪，泪水清冷稀薄，无明显的赤痛翳障。迎风流泪者为轻证，属于泪窍虚而招邪；日久发展为不时的流泪（称为无时流泪），病较重，属于脏腑自虚。

治法

（1）用腊月犊牛胆囊盛黑豆，悬挂风干。取出每夜吞3~7粒，日久目自明。

（2）鲫鱼胆囊7个，蒸两次，晾干，研碎。梅片少许，和胆点眼。

（3）排泪窍道高度狭窄或阻塞者，可用洁净麦芒探查。仍不通者，可根据情况，考虑手术治疗。

新解

（1）流泪症的治疗以补肾、养肝、健脾为主，以达到封藏、固摄、藏精血之目的。同时还应注意泪窍的通畅与洁净。

（2）牛胆盛黑豆具有养肾益肝健脾、固摄敛泪之功。腊月犊牛胆生发作用较猛，故用其盛黑豆作用更强。久服则能治疗流泪症。

（3）鲫鱼胆、梅片，主要对于排泪的窍道起到清热解毒作用，消除了鼻泪管阻塞现象，故能治疗流泪症。

三、白睛疾病

天行赤眼

本病白睛暴发红赤，眵多黏结，常累及双眼，能迅速传染，并引起广泛流行。俗称“红眼病”。本病多发于夏秋之季，患者常有红眼病接触史。病因是外感疫疠之邪，肺胃积热，内外合邪，交攻于目而发病。本病相当于西医学急性传染性结膜炎。

主症

发病迅速，白睛红赤，布有血丝，眼睛涩痒干痛，怕热羞明，眵多胶结，多双眼同时发病或先后发病。

治法

1. 内治法

（1）茶叶煮鸡蛋食之。

（2）莲子带芯煮烂，调糖食之。

（3）蒲公英10g，水煎成2碗，口服1碗，另1碗熏洗之。

（4）猪肝1具，水洗净，薄切，烹饪熟，以五味食之。

新解

（1）天行赤眼治宜疏散疫疠，清热解毒。

（2）茶叶具有疏散外邪，解毒，以及扶正而鼓邪外出的功用特点。用茶叶煮鸡蛋食，能缓解并治疗天行赤眼。

（3）莲子芯具有清热解毒之功。莲子、糖，均能健脾以鼓邪外出。三药合用食之，共达疏散疫疠、清热解毒之功。适宜于治疗天行赤眼。

（4）蒲公英具有清热解毒、疏散风热疫毒之功。口服并熏洗眼睛，能疏散外邪、清热解毒。适宜于治疗天行赤眼。

（5）“肝开窍于目”，猪肝补肝血、明目，扶助正气，鼓邪外出，正合“以脏补脏”之理论，适宜于治疗天行赤眼。

2．外治法

（1）鸭梨1个，捣汁，黄连末10g，腻粉少许，和匀，棉裹，浸梨汁中，日日点之。

（2）自己小便，趁热抹洗，即闭眼少顷，此以真气退去邪热也。

（3）猪胆1枚，和盐粒3g，点之。

（4）取阴历五月老黄瓜1条，上开小孔，并去瓤入芒硝令满，悬阴处，待硝透出，刮下，滴眼，神效。

（5）黄连10g，人乳适量。将黄连捣碎置净杯中，加人乳没过黄连，盖好，蒸透。取汁点眼。

新解

（1）外用治疗天行赤眼，以清热解毒、凉血止血为大法。

（2）鸭梨滋阴凉血；黄连清热解毒；腻粉起到赋型之功。三药合用，解毒凉血以止血，滴眼，能缓解并治疗天行赤眼。

（3）小便能滋阴降火，祛瘀血以止血。《本草纲目》曰："尿，方家谓之轮回酒、还元汤，隐语也。"意思是小便是肾中阳气温煦产生的，虽然已属代谢物，但仍然保留着真元之气。趁热抹洗，即闭眼少顷，此以真气退却邪热也，能缓解并治疗天行赤眼。

（4）猪胆、盐粒、老黄瓜、芒硝，均具有清热解毒，生津养眼之功。对于治疗天行赤眼有效。将老黄瓜上开小孔并去瓤入芒硝，令满悬阴处，待硝透出，刮下，其制法、来源、功用均似西瓜霜，是外科、五官科临床上常用的清热解毒之品，治疗天行赤眼，滴眼，有神效。

（5）黄连清热泻火解毒；人乳养阴护眼。二者相配清热解毒，凉血止血，滴眼，适宜于治疗天行赤眼。

四、黑睛疾病

混睛障

混睛障是指黑睛深层呈现一片灰白翳障，混浊不清，漫掩黑睛，障碍视力的眼病。相当于西医学之角膜基质炎。

主症

初期怕热羞明，眼睑难睁，眼珠疼痛，视力下降，抱轮暗红，或白睛混赤，黑睛深处呈圆盘状混浊，或混浊自中央或周边开始，逐渐漫延整个黑睛，导致黑睛晦暗无华，如磨砂玻璃状，伴有视力减退。

治法

（1）可使用胬肉攀睛的外治法进行治疗。

（2）扩瞳剂散瞳。

（3）热敷。

新解

（1）混睛障与胬肉攀睛相比，病因、治法与胬肉攀睛相似，只是病发部位在黑睛处，治疗混睛障以消障退翳为治疗大法。

（2）热胀冷缩，热敷则可使翳障疏散变薄，有助于视物变得较清晰。

五、瞳神疾病

（一）瞳神散大昏耗

瞳神散大昏耗，其病因属于肝肾不足，瞳神失养所致；或肝胆经脉感受热邪，邪气上犯清窍所致。本病相当于虹膜睫状体的病变。

主症

目瞳散大昏耗，或自觉视物乏力，眼蒙。

治法

（1）羊肝1具，切片晒干（冬日可用文火焙干），将羊肝研细，用猪胆汁和为丸，黄豆大，朱砂为衣，每服10g，开水送下，日再服。

（2）羊胆点之，日2次。

（3）牛胆1个，将黑豆纳入胆内，以满为度，阴干，每晨服黑豆2~3粒。治老人年高肾亏，视物朦胧。

（1）治疗瞳神散大昏耗，以清肝胆之热，补肝肾之阴，祛除病因作为治疗大法。

（2）羊肝、猪胆汁、朱砂，三药共奏清肝胆之热，养肝木之营血，滋肾水之阴液，以达明目养目之功效。适宜于治疗瞳神散大昏耗症。

（3）羊胆，清肝养肝而明目，点之，对于瞳神散大昏耗症有缓解和治疗作用。

（4）牛胆、黑豆，二药共奏清肝胆之热，滋肝肾之阴，养血明目之功效。适宜于治疗老人年高肾亏，视物朦胧，瞳神散大昏耗证。

（二）视瞻昏渺

本病为外观眼睛无异常，而视力减退，以致视物模糊不清的病证。具体表现为患眼外观端好，但视物昏朦，犹如遮隔轻纱薄雾，或见眼前黑花飞舞，或有闪光幻觉，或见眼前中央有一团灰色或黄褐色阴影，甚至视物变形等。本病因神劳血少、元虚精亏等所致。症状类似西医学之脉络膜炎、视网膜炎以及慢性球后视神经炎。

1．浊邪上犯

主症

视物昏朦，或兼见黑花飞舞，视物变形。眼底可见视网膜、脉络膜有边界模糊的黄白色渗出斑，或仅见黄斑区水肿、渗出，中心凹陷，反光不清等。眼症常缠绵不愈。伴有全身头身困重，胸闷，食少，口苦黏腻，腹满，痰多，小便短少，舌苔黄腻，脉濡数。

治法

（1）猪胆1枚，微火上煎至浓缩为丸，黍粒大，纳眼中，食顷良。

（2）清苜蓿不拘多少，煮熟食之，并喝汤，几次即愈。

（1）治疗浊邪上犯之视瞻昏渺，宜以清热利湿、祛痰化浊为大法。

（2）猪胆清热利湿，祛痰浊。纳猪胆粉入眼中，适宜于治疗浊邪上犯之视瞻昏渺。

（3）“利尿乃导热之上策”，苜蓿具有清热祛湿、利尿化浊之功，故长期内服苜蓿，适宜于治疗湿浊上犯之视瞻昏渺。

2. 正气亏虚

主症

眼内干涩，视物朦胧，或视物变形。眼底无明显异常，或见脉络膜视网膜病灶色素沉着，病变比较陈旧，间或夹杂别的渗出斑，黄斑区有轻度水肿，有渗出物及色素沉着。全身症见面色无华、头晕心悸、食少神疲等心脾气血亏虚证；或见头晕耳鸣、腰膝酸软等肝肾精血不足证。

治法

（1）雄鸡肝1具，以豉和米做羹成粥食之。

（2）猪肝1具，切细用水煮熟，置于小口器中，及熟以目临上，大开勿闭，冷时温之，取瘥为度。

（3）白鳝鱼肝，同米酒蒸熟食之，愈后再食3~5次，巩固疗效。

（4）猪肝煮韭菜，食猪肝不加盐，宜久服。适宜于老人、小儿雀盲。

（5）羊肝1具，羊胆1具，用湿纸包裹，煨熟去羊胆，每次吃羊肝200~250g，1日1次。

新解

（1）治疗正气亏虚所致的视瞻昏渺，治宜补益气血、益精填髓。

（2）鸡肝补肝血，明目，雄鸡肝作用更强。豉和米做羹成粥，具有补益气血之功。适宜于治疗正气亏虚所致的视瞻昏渺症。

（3）白鳝鱼肝能补肝血、明目；米酒行气活血、健脾益胃。二者合用，适宜于治疗正气亏虚所致的视瞻昏渺症。

（4）猪肝、韭菜，补肝血、益肾精。二者相配，适宜于老人、小儿雀盲以及视瞻昏渺证。

（5）羊肝补肝血、明目；羊胆清热祛湿、化浊明目。二者合用，攻补兼施，适宜于治疗正气亏虚兼有浊邪上犯所致的视瞻昏渺证。

附：诸目疾保健方

热汤盛容器内，以手掬汤熨眼，眼紧闭勿开，亦勿用手揉眼，但掬汤沃，汤冷即已。若有疾，一日可3~4次为之。

新解

（1）“目睛受物而能视”。目睛的保健，重在气血充盛，使局部能得以滋养。

（2）热汤熨眼，加速了眼睛局部气血的运行，局部得到充足的营养，有助于眼睛的保健。

第二节 耳 疾

一、耳疖、耳疮

耳疖或称耳疔，是指发生于耳道的疖肿，以局限性红肿，突起如椒目为其特征，亦称外耳道疖。耳疮则指耳道弥漫性红肿，相当于外耳道炎。耳疖、耳疮在临床上较为常见，其病因病理大致相同，常常合而论述。

主症

耳疖：耳道疼痛剧烈，可见耳道局部红肿突起如椒目或有脓头。

耳疮：疼痛较缓慢轻微，局部呈弥漫性红肿，或有渗液。

治法

（1）甘蔗煅存性，鸡蛋清调涂，愈。

（2）蛤蟆烧末，猪膏和敷。

新解

（1）耳疖偏于热毒，耳疮偏于湿热；二者治疗均可清热毒、行气血、消疖肿为主。但耳疖重在清热解毒，耳疮重在清热利湿。

（2）甘蔗，健脾利湿，清热解毒。煅存性，增添了收湿敛疮之功。鸡蛋清可润养耳窍肌肤，且能作为赋型剂。二者合用，适宜于治疗耳疖、耳疮。

（3）蛤蟆解毒散结、消积利水、杀虫消疳。主痈疽、疔疮、发背、瘰疬、恶疮、水肿、小儿疳积、破伤风。烧末，增添了收湿敛疮之功。猪膏营养耳窍局部肌肤。二药和敷，适宜于治疗耳疖、耳疮。

二、耳胀、耳闭

耳胀、耳闭都是以耳内胀闷堵塞感为主要症状的耳窍疾病。

病初起，耳内胀而兼痛，称为“耳胀”、“耳胀痛”；病之久者，耳内如物阻隔，清窍闭塞，故称“耳闭”。分别与西医学急性、慢性非化脓性中耳炎相似。因耳胀、耳闭，每兼耳鸣，妨碍听觉，故治疗可与“耳鸣、耳聋”互参。

主症

耳内胀闷堵塞感，检查耳内并无物堵。往往兼有耳鸣，听力下降。

治法

（1）活蚯蚓数条，放在茶杯内加入食盐少许，3分钟后，蚯蚓分泌出如水样的液体，然后将此液体滴入耳内。

（2）蚯蚓1条，白糖5g，将蚯蚓放入茶碗内，加入白糖，一时融化成汁，用此汁滴入耳内，每日2~3次。

新解

（1）耳胀、耳闭的治疗，宜清热解毒、祛湿止痛、行气活血、通窍开闭，以解除耳内的胀闷。

（2）蚯蚓即地龙，其味咸，性寒。功能为清热镇痉、通络活血、化痰利尿。治疗耳聋气闭。《圣济总录》记载：“蚯蚓、川芎各两半，为末，每服二钱，麦门冬汤下，服后低头伏睡，一夜一服，三夜，效。”

（3）蚯蚓、白糖，二者清热、化痰活血、养阴止痛，相须为用，适宜于治疗耳胀痛。

三、脓耳

脓耳是指耳膜穿孔，耳内流脓为主要表现的疾病。相当于化脓性的中耳炎。

脓耳，又称聤耳、耳疳、耳底子、耳痈、耳湿、耳中生毒等。脓耳是耳科的常见疾病，尤多发于儿童，每致听力损害。脓耳的发生，多与风、热、湿邪有关。本病以耳内流脓为主要症状。急者：流脓初起，多属实证；缓者：流脓日久，病属虚证或虚中挟实。

（一）肝胆火盛，邪热外侵

主症

起病急，耳内疼痛，并见耳鸣，听力障碍，耳内胀闷感。耳痛逐渐加重，或如跳痛，或如锥痛，疼痛牵连至头部。常于剧痛之后，耳膜穿孔，流出脓液，流脓之后，诸症悉减。局部检查见初期耳膜色红，向外突出；穿孔后，有脓液流出或见耳内呈闪光搏动，听力检查为传导性耳聋。

治法

（1）狗胆1枚，枯矾5g，调，棉裹塞耳内，3~4次即瘥。

（2）猪胆1枚，白矾末10g，用碗盛胆汁和白矾末混合，于火旁烤干，研面，塞于耳内。

（3）猪胆汁加冰片少许，滴耳内有效。

（4）黄连不拘多少研为细末，用香油调成糊状，用火柴棒缠上棉花，蘸黄连糊涂耳内。每日2次，3~5天即愈。如遇脓水太多时，须先擦净脓水再涂药。

（5）虫蛀陈竹子，打碎，将竹内黄粉取出，筛去碎刺竹膜，取竹粉放入耳内，即干。

新解

（1）肝胆火盛，邪热外侵型的脓耳，以清泻肝火、解毒消肿、祛湿排脓为治疗大法。

（2）狗胆、猪胆，均能清热解毒、燥湿。白矾、枯矾，均能收湿敛疮生肌。冰片清泻肝火、解毒消肿、祛湿防腐。外用塞耳或滴耳内，对于肝胆火盛、邪热外侵所致的脓耳有效。

（3）黄连清热燥湿，泻火解毒。香油解毒，护耳窍肌肤，并且作为赋型剂。调成糊状，涂耳内，治疗肝胆火盛，邪热外侵所致的脓耳有效。

（4）打碎虫蛀后的陈竹子，竹内存有黄粉，其来源、功效似天竺黄，具有清热解毒、化痰祛湿、消肿排脓作用，且疗效明显。放入耳内，能治疗脓耳。

（二）脾虚肾亏，湿困毒停

主症

耳内流脓，日久不愈，时流时止，止而复流，疼痛不甚剧烈，耳部流脓，脓质清稀。耳膜穿孔，听力检查为混合性耳聋。全身伴有头晕头痛，疲乏无力，食少便溏，或腰膝酸软、遗精耳鸣，脉象沉缓、细弱。

治法

（1）杏仁炒黑捣膏，棉裹纳入，日3~4次易之，治耳出脓水。

（2）鸡蛋1个，冰片1g，研细。鸡蛋黄炒出黄油，冷却调入冰片，候冷入瓶，瓶口封严，以防走气，如耳作痛，可加麝香0.05g，滴入耳内，每日3次，每次1~2滴。

（3）鳝鱼血，滴入神效。

（4）核桃数个，去壳捣烂，用布包取油，内加冰片少许，滴耳内，数次有效。

（5）红石榴花3g炒焦，冰片2g，共研末吹耳内。

（6）蚕壳1个，内装白矾，火上炕焦黄色，研为细末，用香油调和，敷于耳内有奇效。

（7）枯矾、冰片、血余炭各等份，共为细末，撒耳内。

（8）青橘皮烧灰研末，用棉裹，塞耳内，日3~4次，易。

新解

（1）脾虚肾亏，湿困毒停型的脓耳，治宜健脾补肾，祛湿化毒。

（2）《本草新编》记载：“杏仁，味甘、苦，气温，可升可降。”《本草纲目》记载：“杏仁能散能降，故解肌、散风、降气、润燥、消积。”“气行则湿行”，炒黑捣膏，不仅祛湿化毒，还敛疮生肌。适宜于治疗耳出脓水。

（3）鸡蛋黄炒出黄油，名为“蛋黄油”，能收湿敛疮。冰片清热解毒，祛湿防腐。麝香行气活血，止痛效果极为明显。三药混合，滴入耳内，适宜于治疗湿困毒停型的脓耳。

（4）鳝鱼血，健脾利尿，活血止痛。正如《本草纲目》所载，鳝鱼血“治耳痛，滴数点入耳”。

（5）核桃性温、味甘、无毒，有健胃、补血、润肺、养神等功效。核桃油健脾以祛湿，通便以解毒。冰片清热解毒，祛湿防腐。合用滴耳内，适宜于治疗脓耳。

（6）石榴性凉，有清热解毒、健胃润肺、涩肠止血等功效。梅片即冰片，功用清热解毒、祛湿防腐。二者共研末吹耳内，适宜于治疗脓耳。

（7）蚕壳治便血、尿血、血崩、消渴、反胃、疳疮、痈肿。烧灰酒服，治痈肿无头。白矾收湿敛疮生肌，火上炕焦黄色为枯矾，作用增强。二药研为细末，用润肤之香油调和，敷于耳内，治疗脓耳有奇效。

（8）枯矾、冰片、血余炭，收湿敛疮；鸡蛋润养耳内肌肤及黏膜。共研细面，吹耳内，适宜于治疗脓耳。

（9）青桔皮烧灰研末可行气以祛湿，塞耳内，治疗脓耳有效。

四、耳鸣、耳聋

耳鸣，即耳中鸣响；耳聋，即听力减退，甚至失听。一般文献将耳聋、耳鸣并列，正如《医学入门》：“耳鸣乃是聋之渐也。”二者均可作为其他疾病的并发症，但也可单独出现。二者病因相似，虚证多由于肾精亏虚、脾胃虚弱，清窍不得营养所致；实证多因风热、肝火或痰热上扰清窍所致。

（一）风热侵袭

主症

有感冒先趋症状，起病迅速，自觉耳内憋气作胀，有阻塞感，耳鸣，耳聋。检查耳膜有轻度内陷。脉浮大，苔薄白或薄黄。

治法

鲜菖蒲，捣汁，滴耳。

（1）风热所致的耳鸣、耳聋，治宜疏风清热散邪，行气通窍。

（2）菖蒲其味芳香，能化湿行气通窍，鲜菖蒲作用更强，疏风清热散邪，捣汁，滴耳，适宜于耳鸣、耳聋。

（二）肝火郁结

主症

耳鸣、耳聋常为突发，兼有耳胀耳痛，头痛眩晕，目红面赤，口苦咽干，夜寐不安，烦躁不宁，胁痛，便秘，小便黄，舌红苔黄，脉弦数有力。

治法

童子小便趁热滴耳。

新解

（1）肝火郁结所致的耳鸣、耳聋，治宜清肝泄热、疏肝解郁通窍。

（2）童子小便性寒味咸，具有泻火解毒、凉血散瘀作用，散瘀则能行气以疏肝，故可用于肝火郁结所致的耳鸣、耳聋。

（三）肾精亏损

主症

耳鸣昼夜不息，尤以夜间为甚；听力逐渐下降，头晕目暗，腰膝酸软。舌红少苔，脉细数或细弱。

治法

雄性乌鸡1只，烹饪熟后，趁热食用，食3~5只。适宜于肾虚耳鸣耳聋。

新解

（1）肾精亏损所致的耳鸣、耳聋，治宜补肾益精、滋阴潜阳。

（2）乌鸡性平、味甘，具有滋阴清热、补肝益肾、健脾升阳等作用。雄性乌鸡补益作用较强，适宜于治疗肾精亏损所致的耳鸣、耳聋。

（四）脾胃虚弱

主症

耳鸣、耳聋，劳累更甚，伴有倦怠乏力，食少便溏，面色萎黄，唇舌淡红，苔薄白，脉虚弱。

治法

雄性乌鸡1只，烹饪熟后，趁热食用，食3~5只后病情好转。此方既适宜于肾精亏损型耳鸣耳聋，亦适宜于脾胃虚弱型耳鸣耳聋。

新解

（1）脾胃虚弱所致的耳鸣、耳聋，治宜益气升阳。

（2）乌鸡性平、味甘，具有滋阴清热、补肝益肾、健脾升阳等作用。雄性乌鸡作用较强。适宜于治疗脾胃虚弱以及肾精亏损所致的耳鸣、耳聋。

五、耵耳

耵耳是指耵聍堵塞耳道引起的疾病。耵耳俗称耵聍、耳垢、耳屎，乃耳道正常分泌物。正常时，耵聍随下颌关节运动，向外排出脱落。若因风热邪毒外犯耳窍，集结成块，阻塞耳道内，可致耳窍不通而为病。

主症

耵核不完全阻塞耳道者，无明显症状；若耵核较大，完全阻塞耳道者，则出现耳窍闷塞、听力减退。若压迫耳膜，可引起耳鸣，眩晕症。若压迫损伤耳道肌肤，可引起耳道肿胀、疼痛、糜烂。检查耳道，发现有耵聍堵塞耳道。

治法

（1）耵核小而松动，用耳镊、耳钩取出耵聍。

（2）耳屎凝结难取，用香油滴耳。耳屎软化后取出，食顷即通。

（3）注意善后处理，耳屎取出后，用黄连膏（黄连与凡士林调制成的膏状物）薄薄涂擦一遍。

新解

（1）耵耳主要以外治为主，取出耵聍为治疗大法。耳道有损伤者治宜清热消肿止痛。

（2）耵耳的取出，使用耳镊、耳钩、耳匙为宜，不宜使用小木棒、发卡之类，此类物品易使耵聍进一步推入，给取出耵聍造成困难。

（3）香油，药性缓和无刺激性，滴入耳内，可使耵聍软化，取出耵聍就较为容易了。

（4）黄连具有清热解毒、消肿止痛作用；凡士林具有润软耳内耵聍并保护肌肤黏膜作用，尚能作为膏药的赋型剂。

第三节　鼻　疾

一、鼻疔

鼻疔是指发生在鼻尖、鼻翼及鼻前庭部位的疔疮疖肿。其形小根硬，状若钉盖，顶有脓头如椒目。本病数日内可自行破溃，排出脓点而愈，若因邪毒壅盛，或处理不当可转为疔疮走黄的重症。

主症

初期外鼻部局限性焮红，或麻或痒，继则渐次隆起，如粟粒，渐长如椒目，焮热微痛，根脚坚硬，3~5天后疮疔现黄色脓点，顶高根软，多自溃脓出，肿消而愈。舌红，苔白黄，脉数。

治法

（1）捣杏仁和乳敷之。

（2）野菊花、紫花地丁各30~60g。水煎服，药渣再煎，以药液热敷患处。

新解

（1）鼻疔的内治：以疏散肺经风热、解毒消肿为大法。鼻疔的外治：要注意脓成与否，脓未成者，重在清热解毒；脓已成而顶软者，局部消毒后用刀尖挑破脓头，注意不要过大，以防脓毒走散。

（2）《本草纲目》记载杏仁："杀虫，治诸疮疥，消肿，去头面诸风气皶疱。"乳汁能解毒，且能护肤。二者合而外用，能治疗鼻疔之脓未成者。

（3）野菊花、紫花地丁，二药均入肺经，具有清热解毒之功效，适宜于治疗鼻疔，脓未成可消散肿毒，脓已成可托毒排脓。

二、鼻疳

鼻疳，又名鼻疮，是指鼻前庭附近皮肤红肿、糜烂、结痂、灼痒，有经久不愈、反复发作的特点。

（一）肺经蕴热，邪毒内侵

主症

鼻前孔处皮肤漫肿、潮红、溃烂、浸淫流水、集结痂块、灼热痒痛。

治法

（1）杏仁捣烂，人乳调敷患处。

（2）桃叶嫩心，捣烂内服或塞之。

新解

（1）肺经蕴热，邪毒内侵型的鼻疳，治宜清热泻肺、疏风解毒。

（2）杏仁、人乳，二者合而外用，能治疗肺经蕴热、邪毒内侵型的鼻疮。

（3）桃叶嫩心，能清热解毒、杀虫止痒。用于痈疖、痔疮、湿疹、阴道滴虫等症。桃叶嫩心，捣烂内服或塞之，适宜于治疗肺经蕴热，邪毒内侵型的鼻疮。

（二）脾胃失调，湿热蕴蒸

主症

鼻前孔糜烂，潮热焮肿，常溢脂水或结黄浊厚痂，痒痛，偶见皲裂出血，甚则侵及鼻翼和口唇，鼻窍不通。舌苔黄厚腻，脉滑数。

治法

（1）青蛤散（由青黛、石膏、黄柏、轻粉、蛤粉组成）调涂患处，适宜于治疗湿热蕴盛、红肿糜烂、脂水多者。

（2）明矾3g，生甘草10g。煎水洗涤，适宜于湿盛所致鼻疔见有黄脂多者。

（3）苦参、枯矾各15g。研末，生地黄汁适量，调匀涂敷，具有清热燥湿，敛疮止痒之功。

（4）牛骨、狗骨烧灰，猪脂和敷。

（1）脾胃失调，湿热蕴蒸型的鼻疳，治宜清热燥湿、解毒、敛疮生肌，促进疮口愈合。

（2）青黛、石膏、黄柏，均能清热解毒；轻粉、蛤粉收敛祛湿。诸药合用，共奏清热祛湿之功，故适宜于治疗湿热蕴盛、红肿糜烂、脂水较多者。

（3）明矾收湿敛疮；生甘草解毒。二药共奏清热消毒、敛疮之功，故适宜于治疗湿盛黄脂较多者。

（4）苦参清热燥湿；枯矾敛疮生肌；生地黄清热凉血、养阴生津。三药共奏清热燥湿、敛疮生机之功。适宜于治疗脾胃失调、湿热蕴蒸型的鼻疳。

（5）牛骨、狗骨烧灰，能收湿、敛疮生肌。猪脂清热解毒，并作为赋型剂。三者和敷，适宜于治疗脾胃失调、湿热蕴蒸型的鼻疳。

三、鼻鼽

鼻鼽，或称鼽嚏，是指以突然和反复发作的鼻痒、喷嚏、流清涕、鼻塞等为主症的鼻病。《素问玄机原病式》：“鼽者，鼻出清涕液”，“嚏，鼻中因痒而气喷作于声也”。本病相当于西医学之过敏性鼻炎。本病的病因由于肺气虚，卫表不固，风寒乘虚而入，犯及鼻窍，肺气不得宣通，津液停聚，遂成流涕，喷嚏。诸症起病急，消失也快，反复发作，病程较长。

主症

发作突然，先是鼻腔作痒、酸胀不适、喷嚏、流涕清稀量多，嗅觉暂时减退，伴有头痛、耳鸣、听力减退。

治法

干姜适量，研末，蜜调涂鼻内。

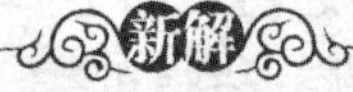

（1）鼻鼽治宜温肺补脾、收湿止涕。

（2）干姜具有温肺散寒、温中暖脾之功效；蜂蜜具有补脾以祛湿之功能。干姜末蜜调，涂鼻内，共奏温肺补脾、收湿止涕之功效，适宜于治疗喷嚏、流涕清稀量多者。

四、鼻渊

鼻渊，是指以鼻流浊涕，如泉下渗，量多不止为主要特征的鼻病。常伴有头痛、鼻塞、嗅觉减退，久则虚眩不已。又名“脑渗”、“脑漏”、“历脑”等。

本病有实证、虚证之分。实证因肺经、胆府有热，或脾胃有湿热；虚证多因肺脾虚寒所导致。

（一）实证

主症

鼻涕量多色黄质黏如脓，多有臭味，鼻塞，嗅觉差。头痛剧烈，眉棱及颧部有明显的叩击痛，鼻腔肌膜红肿，伴有全身发热，口苦口干欲饮，舌红，苔黄，或兼腻，脉数或兼滑。

治法

（1）葱白、甘油、薄荷油。现将葱白洗净撕去外面衣膜，切取茎白须根，略晒一下，再切碎捣烂，纱布包榨取汁，加入等量甘油，再加1滴薄荷油，密储瓶中摇匀，临用时以玻璃滴管，吸取药液滴入鼻内，治鼻塞、慢性鼻黏膜炎、鼻窦炎、副鼻窦炎。不过对慢性副鼻窦炎，必须耐心，每日2~3次，持续多用几日，方效。

（2）鱼脑石，研末，掺入鼻腔。

新解

（1）鼻渊实证治宜清热祛湿、芳香通窍。

（2）葱白解毒祛湿，甘油润养鼻腔，薄荷油清热通窍，三药共奏清热祛湿、芳香通窍之功，配合为用，适用于治疗鼻渊之实证者。

（3）鱼脑石咸寒，具有清热解毒之功，是治疗鼻渊的要药。鱼脑石，研末，掺入鼻腔，适用于治疗鼻渊之实证者。

（二）虚证

主症

鼻涕量多色白质黏，多无臭味，鼻塞，嗅觉减退，鼻腔肌膜淡红。伴有头昏脑胀，形寒肢冷，乏力少气，食少腹胀便溏，面色萎黄。舌淡苔白，脉缓弱。

治法

（1）芫荽子50g，烧烟，烟雾通过漏斗以熏鼻。

（2）老刀豆焙枯研末，酒调，每服15g，效好。

（3）丝瓜络烧存性为末，开水冲服，每服15g。治疗鼻窦炎，鼻流黄臭水，头痛。

（4）干姜末少许，蜂蜜调和。不要太软，塞鼻中。治疗化脓性鼻窦炎，伴有鼻不通气。

新解

（1）鼻渊虚证治宜温补脾肺、收湿止涕。

（2）芫荽子温散寒邪、补虚益肺、芳香通窍，可使寒散湿化。芫荽子烧烟增加了行气收湿之功。烧烟熏鼻，能够治疗鼻渊之虚证。

（3）老刀豆焙枯收湿止涕，通鼻窍；酒促进药物吸收。老刀豆焙枯研末，酒调服，能够治疗鼻渊之虚证。

（4）丝瓜络烧存性通鼻窍，收湿止涕，适宜于治疗鼻渊之虚证者。

（5）干姜末温肺暖脾，脾健则能统摄津液；蜂蜜调和补虚。二药混合塞鼻中。治疗鼻渊虚证。

五、鼻息肉

鼻息肉，又名鼻痔。是指鼻腔内的赘生物，其状若葡萄或石榴子，光滑柔软，带蒂而可活动。本病多因肺经湿热，壅结鼻窍，日久凝浊，结成息肉。

主症

鼻腔内有一个或多个赘生物，表面光滑，大小不一，带蒂而可活动，伴有持续性鼻塞、嗅觉减退、鼻涕增多、头晕头痛等。

治法

（1）蜘蛛、红糖适量，共捣涂搽。

（2）莲须一味，新瓦上焙干为粉，吸入鼻内。若息肉往出长，可连吸数次，息肉自落。

新解

（1）鼻息肉的外治法以腐蚀局部、收敛固涩为治疗大法。

（2）蜘蛛"以毒攻毒"，起到局部腐蚀作用；红糖行气活血，促进血运及药物的吸收。共捣涂搽，能治疗鼻息肉。

（3）莲须乃莲花的花蕊，性平味甘，有固涩、消热毒之效，焙干为粉，吸入鼻内，作用于息肉上，能控制鼻内赘生物的生长，息肉得以枯涩，日久而自行脱落。

六、鼻衄

鼻衄，即鼻中出血。是多种疾病常见的症状。其病因是各种原因引起的鼻部脉络损伤的结果。鼻部损伤可导致出血，肺经热盛、胃热炽盛、肝火上逆、肝肾阴虚、脾不统血亦均可导致鼻衄。此处讨论因脏腑功能失调而引起的鼻衄。

主症

鼻部出血。实证鼻衄，血色多鲜红或深红，出血量多，舌红苔黄，脉数；虚证鼻衄，血色多淡红或鲜红，出血量少，舌淡，脉缓弱或细数。

（一）治标之法

1．内治法

治法

（1）莲房烧灰存性，温开水半碗，送服。

（2）大栗7枚，刺破连皮烧存性，出大毒，入麝香少许，研匀，每服10g，温水下。

新解

（1）“急则治其标”。鼻衄的治标法，选用炒炭药，以收涩止血，急速加强血液的凝固。

（2）莲房、大栗连皮，以上二药烧灰存性，研末，均符合“诸药烧灰皆能止血”的规律，收涩止血，急速加强血液的凝固，故对于鼻衄有效。

（3）麝香少许化瘀止血而不留瘀。配合大栗连皮使用，适宜于治疗鼻衄。

2. 外治法

治法

（1）大蒜1颗，去皮捣烂如泥，做一钱币大小蒜泥饼，厚约1cm，左鼻出血贴左足心，右鼻出血贴右足心，两鼻出血，俱贴。

（2）高粱酒500~1000g，放盆内将足放入，泡至踝下，浸15~30分钟，即可减少出血或停止出血。

（3）乱发烧灰，吹鼻，血立止。

（4）乌梅1粒，头发1团，共烧成灰，研细末，卷纸筒，把药吹入鼻内。

（5）米醋渍棉塞鼻中。

（6）将纸浸醋，贴在囟门、印堂两穴中间。

（7）蕲艾捶，加蜜、冰片，贴之，即愈。

（8）取自流鼻血1滴，滴入大眼角内，右流滴右，左流滴左。

新解

（1）鼻衄的外治法，宜促使鼻腔黏膜急剧收缩，压迫血管，制止出血。

（2）大蒜辛辣，具有温肾助阳之功，去皮捣烂如泥，做成泥饼，贴于足心，能引火归原，引血下行，使上溢之鼻血停滞下来，以治疗鼻衄出血。

（3）高粱酒活血化瘀，用高粱酒泡浸脚，引血下行，不致血液上逆，从而减少鼻腔出血的发生。

（4）乱发烧灰，为血余炭，具有收涩化瘀止血之功。

（5）乌梅烧成灰，亦具收涩化瘀止血之功。与血余炭共研细末，吹鼻，血立止。

（6）米醋味酸涩，具有收敛固涩之功，棉花蘸米醋塞鼻中，以制止鼻腔出血，亦是治疗鼻衄的治标之法。

（7）将纸浸醋，贴在囟门、印堂两穴，可使头部的大血管收缩，并升提脏腑之清气，使清气走上，用以统摄血液，制止鼻腔出血。

（8）蕲艾具有温经止血之功；冰片解毒凉血。二者相配，寒温之性变得平和。适宜于治疗出血证。

（9）鼻血滴入大眼角内，因血液黏滞凝固，堵住了鼻泪管，鼻泪管中的压力变小，故血流减缓。右流滴右，左流滴左，合乎医理。

（二）治本之法

治法

（1）韭菜根洗净，切细捣汁，每次半小勺，用等量温开水冲服。或用热童便冲服更好，每日2~3次，有奇效。

（2）小米水煮服之。适宜于治疗脾不统血的鼻衄。

（3）刺羊血热饮，即瘥。适宜于治疗脾不统血的鼻衄。

（4）鸡蛋清2个，白糖50g，将蛋清搅匀加白糖再搅，开水冲服。适宜于血热妄行的鼻衄，以及脾气虚不统血的鼻衄。

（5）萝卜捣汁半碗，入酒少许热服，并以此酒滴鼻中。适宜于血热妄行的鼻衄，以及瘀血所致的鼻衄。

（6）生萝卜打汁，仰头滴入鼻内，治疗血热妄行的鼻衄。

新解

（1）根据“缓则治其本”原则，对于鼻衄的患者，出血一旦缓解，应当消除鼻衄出血的原因以制止出血。

（2）《丹溪心法》使用韭菜根治疗经血逆行。其机理在于韭菜根性温，补肾，能引火归原，引血下行，故能治疗经血、虚火所致的衄血证。热童便养阴，化瘀，用以兼顾鼻衄出血容易伤阴以及止血容易留瘀之弊端。

（3）小米具有健脾益气、摄血止血的作用，水煮服之，适宜于治疗脾不统血的鼻衄。

（4）羊血温脾益气、摄血止血。热饮，能治疗脾不统血的鼻衄。

（5）鸡蛋清、白糖，共奏清热养阴、健脾扶正之功，适宜于治疗热迫血外溢，以及脾虚不能统摄血液所致的鼻衄出血。

（6）萝卜清热养阴，凉血止血；酒活血化瘀，以防止血而留瘀之弊端。生萝卜打汁，仰头滴入鼻内，凉血止血，适宜于治疗血热妄行的鼻衄，萝卜汁加酒内服或外用均适宜于瘀血所致的鼻衄。

七、鼻腔异物

鼻腔异物是指外物误入鼻腔内形成疾病而言。异物堵塞气道则妨碍呼吸道的通畅，引起鼻腔出血、感染等。

主症

喷嚏，单侧鼻腔堵塞，脓涕，涕中带血，臭秽，伴有头痛。局部检查发现鼻腔有异物存在。

治法

一人用双手紧按小儿耳窍，令小儿眼紧闭，一人按住无物鼻孔，用口对住小儿口部，用力一吹，即出。治疗小儿因无知而自取豆粒，塞入鼻孔，又用手指自挖，豆粒进入关内，肿胀痛甚，无法取出。

新解

（1）鼻腔异物的治疗以外治法为主。据异物的性质、大小、所在位置，采用相应的取出方法。合并感染者，结合内治法。

（2）施治者用口对住小儿口部，用力一吹，给予气压，将气流通过口咽部，到达鼻咽部，再到达鼻部，逆向推动异物外出，即可取出异物。

附：小儿出生后鼻孔不通气

治法

荞麦面、姜汁和成片，贴于鼻梁、鼻翼两侧处及鼻根处。

新解

（1）小儿出生鼻孔不通气不属于先天疾病所致者，以宣通肺气作为治疗大法。

（2）鼻为肺之门户，肺与大肠相表里。荞麦面性凉，具有降气宽肠、消积解毒之功。因“肺与大肠相表里”，通过降气宽肠，通导大便，即能宣畅肺气。姜汁味辛，善走窜，能通关，以开鼻窍。二者相配，共同达到通导大便，去除胎毒邪热的作用，促使肺气宣通，鼻孔通气自如。所贴之处正为鼻腔外侧，二药混合贴之，协同奏效，能够治疗小儿出生鼻孔不通气者。

第四节　咽喉疾

一、乳蛾

乳蛾又名喉蛾。其发病部位在咽喉部两侧的喉核处，症见喉核红肿疼痛，表面或有黄白色脓样分泌物。因其形状如乳头，或如蚕蛾，故名乳蛾。乳蛾又有单蛾和双蛾之分，发于一侧者为单蛾，发于两侧者为双蛾。

（一）风热乳蛾

因风热邪毒侵袭引起的乳蛾，属于风热实证，称为风热乳蛾，即急性扁桃体炎。是一种常见病，多发病，发于春、秋两季者尤多。

主症

咽喉疼痛逐渐加重，吞咽不利，全身伴有恶寒发热，头痛鼻塞，咳嗽有痰，舌淡苔薄白，脉浮数等。

治法

菜油搽于对口穴，细瓷调羹一把，向对口穴刮痧，火毒自往外降，其喉痛即解。

新解

（1）风热乳蛾治宜疏风清热、消肿利咽。

（2）菜油起到润滑的作用。将菜油搽于对口穴，即哑门穴，细瓷调羹轻刮，实则起到刮痧的作用，能疏散风热、利咽、消肿、止痛。火毒自往外降，其喉痛即解。方法简单易行。

（二）实火乳蛾

因外邪壅盛，趁势传里，肺胃受之，火热上蒸，搏结于喉核，灼腐肌膜，喉核肿大，或有腐物流脓。相当于西医学之急性化脓性扁桃体炎。

主症

喉核红肿，疼痛剧烈，痛连耳根和颔下，吞咽困难，有堵塞感，或有黄白色脓点。伴有高热，颔下臖核肿大。全身症见高热、口渴引饮、咳痰稠黄、口臭便秘、小便黄。舌红，苔黄，脉洪大或数。

治法

（1）金银根5~6条，令患者生嚼此菜根，再用40~50条水煎，吞服菜根水（只要吞得一些下喉即通）。适宜于乳蛾初期。

（2）红苋菜根50g，烧炭，卷纸筒吹之入喉中。

（3）木耳15g，煅为面，吹喉中。

新解

（1）治疗实火乳蛾，以解毒消肿、祛腐生肌为大法。

（2）金银根，即黄花菜根，具有清热解毒、利咽宽胸、养血平肝、利尿消肿、发奶等功效。生嚼此菜根或吞菜根水，能治疗实火乳蛾。

（3）红苋菜根，具有清热解毒、凉血止血、利湿止痢之功；烧炭存性则有效成分容易煎出，借助卷纸筒将药吹入喉中，发挥解毒消肿之功，适宜于治疗实火乳蛾。

（4）木耳，具有益气润肺、补脑轻身、凉血解毒、活血止血等功效。煅为面，烧炭存性则有效成分容易煎出，吹喉中，适宜于治疗实火乳蛾。

（三）虚火乳蛾

因脏腑亏虚，虚火上炎而致的乳蛾。属于慢性虚损性疾病，易反复发作，病程较长，容易引起痹证、心脏疾患等。小儿喉核肥大硬实，无发炎病史，多因气血凝滞而致，称为石蛾。

主症

喉核及其周围潮红，喉核上可见有黄白色脓点，或喉核被挤压时可有黄白色脓样溢出。咽喉疼痛红肿均不甚，主要是干燥艰涩不适，吞咽困难，病情反复发作。至于石蛾，多发于小儿，喉核肥大，不红，挤压之无溢出物，触之感觉其质硬。

治法

手指甲洗净烧灰，食盐少许共研成细末，用鹅翎管或竹管将药末吹入喉中，咽喉通后，遂用童便吞送。

新解

（1）治疗虚火乳蛾，以养阴清肺、生津润燥为大法。

（2）指甲养阴、润燥、解毒。中医药古籍记载手指甲烧灰，能治疗鼻衄、尿血、喉蛾、咽喉肿痛、目生翳障、中耳炎等；食盐清热解毒；童便养阴生津，清退虚热。三药合用，共奏养阴清肺、生津润燥之功，适宜于治疗虚火乳蛾。

二、喉痹

咽部红肿疼痛，或微痛，痒而不适为主要症状的咽部疾患。

（一）风热喉痹

风热喉痹，又称热喉、红喉。多由于风热邪毒引起，因肺卫失固，邪毒从口鼻侵袭咽喉，内伤于肺，相搏不去，致咽喉肿痛而为喉痹。相当于西医学之急性咽炎。

主症

咽喉疼痛，咽部红肿，喉底或有颗粒突起，喉核肿胀不明显，或伴有恶寒发热，头身疼痛，咳嗽痰黄，苔薄白或薄黄，脉浮数等风热表证。

治法

银花、连翘、牛蒡子、薄荷、菊花等，任选1~2味，各取30g，煎汤内服或并含漱，反复洁净口腔。

新解

（1）风热喉痹治宜疏风清热、消肿利咽。

（2）银花、连翘、牛蒡子、薄荷、菊花，均具有辛凉解表、疏风清热、清热解毒、消肿利咽之功，适宜于治疗风热喉痹。

（3）用淡盐水反复洁净口腔，是一种简单、有效预防并治疗口腔疾患的方法。

（4）治疗风热乳蛾的方法，同样适用于风热喉痹。

（二）实火喉痹

实火喉痹多由淫邪热毒壅盛传里，火邪蒸灼咽喉所致。亦相当于西医学之急性咽炎。

主症

咽喉疼痛，咽部红肿，喉底或有颗粒突起，喉核肿胀不明显，或伴有高热，口干喜饮，大便秘结，小便短赤，痰黄黏稠。舌红，苔黄，脉数有力等。

治法

（1）苦菜捣汁半盏，灯芯以汤浸，取汁半盏，和匀服之。

（2）桦树皮50g，煎汤，徐徐服用。

（3）老黄瓜1根，去子，芒硝填满，阴干为末，每以少许吹之。

（4）酱茄子细嚼咽之。

新解

（1）实火喉痹的治疗，宜清热解毒、凉血利咽、祛湿消肿为主要原则。

（2）苦菜具有清热解毒、凉血消肿之功。正如《滇南本草》记载苦菜："凉血热。"《神农本草经》记载苦菜："主五藏邪气，清热解毒，消痈排脓，祛瘀止痛。"灯芯通利小便，使体内热毒从小便排出。二药合用，共奏清热解毒，凉血利咽，祛湿消肿之功，适宜于治疗实火喉痹。

（3）桦树皮清热利湿，解毒。适用于急性咽喉炎。

（4）黄瓜解毒消肿、清热利水、生津止渴。主咽喉肿痛。正如《陆川本草》所载黄瓜："治热病身热，口渴，烫伤。"《滇南本草》所载黄瓜："解痉癖热毒，清烦渴。"老黄瓜者作用较强。芒硝清热解毒，填满于老黄瓜内，阴干为末，制法、功效均似西瓜霜。每以少许吹喉，适宜于治疗实火喉痹。

（5）茄子具有清热解毒、活血化瘀、消肿止痛之功；正如《随息居饮食谱》记载茄子："活血，止痛，消痈。"制作酱茄子时，食材中有食盐，而食盐具有清热解毒之功。细嚼酱茄子咽之，使药物重点作用于咽喉，对于实火喉痹有缓解作用。

（三）虚火喉痹

由于脏腑亏虚，虚火上炎所致的喉痹，称为虚火喉痹，为喉科常见疾病之一。由于肺肾亏虚，津液不足，虚火上炎，循经上扰，熏蒸咽喉而致。即西医学之慢性咽炎。

主症

自觉咽中不适、微痛、干痒、灼热感、异物感，常有"吭喀"的动作，伴有咳嗽、恶心、干呕，检查咽部微微暗红，喉底处血络扩张，有散在颗粒，相互连合成片，或伴有悬雍垂肥大增长。亦有喉底肌膜干燥、萎缩或有痂皮附着。

治法

（1）鸡蛋每日生吞1枚，不到10枚病能缓解。

（2）丝瓜汁灌之。

（3）青果、白萝卜，捣和泡开水，代茶饮之。

（4）柿霜每服5g，温开水化服，日3～4次。

（5）猪牙皂3g，鸡蛋1个。将前药研末，用鸡蛋清调合，噙口内，或用开水送服，均能使口流清水，立刻症缓。

新解

（1）虚火喉痹的治疗，以养阴清肺、活血养血为主要原则。

（2）鸡蛋性味甘、平，归脾、胃经，可补肺养血、滋阴润燥，适用于治疗阴虚所致的虚火喉痹，症见喉肿干涩疼痛。现代观点认为，生鸡蛋内含有微生物，生吞易患肠道寄生虫疾病，值得警惕。

（3）《陆川本草》记载丝瓜："养阴生津，解暑除烦。"治热病口渴，身热烦躁。汁灌之，适宜于治疗虚火喉痹。

（4）青果、白萝卜，二药养阴生津，活血养血，适宜于治疗虚火喉痹。

（5）柿霜具有清热、润燥、化痰之功，适宜于治疗虚火喉痹。典籍记载柿霜能治疗肺热燥咳、咽干喉痛、口舌生疮、吐血咯血、消渴、虚火喉痹。正如《本草纲目》所载柿霜："清上焦心肺热，生津止渴，化痰宁嗽，治咽喉口舌疮痛。"

（6）"通则不痛，不通则痛"，治疗虚火喉痹，宜通关开窍，养阴生津。猪牙皂能通关开窍，以治标象；鸡蛋养阴生津，以治病本。二者合用，适宜于治疗虚火喉痹。

附：白喉外用方

治法

独头蒜1个，捣碎，敷阳溪穴上，起水疱即愈。如严重时，针刺少商二穴出血（阳溪穴在手腕前桡侧两肌之间，离虎口后约2寸；或将大拇指翘起，在手腕根部有一凹陷处便是此穴。少商穴在手大拇指内侧离指甲根内角约0.1寸处）。

新解

（1）白喉是一种具有传染性的外感喉科疾患，中医认为是由于疫毒感染引起，治疗宜清热解毒。西医学认为是感染了白喉杆菌所致，治疗宜杀灭白喉杆菌。

（2）"咽喉为肺之门户"、"肺与大肠相表里"，泻大肠之热，可以治疗因实火疫毒所致的咽喉疼痛。独头蒜具有解毒、杀菌的功效。阳溪穴属于手阳明大肠经的经穴，将大蒜汁敷穴位上，促使肌肤起水疱，属于"天灸"疗法，能拔毒泄火，适宜于治疗白喉。在手太阴肺经的井穴少商穴放血，亦能起到泄火解毒，凉血利咽的作用，临床常用此法治疗白喉咽部干涩疼痛。

三、喉瘖

喉瘖分为急喉瘖、慢喉瘖。

急喉瘖，又称暴瘖，临床较多见。因其症表现为声音不扬，甚至嘶哑失音，发病较急，病程较短而得名。

慢喉瘖，因其症表现为声音不扬，甚至嘶哑失音者而得名。本病发病较慢，病程较长。急喉瘖多由外感、邪毒凝遏于喉咙，气道壅塞，脉络闭阻，肌膜红肿，声门开合不利而为本病。急喉瘖相当于急性喉炎。慢喉瘖多由肺肾津亏，脉络失养，气道壅塞，声门开合不利所致。慢喉瘖相当于慢性喉炎。

主症

喉中不适，干痒而咳，出声不利，声音不扬，甚至嘶哑失音。起病急，局部检查见声带红肿者属急喉瘖。起病缓，局部检查见声带暗红不肿属慢喉瘖。

治法

鸡蛋1个，陈醋半盏，先将蛋和醋共煮片刻，将蛋取出去壳，再用醋煮一刻钟，食之，病减再吃两次。

新解

（1）根据“金实不鸣”、“金破不鸣”的原则，喉瘖无论急喉瘖，还是慢喉瘖，其治疗均以利音开咽为治疗大法。急喉瘖治疗辅以疏散外邪，清热解毒；慢喉瘖治疗辅以滋阴养血，温通经络。

（2）鸡蛋养阴生津，润养咽喉；陈醋敛阴解毒，润养咽喉。二者配伍，共奏养阴利音，开咽之功。适宜于治疗喉瘖之喉内不适，干痒而咳，出声不利，声音不扬，甚至嘶哑失音，虚证、实证均可使用。

四、梅核气

梅核气是指咽喉中有异常感觉，但不影响进食为特征的病证。如梅核塞于咽喉，咯之不出，咽之不下，时发时止为特征的咽喉疾病。该病多发于壮年人，以女性居多。相当于西医的咽部神经官能症，或称咽癔症、癔球。

本病多因肝气郁结，脾虚痰聚，导致痰气交阻；或因胃津亏虚，咽下不爽所致。可由一条原因诱发，也可由多个原因共同引起。

（一）肝郁气滞

主症

咽喉内有异物感，或如梅核堵塞，吞之不下，吐之不出，甚则感到窒闷难忍，但不碍饮食。患者常精神抑郁，多虑多疑，并觉胸闷胁胀，善太息，郁怒，嗳气。舌质淡红，苔白，脉弦。

治法

（1）合欢花蒸猪肝：合欢花(干品)10～12g，放碟中，加清水少许，泡浸4~6小时，再将猪肝100～150g切片，同放碟中，加食盐少许调味，隔水蒸熟，食猪肝。

（2）玫瑰花：玫瑰花瓣(干品)6~10g，放茶盅内，冲入沸水，加盖泡片刻，代茶饮。

（3）葱煮柚皮：鲜柚皮1个，在炭火上将黄棕色的外层烧焦，刮去表层，然后放入清水中泡浸1日，使其苦味析出。再切块加水煮，将熟时以葱2根切碎加入，用油、盐调味，佐膳。

新解

（1）肝郁气滞型的梅核气，治宜疏肝理气解郁。

（2）合欢花性味甘平，归肝心经，具有疏肝理气、解郁安神的作用。“疏肝必先养肝”，猪肝清肝养肝。食盐能清热解毒。诸药合用，疏肝理气以解肝郁，清热解毒以防肝郁化火，适宜于治疗肝郁气滞型、肝郁化火型的梅核气。

（3）玫瑰花瓣(干品)甘、微苦，温，归肝脾经，具有疏肝解郁、活血止痛之功。气行则肝郁证解，适宜于治疗肝郁气滞型的梅核气。正如《本草正要》：“玫瑰花，香气最浓，清而不浊，和而不猛，柔肝醒胃，行气活血，宣通窒滞而绝无辛温刚燥之弊，断推气分药之中，最有捷效而最为驯良者芳香诸品，殆无其匹。”

（4）柚皮疏肝理气，燥湿宽中。葱辛辣，亦有行气之功。二者相配，疏肝理气以解郁滞，适宜于治疗肝郁气滞型的梅核气。

（二）脾虚痰聚

主症

咽喉内异物感，常觉痰多难咯。或有咳嗽痰白，肢倦，纳呆，脘腹胀满。舌胖苔白腻，脉滑。

治法

芹菜2~3斤，洗净捣取汁，加蜜少许，文火练成膏。每天半茶匙，温水冲服。

新解

（1）脾虚痰聚型的梅核气，治宜健脾理气化痰。

（2）芹菜能够健脾胃，涤热化痰，行气血，通利血脉。正如《卫生通讯》记载："芹菜清胃涤热，通利血脉，利口齿润喉，明目通鼻，醒脑健胃，润肺止咳。"蜂蜜能够健脾化痰。芹菜蜜膏，具有健脾理气化痰之功，适宜于治疗脾虚痰聚所致的梅核气。

（三）津液亏虚

主症

咽中如有物阻，口燥咽干，大便干结，五心烦热，身体消瘦，舌质干红，或带有裂纹，脉弦细数。

治法

（1）半青半黄梅子，用盐浸1昼夜，晒干又浸又晒，至水尽乃至装瓷罐内，封埋地下百日，取出每用1枚含之，咽汁入喉即消。

（2）百草霜炼蜜为丸，如芡实大，用时用水化开1丸灌下，甚者不超过2丸，《川雅内编》名为"百灵丸"。

新解

（1）津液亏虚型的梅核气，治以滋养津液为主。

（2）梅子性温，味甘、酸，入肝、脾、肺、大肠经，具有敛肺止咳、涩肠止泻、除烦静心、利咽、生津止渴、杀虫安蛔、止痛止血的作用，适宜于治疗津液亏虚型的梅核气。正如《本草求原》记载：“治溲血，下血，诸血症，自汗，口燥咽干。”用盐浸，晒干又浸又晒，能使梅子脱水，以便久存久放而不变质。装瓷罐内，封埋地下百日，吸收大地阴寒之气，清热生津力量增强。含之，咽汁入喉，则咽中似有物阻，口燥咽干的症状能够得以缓解。

（3）百草霜具有止血、生津润燥、和营之功，适宜于治疗津液亏虚型的梅核气。正如《本草图经》记载：“百草霜主消化积滞，今人下食药中多用之。”《本草纲目》记载：“百草霜止上下诸血，妇人崩中带下、胎前产后诸病，伤寒阳毒发狂，黄疸，疟痢，噎膈，咽喉口舌一切诸疮。”

第五节 牙 疾

一、牙痛

牙痛是口齿科疾患的常见症状之一，无论是牙齿或牙周的疾病都可发生牙痛。牙痛原因很多，其表现有所不同。因此对牙痛的患者必须仔细询问病史，根据牙痛的病因病理不同，临床辨证大致分为风热牙痛、胃火牙痛及虚火牙痛等类型。

（一）风热牙痛

主症

牙齿疼痛呈阵发性，遇风发作，牙龈红肿，全身或有发热，恶寒，口渴，舌红，苔白干，脉浮数。

治法

（1）咸鸡蛋2个，韭菜15g，食盐15g。将上药放砂锅内，加水同煎，晨起空腹服。可治疗风热牙痛。

（2）老蒜2瓣，捣如泥，敷在合谷穴处。

（3）花椒煎，醋含嗽。

新解

（1）风热牙痛，治宜疏风清热，解毒消肿，止痛。

（2）咸鸭蛋味甘，性凉，入心、肺、脾经，具有滋阴、除热、丰肌、泽肤功效，而且清肺火、降阴火功能比未腌制的鸭蛋更胜一筹；韭菜疏散风寒；食盐清热解毒。三药合用，共奏疏风、清热、解毒之功。当韭菜剂量远大于咸鸭蛋与食盐剂量之和时，咸鸭蛋抑性存用，发挥疏散外感风寒之功能，治疗风寒所致的牙痛；而当韭菜剂量远小于咸鸭蛋与食盐剂量之和时，主要发挥咸鸭蛋与食盐的寒凉之性，以疏散外感风热之邪，治疗风热牙痛为功用。总之，无论风寒牙痛或风热牙痛，治疗均宜辨证施治，根据临床症状，灵活控制药物剂量，以治疗之。

（3）合谷穴是治疗疼痛的要穴；“肺和大肠相表里”，老蒜辛散性温，将大蒜敷在合谷穴处，实则在进行“天灸”，“火郁者发之”，通过泻大肠经的热邪，疏散了肺经的热邪，使侵犯于肺经的风热之邪得以解除，故能治疗风热牙痛。

（4）花椒味麻辛散，有小毒。具有疏散外邪，麻醉止痛之功。醋敛阴润养，解毒止痛。二药混合，含嗽，能缓解感受风热所致的牙痛。

（二）胃火牙痛

主症

牙齿疼痛剧烈，牙龈红肿较甚，或出脓渗血，肿连腮颊，头痛，口渴引饮，口气臭秽，大便闭结，舌苔黄厚，脉象洪数。

治法

食盐1勺，杏仁百枚（去皮尖）。以水煎上二药，滤后待凉，含嗽之，再含嗽再换，连用3~5次。

新解

（1）胃火牙痛，治宜清胃泄热，凉血消肿，止痛。

（2）淡盐水清热、解毒、消肿。杏仁通导大便，釜底抽薪，以降泄胃府之热。二者水煎，含嗽，适宜于治疗胃火牙痛。

（三）虚火牙痛

主症

牙齿隐隐作痛或微痛，牙龈微红微肿，久则龈肉萎缩，牙齿浮动，咬物无力，午后疼痛加重。全身可兼头晕眼花，见腰膝酸软，口干不欲饮，舌红嫩，无垢苔，脉细数。

治法

（1）削白马蹄塞之。

（2）白冰糖100g，浓煎服用，少卧片时痛缓。

（3）乌梅1个，在痛牙处咬之。

（4）鸡蛋1个，白酒50g，酒冲鸡蛋，一次服完。

（5）黑豆煮酒频频漱之良。

（6）莱菔子50g，核桃2个，捣贴，敷患侧的腮上。

（7）核桃壳4～5个，粉碎，加花椒、食盐少许，煎成浓汁，摊冷，嗽口极效。

新解

（1）虚火牙痛，治宜滋阴益肾、降火止痛。

（2）白马蹄甘寒，具有滋阴降火之功，削白马蹄塞牙，可缓解虚火牙痛。

（3）白冰糖养阴生津、解毒，浓煎冰糖服用，可以缓解虚火所致的牙痛。

（4）乌梅具有生津清火之功，在痛牙处咬乌梅，可以缓解虚火所致的牙痛。

（5）鸡蛋滋阴降火；白酒促进血液循环，有助于药效的吸收。白酒冲鸡蛋，一次服完，能缓解虚火所致的牙痛。

（6）黑豆甘寒，具有滋肾阴，降虚火之功能；酒能促进血循，有助于药效的吸收。黑豆煮酒，具有滋阴益肾，降火止痛之功。频频漱之，适宜于治疗虚火牙痛。

（7）莱菔子入脾、胃、肺经，能消食除胀，功效显著，有“冲墙倒壁”之称。核桃温补肾阳，引火归原。二药捣烂贴敷患侧的腮上，消胀止痛，扶助正气，鼓邪外出。适宜于治疗虚火牙痛。

（8）核桃壳具有良好的固肾、吸附、收涩作用；花椒麻醉止痛；少许食盐补肾，清退虚热。三药合用，滋肾阴，退虚火。煎成浓汁，摊冷嗽齿，对于虚火所致的牙痛有显效。

附：龋齿牙痛

治法

（1）老生姜瓦焙，入枯矾末擦之。

（2）杏仁去皮，稍加盐，煎汤，漱之。

（3）烧酒浸花椒频频漱之。

（4）用白酒1盅，内纳辣椒，然后将酒点燃，烧下红色素为止，将辣椒酒溶液晾凉，将溶液滴到痛牙一侧的耳内。

（5）马牙1枚，煅热投醋中，反复7次，待冷含之。

（6）食盐擦拭之。治臼齿腐蚀成孔之牙痛。

新解

（1）西医学认为龋齿牙痛是由于牙神经暴露所致；中医认为是湿热搏结，郁久生腐，遂致牙体被蛀蚀，形成蛀洞，而致疼痛，故治宜辛散、祛湿、泄火、止痛。

（2）老生姜瓦焙，即为姜炭，能收涩、敛湿、止痛。枯矾亦具有收湿、泄火解毒之功。二者研末擦龋齿部，共达祛湿、泄火、止痛之功，能治疗龋齿牙痛。

（3）杏仁，有毒，具有麻痹止痛之功。盐能清热解毒。水煎汤，漱口，能解毒以止痛。

（4）烧酒能解毒，消炎止痛；花椒解毒，麻醉止痛。烧酒浸花椒频频漱口，能缓解牙痛。因为咽与耳道相通，辣椒酒性温，辛辣疏散，祛湿；将辣椒酒溶液滴到痛牙一侧的耳内，能宣通气机，“火郁者发之”，则“通则不痛”，因此能缓解并治疗牙齿肿痛。

（5）醋能解毒止痛。马牙煅，具有收湿之功；马牙煅醋淬，解毒祛湿，能使局部肿痛消散，因此能缓解龋齿所致的牙痛。

（6）食盐清热解毒，用食盐擦拭龋齿，对龋齿被腐蚀成孔之牙痛有缓解作用。

二、牙痈、牙疔

牙痈，又名牙棋风。是发于牙龈的痈肿，表现为疼痛溢脓。

主症

多发生在龋齿周围的牙龈。初期齿龈红肿，坚硬，焮热疼痛，遇冷则疼痛稍减，咀嚼时疼痛较甚，逐渐形成脓肿，有牙齿高起的感觉，脓肿溃破后疼痛减轻。疼痛严重时红肿连及腮颊、下颌等处，全身伴有寒热往来，头痛，口苦，舌红苔黄腻，脉洪数。

治法

（1）2%精制食盐嗽口。

（2）咀嚼萝卜，热则再换，另嚼，极效。

（3）黄豆渣（打豆浆过滤得渣滓）洒之立效。

（4）将甘蔗渣（干的），烧灰存性，调蜂蜜涂患处。

（5）明矾15g，研末开水含嗽或用白矾末和棉花卷塞患处，立止。

（6）头发烧存性，研细掺之。

新解

（1）脓肿未形成者，治宜清热解毒；脓肿已形成者，宜行脓肿切开术。

（2）食盐具有清热解毒之功，食盐嗽口，是预防并治疗牙痈的根本方法。

（3）萝卜具有吸附作用，咀嚼萝卜，萝卜吸附了牙龈处的热毒，缓解牙痈疼痛，并且能够预防化脓。

（4）黄豆渣味甘，性平，能健脾利湿、解毒、养血补虚。将黄豆渣涂敷于牙龈部，适宜于脓未形成期，能消散热毒；适宜于脓肿形成期，鼓舞正气，托毒排脓。

（5）甘蔗清热解毒、生津，烧灰存性，能敛疮生肌；蜂蜜解毒缓急。二药混合，调涂患处，适用于牙痈，脓未成能消散，脓溃后能敛疮生肌。

（6）明矾解毒，敛疮生肌。明矾液漱口，或明矾粉和棉花卷塞患处，能消散牙痈肿痛，亦能收湿敛疮生肌。

（7）头发烧存性，名曰血余炭，能化瘀、收湿、止血、敛疮。研细掺患处，用于牙痈脓未成时，能化瘀止痛；用于脓已溃时，能敛疮生肌。

三、牙疳

牙疳指发于牙龈的痈肿，病初牙龈红肿疼痛，继之腐烂，流腐臭血水。多是由于龋齿感受风热邪毒，脾胃积热，循经上冲，风热与胃火交蒸于牙龈，腐血败肉，而成脓毒痈肿。根据病情的表现不同，分为以下证型：

（一）走马牙疳

患有牙疳，而发病迅速，势如走马者。多因伴有疫毒之邪而成，多发于小儿。病势险恶，发展迅速。

主症

病初牙龈及颊部坚硬，红肿疼痛，继之腐烂，流腐臭血水。溃烂渐深，影响到鼻、唇周围，出现青褐色，甚至溃烂。

治法

（1）新枣肉1枚，同黄柏烧焦为末，油和敷面颊，若加砒霜少许更妙。

（2）卤水煅干研面，谓之“卤水面”，先用糖擦之，继用卤水面干擦即愈。

新解

（1）走马牙疳，治宜解毒、清热、祛腐、敛疮、生肌。

（2）新枣肉扶助正气，托脓外出。黄柏清热燥湿、泻火解毒。烧焦为末，增加了敛疮生肌之功。油能解毒，又可作为赋型之剂。能缓解并治疗走马牙疳，若加砒霜少许，拔毒提脓，对于走马牙疳之溃烂渐深者，可祛腐、敛疮、生肌。

（2）卤水的主要成分是食盐，食盐性凉，具有清热解毒之功。煅干研面，增加了敛疮生肌之功。治疗牙疳，先用糖擦之，甘缓止痛以治标，继用卤水面干擦，清热解毒以治本。

（二）青腿牙疳

患有牙疳，而兼见下肢青肿，多因寒湿之邪凝滞经脉，气血不畅，瘀滞于下，加之胃肠郁热，热毒上冲，灼伤齿龈而成。

主症

病初牙龈及颊部坚硬，红肿疼痛，继之腐烂，流腐臭血水。甚则可穿腮破唇，两腿青肿，色如茄黑，筋肉顽硬，步履艰难，兼见肢体疼痛，四肢水肿。

治法

马乳温服之。

新解

（1）青腿牙疳，治宜解毒，并散寒、活络。既治牙疳，又治下肢青肿。

（2）《医学衷中参西录》说："凡病牙疳腐肉者，其下必发青腿，二者相因而致，推其病源，皆上为阳火炎炽，下为阴火闭郁，以致阴阳上下不交，各自为寒为热，凝结而生此证也。"

（3）马乳养血润燥，清热止渴，主治血虚烦热、虚劳骨蒸、消渴、牙疳。正如《随息居饮食谱》记载马乳："功同牛乳而性凉不腻。补血润燥之外，善清胆、胃之热，疗咽喉口齿诸病，利头目，止消渴，专治青腿牙疳。"

四、骨槽风

骨槽风，以牙槽骨腐坏，甚或有死骨形成为其特征。症见耳前腮颊之间红肿、疼痛，溃口流脓，脓中带有腐骨，日久难愈。又称穿腮毒、附骨、穿珠。相当于颌骨骨髓炎。临床上，以发于下颌骨为多见。多因平素对牙齿保护不周，牙齿龋蚀，风火邪毒，乘机侵入，循经上灼，邪毒较盛，深袭筋骨，结聚牙槽骨中，遂致牙槽骨受损，腐坏成脓，穿腮而出。

主症

初起下颌骨疼痛，逐渐加剧，多个牙齿松动，不敢咬物，咬则疼痛剧烈，患侧腮颊红肿焮热，并可穿溃流脓，溃后症状虽可略减轻，但溃口不易愈合，口唇有麻木感。全身可有憎寒壮热，头痛，口臭，便秘，舌红，苔黄或黄腻，脉弦数等症状。

治法

（1）吹药：牙龈红肿、疼痛，可吹敷冰硼散。

（2）切开：颌面部红肿已有脓液者，应切开排脓，并放置引流；或刮除腐骨，钳取死骨。

（3）拔牙：对无法保留的牙齿，予以拔除。

新解

（1）骨槽风的治疗宜祛风散火、清热解毒、散结排脓。

（2）冰硼散具有清热解毒，消肿排脓之功，适宜于治疗骨槽风。

（3）拔除无法保留的牙齿，以解决根本。

附：固齿方

治法

（1）固齿散：动物头、牙骨，同盐煅存性，研细以擦牙，牙即上收不摇。

（2）胡桃肉食之，治疗牙齿松动，牙齿作酸即愈。

新解

（1）“齿为骨之余”、“肾主骨生髓”，补肾即能健骨固齿。

（2）各种动物头、牙骨，均内含钙质，同盐煅存性，能壮骨固齿，研细以擦牙，是坚固牙齿的方法之一。

（3）胡桃肉是补肾的常用药物之一，经常食之，能强身健骨，固齿健齿，适宜于治疗牙齿松动、牙齿作酸等症。

第六节　口舌疾

一、口疮

口疮是指口腔内舌、口腔黏膜、唇上溃烂生疮的疾患。表现为口腔肌膜上发生豆大的小溃疡点。又称为“口疳”。临床上分为实证、虚证两大类，西医学将实证称为阿弗他口炎，将虚证称为复发性口腔溃疡。

（一）心脾积热

主症

生于唇、颊、齿龈、舌面等处，如黄豆大小呈圆形的黄白色溃烂点。中央凹陷，周围黏膜鲜红、微肿、溃点数目较多，甚至融合成小片，有灼热疼痛感。说活或进食时疼痛加重，兼有发热，口渴口臭，溲赤，舌红苔黄，脉数。

治法

（1）白花蛇舌草30g，水煎服。

（2）冰片、硼砂，各少许，外涂。

新解

（1）心脾积热型口疮，治宜清热解毒，消肿止痛。

（2）白花蛇舌草具有显著的清热解毒、消肿止痛之功。水煎服，适宜于治疗心脾积热型口疮。

（3）冰片、硼砂，具有清热解毒、消肿防腐之功，由此二药组成的方剂名曰“冰硼散”，是临床治疗实证口疮的常用中成药。少许外涂，适宜于治疗心脾积热型口疮。

（二）阴虚火旺

主症

口腔肌膜溃烂成点，溃点数量较少，一般1~2个，溃面呈灰白色，周围肌膜颜色淡红或不红。溃点不融合成片，但易于反复发作，或此起彼愈，缠绵不断。微有疼痛，饮食时疼痛较明显，口不欲饮，舌红，无津，少苔。

治法

（1）蚯蚓50g，骨头若干，煅炭研末，涂患处。

（2）柳絮散（黄柏、青黛、冰片、肉桂）搽患处。每天5~6次。

（3）大枣、生白矾。白矾为碎末，填枣肉内，用线扎住，火煅成炭，加冰片少许，共为细末，每次少许擦患处，数次即愈。

（4）烧研西瓜皮（厚者），噙之。

新解

（1）阴虚火旺型口疮，治以滋阴养血、清降虚火。

（2）蚯蚓清热降火，养阴生津。骨头煅炭研末，敛疮生肌。二药配合，涂患处，适宜于治疗阴虚火旺型口疮。

（3）柳絮散中的黄柏、青黛，二者清热滋阴、解毒消肿。冰片避秽除腐。肉桂引火归源。共奏养阴血、降虚火的作用。故使用柳絮散搽患处。每天5~6次，适宜于治疗阴虚火旺型口疮。

（4）大枣补益气血。生白矾敛疮生肌。二者混合火煅成炭，使得生肌敛疮作用增强。冰片辟秽除腐。共为细末，每次少许擦患处，对于阴虚火旺型的口疮效果好，数次即愈。

（5）西瓜皮具有清热养阴生津的功效，将其烧研，则增加了敛疮生肌的作用。皮之厚者，其药力较强，噙之适宜于治疗真阴亏损、阴虚火旺型的口腔溃疡。

二、舌肿

舌肿，又名舌胀，舌胀大。是因七情郁结，心火暴甚，以致于痰浊瘀血滞于舌间所致。

主症

舌渐胀大满口，坚硬疼痛，影响呼吸及语言。

治法

（1）锅底墨和酒涂之。

（2）蒲公英25g，将药煎浓汁去渣，入口内含之，小儿用末擦舌上。

（3）满口含糖醋食。

（4）鲜鲫鱼切片，贴之，频换。治小儿舌肿。

（5）先用皂矾煅炭为末，再撬开牙关，用三棱针刺去恶血，淡盐水漱口，再将皂矾末擦上，或擦黄连末或蒲黄末，或擦牛黄末、西瓜霜。

新解

（1）舌肿治宜清热解毒、凉血、消肿止痛。

（2）锅底墨指柴草烧过后留下的黑灰，具有清热解毒、凉血、消肿止痛之功，适宜于治疗舌肿；白酒活血消肿、止痛。二药配用起到加强治疗的作用。

（3）蒲公英清热解毒，将药煎浓汁去渣，入口内含之，适宜于治疗舌肿。

（4）糖醋酸甘化阴，和缓止痛，解毒消肿。满口含糖醋食，能缓解并治疗舌肿。

（5）鲫鱼具有祛湿消肿，扶正以鼓邪外出的特点。鲜鲫鱼切片，贴之，频换，能清热解毒、凉血、消肿、止痛。适宜于治疗小儿舌肿。

（6）皂矾煅炭能收湿消肿；淡盐水、黄连末、牛黄末、西瓜霜均能清热解毒；蒲黄末，用生品能活血化瘀、祛瘀生新。用炒炭者，能收敛止血。共达清热解毒、凉血、消肿止痛之目的。外用适宜于治疗舌头肿胀。

三、重舌

重舌，又名子舌、重舌风、莲花舌。由心脾湿热，复感风邪，邪气相搏，循经上结于舌而成。

主症

舌体下多出一条肉芽如舌一样，或红或紫，或连贯而生，犹如莲花，身发潮热，头痛项强，饮食难进，言语不利，口流清涎，日久溃腐。未出现前颈喉略痛，出现后痛更甚，脉洪大有力。

治法

（1）重冠公鸡的冠血适量，点患处，特效。

（2）百草霜搅醋敷患处。

（3）红枣去核、青矾。将红枣破开，纳入青矾，焙干后，研成粉末，撒敷重舌上，可愈。

（4）灶心土和苦酒涂之，治小儿重舌。

新解

（1）重舌初期宜急泻心脾之热；舌下血脉红紫甚者，宜凉血活血；不能发音者，宜通关开窍；日久重舌溃烂者，宜祛腐生肌。

（2）鸡冠血具有祛风、活血、通络、消肿之功，重冠公鸡的鸡冠血效果更强。适量，点患处，治疗重舌肿大、舌下血脉红紫者，有特效。

（3）百草霜，又名锅底墨，具有清热解毒、凉血消肿、止痛之功；醋，具有解毒消肿、止痛之功。二者配用，则清热解毒、凉血消肿、止痛作用增强。敷患处，适宜于治疗重舌。

（4）红枣，能扶正而鼓邪外出；青矾，即绿矾、皂矾，燥湿泻火，消肿，补血杀虫。二者相合，祛湿消肿，泻火解毒；焙干研粉，撒敷重舌上，重舌可愈。

（5）灶心土，归脾胃经，具有温中暖脾之功；苦酒，即醋，具有清热解毒之功。二者相配，寒温并用，既照顾了小儿脾胃虚寒之特点，又兼顾了重舌乃脾胃有热之病因，使脾胃之热邪得以清解。混合涂患处，适宜于治疗小儿重舌。

参考文献

[1]（清）李时珍.本草纲目[M].北京：中医古籍出版社，1997.

[2]（梁）陶弘景.名医别录[M].北京：人民卫生出版社，1986.

[3] 顾观光， 杨鹏举.神农本草经[M].北京：科学技术文献出版社，1999.

[4]（清）王士雄.随息居饮食谱[M]. 天津：天津科学技术出版社，2003.

[5]（清）汪昂.本草备要[M].北京：中国中医药出版社，2009.

[6]（清）张璐.本经逢原[M].上海：上海科学技术出版社，1959

[7]（宋）卢多逊，李昉，等.开宝本草[M].合肥：安徽科学技术出版社，1998.

[8]（清）黄宫秀.本草求真[M]. 北京：中国中医药出版社，1997.

[9]（唐）孟诜.食疗本草译注[M]. 上海：上海古籍出版社，2007.

[10]（清）赵学敏.本草纲目拾遗[M].北京：中国中医药出版社，1997.

[11] （明）张景岳.景岳全书[M].太原：山西科学技术出版社出版，2006.

[12] （明）缪希雍.神农本草经疏[M]. 北京：中国医药科技出版社，2011.

[13]（清）张秉成. 本草便读[M]. 北京：学苑出版社，2010.

[14] （明）缪希雍.神农本草经疏[M].北京：中国医药科技出版社，2011.

[15]（清）陈士铎.本草新编[M].太原：山西科学技术出版社，2011.

[16]（明）陈嘉谟. 本草蒙筌[M].北京：中医古籍出版社，2009.

[17]（唐）孙思邈.备急千金要方 [M].北京：中医古籍出版社，1999.

[18]（唐）甄权.药性论[M].合肥：安徽科学技术出版社，2006.

[19]（明）李梴.医学入门[M].天津：天津科学技术出版社1999.

[20] 张梁森.李时珍频湖集简方[M].武汉：湖北科学技术出版社，1986.

[21] 郭兰忠.现代实用中药学[M].北京：人民卫生出版社，2001 .